Mosaik bei
GOLDMANN

Buch

Wer hat eigentlich behauptet, dass Schwangersein eine ernste An-
gelegenheit sein muss? Nur weil Nachwuchs erwartet wird, mutiert
eine Frau schließlich nicht zur humorfreien Zone. Ganz im Gegenteil: Morgendliche Übelkeit, geschwollene Beine und die regelmä-
ßigen Besuche beim Gynäkologen sind schon unlustig genug – da
will frau ihren Informationsbedarf nicht auch noch mit staubtrocke-
ner Schwangerschaftslektüre stillen.

»Ach, du dickes Ei!« bringt Schwung in Ihre Schwangerschaft: Statt
pedantischer Ratschläge bietet es Ihnen fundierte Informationen
über Schwangerschaft, Geburt und die ersten Wochen danach, ge-
paart mit hinreißenden Cartoons. Von Woche 1 bis Woche 43 begleitet Sie dieses Buch und erklärt, was wann passiert mit Ihnen und
Ihrem Kind, wie man am besten (und humorigsten) damit umgeht.

Autorin

Kaz Cooke ist Autorin, Cartoonistin, Kolumnistin und Mutter. Sie
gehört zu den bekanntesten Autorinnen Australiens, und ihre zahl-
reichen humorvollen Ratgeber erobern regelmäßig die nationalen
und internationalen Bestsellerlisten. Zusammen mit ihrer Familie
lebt sie in Fitzroy, Australien.

Kaz Cooke

Ach, du dickes Ei!

Schwanger mit Schwung

Aus dem Australischen
von Renate Reinhold

Mosaik bei
GOLDMANN

Alle Ratschläge und Hinweise in diesem Buch wurden von der
Autorin und vom Verlag sorgfältig erwogen und geprüft. Eine
Garantie kann dennoch nicht übernommen werden. Eine Haf-
tung der Autorin beziehungsweise des Verlags für Personen-,
Sach- und Vermögensschäden ist daher ausgeschlossen.

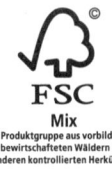

FSC

Mix

Produktgruppe aus vorbildlich
bewirtschafteten Wäldern und
anderen kontrollierten Herkünften

Zert.-Nr. SGS-COC-1940
www.fsc.org
© 1996 Forest Stewardship Council

Verlagsgruppe Random House FSC-DEU-0100
Das für dieses Buch verwendete FSC-zertifizierte Papier *Munken Print*
liefert Arctic Papers Munkedals AB, Schweden.

1. Auflage
Deutsche Erstausgabe Oktober 2007
© 2007 der deutschsprachigen Ausgabe
Wilhelm Goldmann Verlag, München,
in der Verlagsgruppe Random House GmbH
© 1999 Text und Illustrationen by Kaz Cooke
Originaltitel: The real guide to pregnancy – Up the duff
Originalverlag: Penguin Group, Australia
Umschlaggestaltung: Design Team München
All Rights Reserved.
Redaktion: Gisela Fichtl
Satz: Barbara Rabus
Druck und Bindung: GGP Media GmbH, Pößneck
LH · Herstellung: Han
Printed in Germany
ISBN 978-3-442-16896-5

www.mosaik-goldmann.de

Für Oofty Goofty

Inhalt

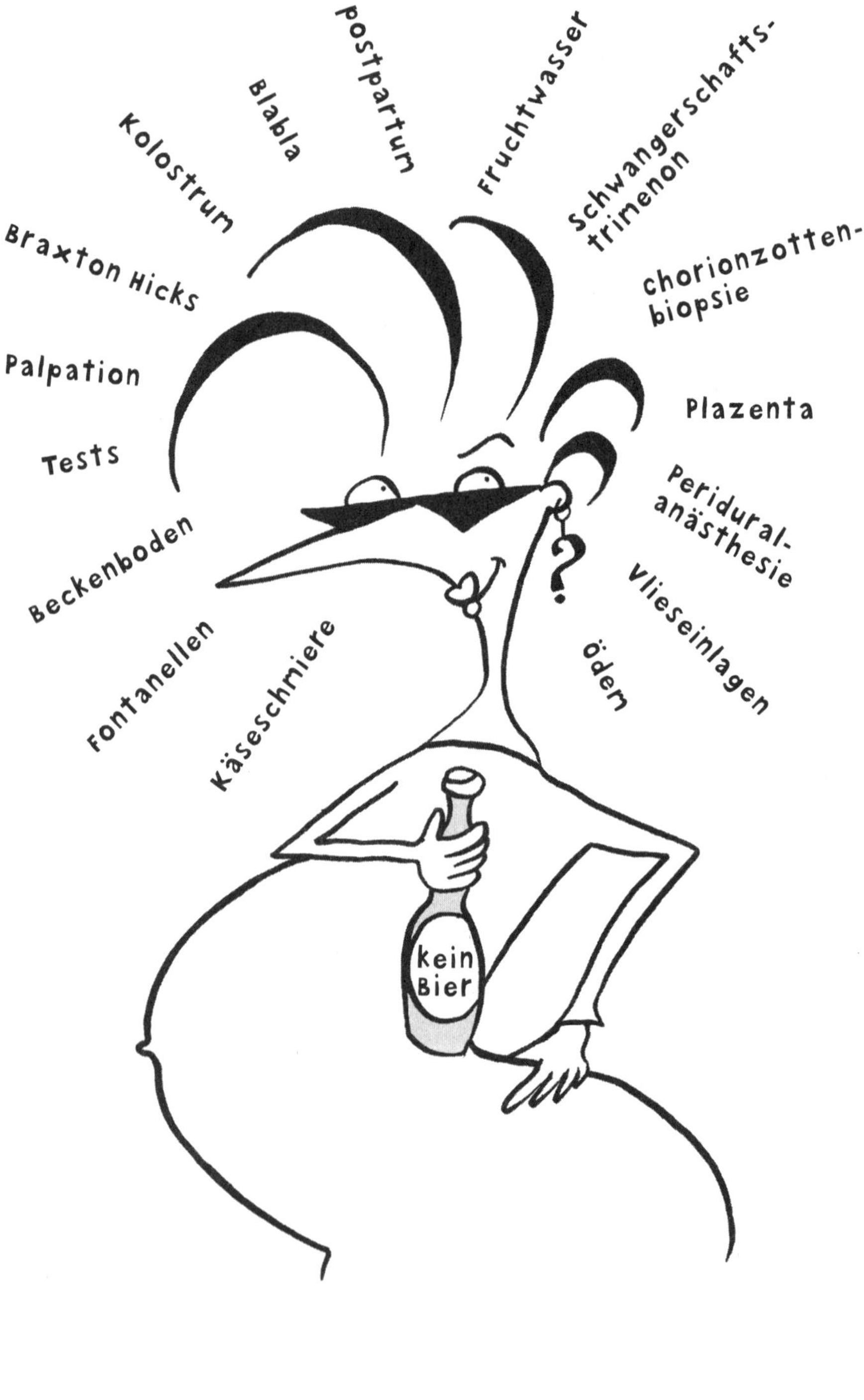
Braxton Hicks
Kolostrum
Blabla
postpartum
Fruchtwasser
Schwangerschafts-
trimenon
chorionzotten-
biopsie
Palpation
Plazenta
Tests
Peridural-
anästhesie
Beckenboden
Vlieseinlagen
ödem
Fontanellen
Käseschmiere
kein
Bier

Das Schwangerschaftsquiz

Am besten, Sie machen dieses Quiz gleich zweimal: einmal zu Beginn der Schwangerschaft und ein zweites Mal kurz vor der Entbindung. Sie werden staunen, wie viel Sie in der Zwischenzeit gelernt haben.

1 Kolostrum ist
   a) eine sehenswerte Ruine in Rom,
   b) das Zeug, das aus Ihren Brüsten kommt, bevor die richtige Milch zu fließen beginnt,
   c) die komische klebrige blaue Substanz, die den Körper von Neugeborenen bedeckt,
   d) eine Thrash-Trance-Band aus Radevormwald.

2 Kann Ihr Körper Wasser ansammeln und gleichzeitig dehydrieren?
   a) So ein Unsinn.
   b) Du meine Güte, ja!
   c) Das hängt davon ab, in welchem Sternzeichen man geboren ist.

3 Sollte man versuchen, so früh wie möglich mit der Arbeit aufzuhören und nicht durchzuhalten bis kurz vor dem Entbindungstermin?
   a) Ja.
   b) Ähm ja.
   c) Na klar!
   d) Was für eine blöde Frage!

4 **Welches Begleitteam ist bei der Entbindung am hilfreichsten?**

a) Eine Hebamme, dazu Ihr Partner, Ihre Schwester oder Freundin.

b) Eine Filmcrew, ein Technikerteam für eine Live-on-the-Internet-Übertragung, ein Fotograf, Ihre anderen Kinder, Eltern, Cousinen zweiten Grades, die Mädels aus dem Büro und ein Typ namens Arthur, der sich auf dem Weg in die Kantine verlaufen hat.

c) Überhaupt niemand.

5 **Zervix ist**

a) der Bewohner eines gallischen Dorfes, der Nachbar von Asterix,

b) der Muttermund, der Eingang zur Gebärmutter,

c) eine Brühwurst aus Rindfleisch mit Schwarten und Speck,

d) das neue Gütesiegel für sicherheitsgeprüfte Kinderwägen.

6 **Braxton-Hicks ist**

a) der Kerl mit dem kräftigen Kinn aus »Reich und Schön«, der mit seiner Tante geschlafen hat,

b) ein von NASA-Astronauten geprägter Begriff für falschen Alarm, benannt nach einem übernervösen Techniker bei der Apollo-12-Mission,

c) Übungs- bzw. Vorwehen,

d) eine Kombination der beiden beliebtesten Vornamen in Kentucky im Jahr 1897.

7 Palpation ist

a) das, was mit Ihrem Muttermund geschieht, wenn Sie einen Orgasmus haben,

b) ein hochtrabendes Wort für »Abtasten«,

c) der medizinische Begriff für die beschleunigte Herzfrequenz am Ende der Schwangerschaft,

d) das Gegenteil von Animation: wenn im Urlaub auf organisierte Aktivitäten verzichtet wird.

8 Plazenta ist

a) der beliebteste weibliche Vorname nach Sarah, Laura und Luisa,

b) der geographische Ort, an dem Sie Ihr Baby zur Welt bringen,

c) der große glitschige Klumpen, der wie die Leber aussieht und das Baby mit Nährstoffen und Sauerstoff versorgt,

d) ein potentieller Verkaufsschlager, wenn Sie es im Mixer pürieren, in einen Flakon füllen und ihm einen klangvollen französischen oder englischen Namen verleihen.

9 Am einfachsten bringen Sie Ihr Kind auf die Welt, indem Sie

a) alle Schmerzmittel nehmen, die Sie bekommen können, und schreien, was das Zeug hält,

b) sich vorstellen, Sie liegen in einem wunderschönen Kornfeld und haben Sex mit Brad Pitt,

c) sich eine Vollnarkose geben lassen und für die ersten zehn Lebensjahre des Kindes ein Kindermädchen engagieren,

d) sich all der Hilfsmittel bedienen, deren Einsatz im jeweiligen Moment notwendig wird,

e) es genauso machen wie die im Film.

10 Frauen, die behaupten, eine Entbindung sei nicht wirklich schmerzhaft,

   a) haben Glück gehabt,

   b) machen sich etwas vor,

   c) sind nicht mehr ganz dicht,

   d) sind Männer.

11 Primigravida ist

   a) eine von diesen Balletttänzerinnen, die sich nie satt essen dürfen,

   b) eine Frau, die zum ersten Mal schwanger ist,

   c) der Moment, an dem Sie zum ersten Mal Kindsbewegungen spüren.

12 Das Leben mit einem Neugeborenen ist

   a) wie ein wunderbarer Urlaub,

   b) anstrengend,

   c) – wie lautete die Frage noch mal?

13 Wenn Sie keinen Ehemann haben, können Sie

   a) sich Hilfe bei Verwandten und Freunden holen,

   b) mich gern haben, Sie Flittchen, Sie,

   c) eine Reihe von staatlichen Hilfen in Anspruch nehmen.

14 Postpartum bedeutet »nach der Geburt«. Antenatal heißt:

   a) pränatal oder vor der Geburt,

   b) Sie sind insgesamt gegen die Schwangerschaft eingestellt beziehungsweise gegen alles, was in irgendeiner Weise »natal« ist,

   c) ein anderes Wort für Entbindung.

15 **Sex ist**

    a) eine während der gesamten Schwangerschaft wunderbar gesteigerte sinnliche Erfahrung,

    b) der Anlass für Probleme,

    c) wohl etwas, das kinderlose Singles in ihrer Freizeit tun.

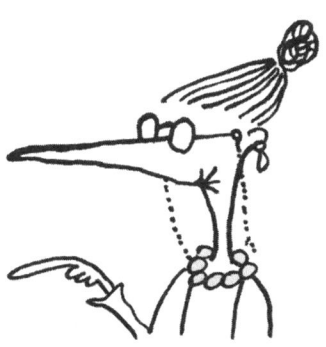

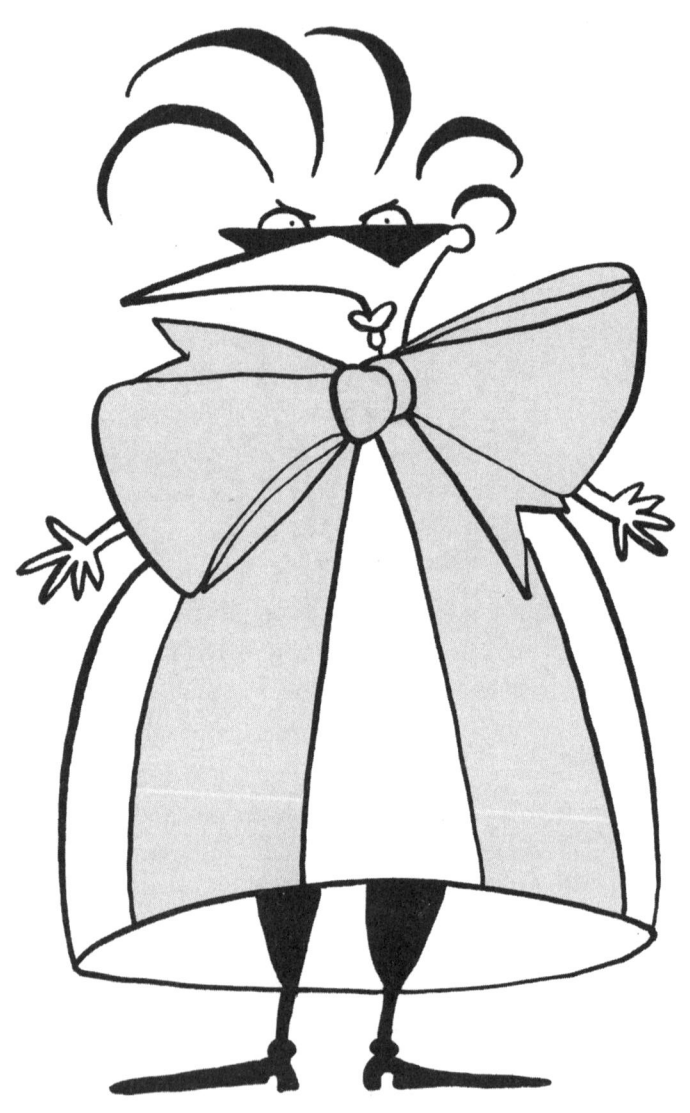

»Längsstreifen schmeicheln der Figur
einer Schwangeren« – eine Verkäuferin

Einführung

Warum habe ich dieses Buch überhaupt geschrieben? Es gibt doch wahrlich genug Schwangerschaftsratgeber, oder etwa nicht? – Das mag ja sein, aber ich finde, das Letzte, was Sie brauchen, wenn Sie schwanger sind, ist dieses besserwisserische Getue, mit dem man Ihnen vorschreibt, wie Sie zu fühlen haben oder was Sie tun sollen. Wer bitteschön benötigt da einen Guru oder will gar selbst einer sein? Ich bestimmt nicht! – Wie auch immer, ich jedenfalls wurde erst einmal schwanger. Bald jedoch dämmerte mir, dass ich nicht die leiseste Ahnung hatte, was mir da bevorstand.

Ich kaufte mir zig Millionen Bücher über Schwangerschaft und merkte bald, dass sie sich häufig in zentralen Fragen widersprachen, dass sie nur in Nepal oder Finnland Sinn machen oder dass sie von gut betuchten Frauen geschrieben sind, die empfehlen, im Kinderzimmer ein Waschbecken installieren zu lassen (ich bitte Sie!), oder von Autoren, die ihre sehr subjektiven Vorstellungen durchsetzen wollen und ihren Leserinnen unter Umständen raten, sich zur Entbindung in ein Planschbecken zu setzen, gefüllt mit Lavendelwasser und dem Nachbarsdackel.

Auch neigen Schwangerschaftsratgeber dazu, die Größe der sich entwickelnden Leibesfrucht mit essbaren Früchten zu vergleichen. In der einen Woche ist sie so groß wie eine Paranuss, dann wächst sie zu einer Pflaume heran und schließlich zu einer Aubergine. Es gab einen Zeitpunkt, da war ich überzeugt, ich würde eine Riesenportion Müsli gebären.

Schließlich enden die meisten dieser Bücher mit exakt der vierzigsten Woche, dem errechneten Entbindungstermin. Im wirklichen Leben ist es zwar tatsächlich fast unmöglich, während der Schwangerschaft auch nur einen Tag weiter zu denken als bis zur Geburt des Babys. Doch kaum hat man das Kleine zur Welt gebracht, kann man sich fast nicht mehr daran erinnern, wie es war, schwanger zu sein. Die Schwangerschaft wird auf einen Schlag völlig unwichtig, denn nun müssen Sie sich *jetzt sofort, auf der Stelle* um einen winzigen Menschen kümmern, der völlig auf Sie angewiesen ist (und Sie müssen Dinge mit Ihren Brüsten anstellen, die Ihnen bei den exotischsten Tänzen nicht abverlangt würden).

Aus irgendeinem Grund hatte ich immer geglaubt, als Schwangere würde ich einfach so sein wie früher, nur eben mit einem großen dicken Bauch. Nie im Leben hätte ich gedacht, dass sich die Schwangerschaft mit der Zeit in jedem Teil meines Körpers bemerkbar machen würde, nicht zuletzt in jedem Winkel meines, nun ja, Verstandes, wie ich bis dahin liebevoll zu sagen pflegte. Obwohl ich von Übelkeit und Wasseransammlungen und Vergesslichkeit und aber zig Millionen anderen unschönen Dingen gehört hatte, hatte ich mir in meiner Naivität eingebildet, diese Begleiterscheinungen mochten wohl in der Vergangenheit zu einer Schwangerschaft gehört haben, wären aber längst überholt und aus unserer modernen Zeit verbannt, genau wie die Einrichtung des »Wochenbetts« oder Mrs. Spinozas mechanisches Wunderwerk, eine Maschine, die gleichermaßen zur Herstellung einer Heimdauerwelle wie zum Einlegen von Gewürzgurken taugte.

Ich bin eine Karrierefrau – dachte ich. Ich bin über dreißig. Ich habe immer so getan, als hätte ich mein Leben unter Kontrolle, und habe auch nicht vor, daran etwas zu ändern, bloß weil ich jetzt schwanger bin. Ich werde weiterleben wie bisher auch (ohne die Zigaretten und Drinks am Wochenende). Meine Arbeit wird weiterlaufen wie immer, desgleichen mein Privatleben, nur werde ich eben irgendwann meine T-Shirts ein paar Nummern größer kaufen müssen. Erst wenn das Baby auf der Welt ist, wird sich mein Leben komplett umstellen.

Nun ja.

Denkste.

Ich hatte nicht damit gerechnet, dass mein Körper die Kontrolle selbst übernimmt. Mein scharfer Verstand? Ha! *(Gefolgt von schnaubendem Prusten.)* Was meinen Körper betrifft, so richtete der nun sein Hauptaugenmerk darauf, ein gesundes Baby zu produzieren. Mehrere Male spürte ich, wie meine Beine nachgaben, sodass ich gezwungen war, mich hinzulegen, auch wenn mein Verstand der Meinung war, mein Körper müsste jetzt eigentlich anderswo sein. Ich wachte mitten in der Nacht auf und verspürte einen unerklärlichen Heißhunger auf Bananensandwichs und ein paar Gläser Sojamilch. Ich war zu einer wandelnden Wirtspflanze geworden.

Meine ersten Gedanken morgens, meine letzten abends galten der Schwangerschaft, und auch dazwischen verfolgte mich eine ordentliche Portion davon (zusätzlich zu all den anderen Dingen, die man beherrschen sollte, um sein normales Leben zu bewältigen). Würde ich eine gute Mutter sein? Was, wenn etwas schiefging? War es zu spät, um es sich noch einmal zu überlegen? Musste ich Schuldgefühle haben, weil ich es mir noch einmal überlegte? Was, wenn ich es mir tatsächlich noch einmal ernsthaft überlegte – und noch einmal – und noch einmal? Wo zum Teufel sind meine Schlüssel? Warum ist der Hefebrotaufstrich im Gefrierfach? Habe *ich* ihn etwa dort hineingelegt? Was zum Teufel ist mit meinem *Haar* los? Was ist das für eine komische Schwellung an meinem Zahnfleisch? Behalten Schwangerschaftsstreifen auch später diesen attraktiven lila Farbton? Werde ich irgendwann einmal wieder Sex haben wollen? Was meinen die Leute, wenn sie »Schwangerschaftshormone« sagen? Stimmt es, dass eine bestimmte Art Aromatherapie eine Fehlgeburt auslösen kann? Ist es verwunderlich, dass immer wieder Horrorfilme über werdende Mütter und kleine Wesen im Mutterleib gedreht werden? Ist es nicht herrlich, schwanger zu sein? Ist es nicht beschwerlich? Ist es nicht zum Fürchten und wunderbar und faszinierend und entsetzlich öde und langweilig, und das alles gleichzeitig? Soll ich mich heiter gelassen fühlen oder einfach nur seekrank? Wenn man seine Beckenbodengymnastik nicht macht, hängt dann nach einer Weile die Muschi raus? Warum spüre ich noch keine Kindsbewegungen? Könnte das Baby nicht mal eine Weile Ruhe geben und mir etwas Erholung gönnen? Was ist mit den Zigaretten, die ich geraucht habe, bevor ich wusste, dass ich schwanger bin? Werde ich in meinem Leben je wieder einmal allein sein? Wie kann ich es den anderen beibringen, dass ich nicht weiter Karriere machen will? Wie kann ich weiter Karriere machen? Ab wann wird der Fetus zum Baby? Heißt das, wenn es zu diesem Zeitpunkt geboren wird, dann ist es lebensfähig? Kann ich tatsächlich noch dicker werden? Was ist Präeklampsie, und wie kriegt man es? Was kann man beim Ultraschall erkennen? Was ist, wenn sich die Wehen ewig hinziehen und sich doch nichts tut? Könnte mir wohl jemand eine Tasse Tee geben?

Und als das Baby dann da war, fingen die Fragen erst *so richtig* an.

Um herauszufinden, was es mit dem Ganzen auf sich hat, schrieb ich »Ach, du dickes Ei«. Die Rechercheure und ich machten uns ans Werk, dann kamen die Experten, begutachteten und überprüften die Themen, die in ihr jeweiliges Fachgebiet fielen und schlugen Veränderungen vor. Dann kam der Lektor und stellte zigmal zig Millionen Fragen. Normalerweise hätte ich zu diesem Zeitpunkt einen irrsinnigen Koller gekriegt, aber dazu war ich viel zu erschöpft, denn ich hatte ja gerade ein Baby bekommen. Also überarbeiteten wir stattdessen das Manuskript noch einmal, nahmen Teile heraus, fügten Teile ein, drehten es hin und her – und hier ist nun das Resultat.

Wenn Sie dieses Buch bis zur letzten Seite lesen, könnten Sie vielleicht den Eindruck bekommen, eine Schwangerschaft sei ein gefährliches Minenfeld sonderbarer körperlicher Beschwerden. Drehen Sie nicht durch: Viele Schwangerschaftskomplikationen treten sehr selten auf – nur »für alle Fälle« sind sie hier mit aufgeführt. Wenn Sie hingegen eine Frage besonders interessiert oder Sie ein bestimmtes Problem haben, so liefert Ihnen dieses Buch das erforderliche Grundwissen. Und falls Sie über ein Thema tiefer gehende Information brauchen, finden Sie in dem Kapitel »Hilfreiches« am Ende dieses Buchs eine entsprechende Organisation und/oder Literaturhinweise, die Ihnen weiterhelfen.

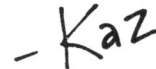

Kosenamen

Von der Zeugung an nennt man das sich entwickelnde Kind *Embryo*, schon in den allerersten Tagen der Zellteilung. In der zehnten Woche wird der Embryo zum *Fetus* (Sie werden jedoch feststellen, dass dieser Ausdruck häufig für das ungeborene Kind in allen Stadien verwendet wird, von der Zeugung bis zur Geburt). Zu diesem Zeitpunkt sind alle seine Organe bereits angelegt, und in den kommenden Wochen wird es den Großteil seiner Energie auf Heranreifen und Wachsen verwenden.

Mit achtundzwanzig Wochen wird aus dem Fetus ein *Baby*, obgleich viele Mediziner die Leibesfrucht bis zur Geburt Fetus nennen. Man sagt von der achtundzwanzigsten Woche an Baby, weil ab diesem Zeitpunkt die meisten Frühgeburten dank der modernen medizinischen Versorgung, die unsere Universitätskliniken bieten, am Leben bleiben. (Viele Babys sind schon lebensfähig, auch wenn sie noch früher auf die Welt kommen, allerdings sind sehr frühe Frühchen oft auf Dauer gesundheitlich beeinträchtigt.)

Schwangerschaftsjargon

»Trimenon« (Schwangerschaftsdrittel) bezeichnet eine von drei gleich langen Perioden einer Schwangerschaft:

- das erste Trimenon endet mit der 13. Woche,
- das zweite Trimenon dauert von der 14. bis zum Ende der 26. Woche,
- das dritte Trimenon dauert von der 27. Woche bis zur Entbindung.

So wird gezählt

Dieses Buch legt, wie die meisten Mediziner, den ersten Tag der letzten Monatsblutung als den ersten Tag der Schwangerschaft fest. Konkret bedeutet dies, wenn die Empfängnis vierzehn Tage her ist, sind Sie bereits in der vierten Schwangerschaftswoche.

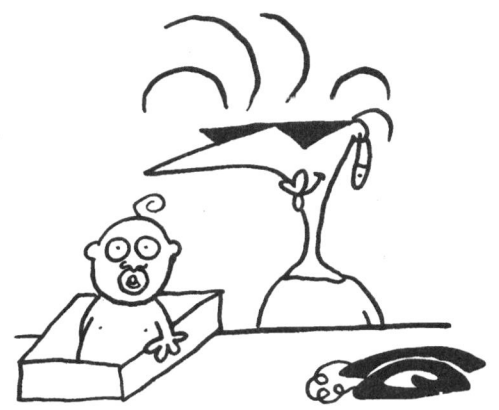

Was passiert? Nicht viel.

Am Ende der Woche beenden Sie Ihre für lange Zeit letzte Regelblutung. Sie befinden sich nun in der Follikelphase des Menstruationszyklus, in der das Ei heranreift und der Follikel platzt (»Follikel« ist der Name für das Bläschen, in dem das Ei heranreift). Einer Ihrer beiden Eierstöcke entscheidet, mit welcher der Eizellen, die sich in diesem Menstruationszyklus entwickeln, schließlich der Eisprung stattfindet. (Die Eizelle bezeichnet man auch als »Ovum«, wenn Sie der lateinische Ausdruck interessiert.) Ihre Eierstöcke produzieren während Ihrer »fruchtbaren Jahre« 400 bis 500 befruchtungsfähige Eizellen. Nur eine einzige ist nötig, um schwanger zu werden.

Ihr Körper macht seine üblichen Hormonphasen durch. Ihre Eierstöcke produzieren reichlich Östrogen (eigentlich mehrere verschiedene Östrogene, die man der Einfachheit halber unter dem Oberbegriff »Östrogen« zusammenfasst). Es stimuliert den Uterus zum Aufbau einer neuen Gebärmutterschleimhaut, Endometrium genannt, als Ersatz für die Schleimhaut, die bei Ihrer letzten Regelblutung abgestoßen wurde. In diesem neuen Endometrium kann sich das Ei, falls es befruchtet wurde, gut einnisten. So eine Eizelle ist winzig, ihr Durchmesser beträgt etwa ein Zehntel Millimeter.

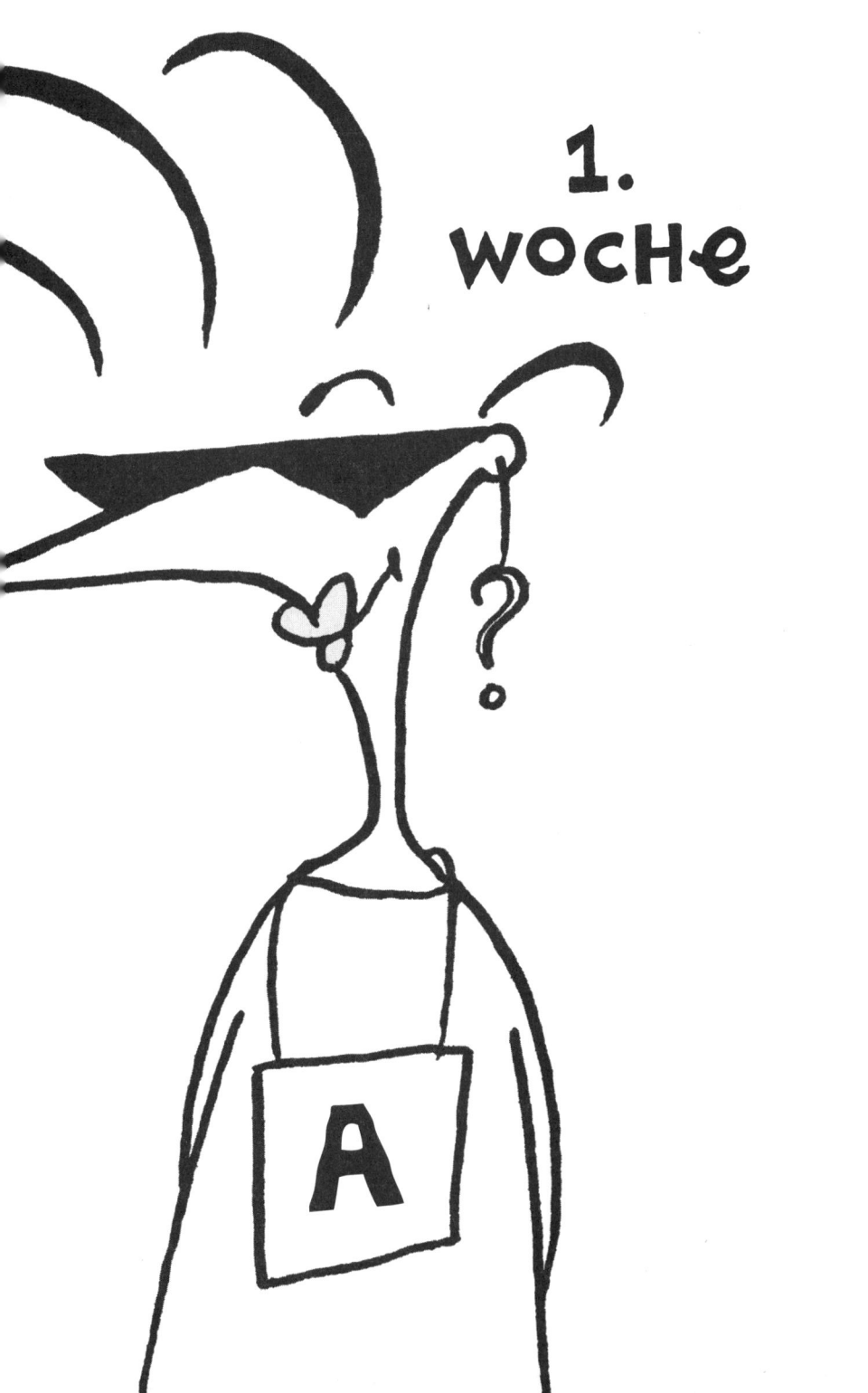

Startklar für die Schwangerschaft

Jetzt ist die Zeit – bevor Sie schwanger werden –, in der Sie Ihre Beziehungsprobleme auf den Tisch bringen sollten oder sich über die verschiedenen Gefühle klar werden, die Sie über das Leben an sich oder die Schwangerschaft hegen. Warum wollen Sie überhaupt ein Baby? Wollen Sie auch ein Kleinkind und einen Teenager (zu so etwas wachsen Babys nämlich unweigerlich heran)? Haben Sie diese Fragen mit Ihrem Partner durchgesprochen, falls Sie einen haben? Wird der Vater eingebunden, nachdem das Baby geboren ist? Wie können Sie sich vor Krankheiten schützen, die durch Geschlechtsverkehr übertragen werden, während Sie versuchen, schwanger zu werden? Wird eine Schwangerschaft Ihnen die Chance auf die ersehnte Rolle in »Bikini Busters II« vermasseln?

Manche Leute glauben, durch ein Baby kommen sich die Partner näher. Sie sollten sich erst einmal hinsetzen und in Ruhe über alles nachdenken. Kinderkriegen ist wahrscheinlich das Stressigste, was Ihnen je im Leben widerfahren wird. Denken Sie an das allseits bekannte Zitat von Nora Ephron: »Ein Baby ist eine Handgranate, die in Ihre Ehe geworfen wird.« Hinzu kommen all die praktischen Dinge, die man sich überlegen muss, ehe man schwanger wird.

○ Sind Sie wirklich reif für den Übergang von »jederzeit zu allen Schandtaten bereit« zu »Mami, die eine Sklavin ihres Babys ist, sich seit zwei Tagen nicht geduscht hat, weil sie nicht die Zeit dafür gefunden hat, die jeden Schritt aus dem Haus mit militärischer Präzision planen, dabei jedoch total flexibel sein muss, weil Babys gerne mal zum falschen Zeitpunkt aufwachen/nicht

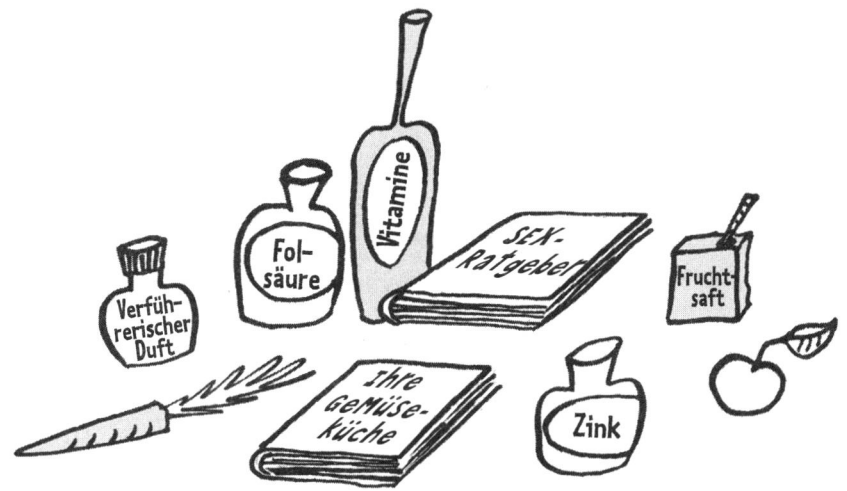

aufwachen/schreien/sich erbrechen/gefüttert werden müssen/ aufs Handy kacken?« Falls Sie die Entscheidung für ein Kind vertagen, bedeutet dies dann womöglich, dass Sie später verzweifelt versuchen, schwanger zu werden, zu einer Zeit, in der Ihre Fruchtbarkeit wegen Ihres fortgeschrittenen Alters deutlich abgenommen hat?

◗ Falls Sie einen Partner haben, ist diese Zeit sehr günstig für Gespräche über Ihre Vorstellungen von Kindererziehung und Elternschaft, damit Sie späterem Kummer vorbeugen können. Ist es erforderlich, dass Sie zusammenziehen? Werden Sie beide während der Schwangerschaft mit dem Rauchen aufhören? Welche Ansichten vertreten Sie zum Thema Pränataldiagnostik? Wie würden Sie reagieren, wenn sich bei einer Untersuchung herausstellt, dass Ihr Kind behindert sein wird? Wie würden Sie

mit der Vorstellung zurechtkommen, die Schwangerschaft abzu-
brechen beziehungsweise mit einem Kind zu leben, das sein ganzes Leben lang besondere Pflege und Aufmerksamkeit braucht?
Wird das Baby einer religiösen Gemeinschaft angehören? Falls
es ein Junge ist, werden Sie ihn beschneiden lassen? (Viele dieser
Themen werden in diesem Buch angeschnitten; Sie finden sie
unter den entsprechenden Stichworten, beispielsweise »Pränataldiagnostik« oder »Beschneidung«, im Register.)

● Welches sind Ihrer Meinung nach die idealen Bedingungen,
ein Kind aufzuziehen? Was liegt im Bereich des Möglichen, was
können Sie sich finanziell leisten? Wie sieht es später mit der
Schulausbildung aus? Wer von Ihnen beiden übernimmt die
Hauptlast der Hausarbeit und andere unbezahlte Jobs, und ist es
erforderlich, dies zu ändern? Würden Sie beide ähnlich reagieren, falls sich eines Tages herausstellt, dass Ihr Sohn homosexu-
ell ist oder Börsenmakler werden möchte? Welche Ansichten vertreten Sie zu Themen wie Erziehung zum Gehorsam oder körperliche Züchtigung? Haben Sie ein gut funktionierendes Netz
von hilfreichen Verwandten und Freunden? Hat jemand aus Ihrem Bekanntenkreis in letzter Zeit Erfahrungen mit einem Neugeborenen gesammelt? Haben Sie für irgendeine dieser Fragen
eine alternative Lösung parat?

● Wie sieht es mit Ihrer Krankenversicherung aus? Die Krankenkasse übernimmt die Kosten der Vorsorgeuntersuchungen,
die für Sie und Ihr Baby vor und nach der Geburt anfallen. Außerdem bezahlt sie die Entbindung, den Krankenhausaufenthalt
und die Hebamme für die Nachsorge. Wenn Sie bei der Schwangerenvorsorge und Entbindung eine Behandlung als Privatpa-

tientin wünschen und Ihren Geburtshelfer selbst bestimmen wollen, müssen Sie sich privat versichern oder zumindest eine private Zusatzversicherung abschließen. Informieren Sie sich über die Wartezeiten, die die privaten Krankenkassen im Zusammenhang mit einer Schwangerschaft erheben. Klären Sie vorher genau, welche Leistungen eingeschlossen sind. Wenn Sie beispielsweise für die Entbindung eine private Einrichtung wählen, kann es bei der Kostenerstattung Schwierigkeiten geben. Möglicherweise müssen Sie einen Teil der Kosten selbst tragen.

◐ Suchen Sie Ihren Arzt und/oder Heilpraktiker auf und teilen Sie ihm mit, dass Sie sich ein Kind wünschen und schwanger werden wollen. Erstens kann er Ihnen bescheinigen, ob Sie gesund sind, außerdem wird er Ihnen empfehlen, vor der Schwangerschaft mit der Einnahme eines speziellen Vitaminpräparates zu beginnen, das Zink und Folsäure enthält, jedoch ausdrücklich auf Vitamin A verzichtet, da dieses dem ungeborenen Kind schaden kann. Die Dosierung dieses Präparats muss, sobald Sie schwanger geworden sind, verändert werden, damit den speziellen Bedürfnissen des Babys Rechnung getragen wird. Schwangere leiden oft unter einem Mangel an Zink, das wichtig für die Entwicklung des Kindes ist. Folsäure, oder Folat, kann das Risiko senken, dass Ihr Baby mit Spina bifida oder anderen Fehlbildungen des Neuralrohrs auf die Welt kommt. Sie müssen mit der Einnahme von Folsäure mindestens einen Monat vor der Empfängnis beginnen. Bei der Folsäure, ebenso wie bei allen anderen Nahrungsergänzungsmitteln, gilt, dass Sie sich vorher bei Ihrem Arzt erkundigen sollten, ob sich dieses Präparat mit den Medikamenten verträgt, die Sie unter Umständen regelmäßig einnehmen. (Näheres zu Zink und Folsäure siehe »2. Woche«.)

○ Falls Sie keine Immunität gegen Röteln besitzen, lassen Sie sich impfen, denn Röteln können dem ungeborenen Kind schaden. Beachten Sie, dass Sie in den ersten drei Monaten nach der Impfung noch nicht schwanger werden dürfen. Sie brauchen eventuell auch neue Impfungen oder Auffrischungen für Krankheiten wie Tetanus oder Hepatitis B. (Wenn Sie glauben, dass Sie bereits schwanger sind, sprechen Sie vor diesen Impfungen mit Ihrem Arzt, da manche den Embryo schädigen können.)

○ Wenn Sie an chronischen Krankheiten leiden (beispielsweise Asthma, Problemen mit Herz oder Leber, Schilddrüsenstörungen, Diabetes, Epilepsie, Multiple Sklerose oder psychischen Erkrankungen), sollten Sie, bevor Sie schwanger werden, mit Ihrem Arzt über eine medikamentöse Behandlung sprechen beziehungsweise sich beraten lassen, wie Sie mit Ihren Beschwerden während einer Schwangerschaft umgehen können.

○ Wenn in Ihrer Familie oder der Ihres Partners Erbkrankheiten oder erblich bedingte Fehlbildungen vorliegen, sprechen Sie mit Ihrem Arzt, ob eine genetische Beratung angezeigt ist, ehe Sie schwanger werden (siehe »Genetische Beratung« in »10. Woche«).

○ Ihr Arzt, aber auch staatlich anerkannte Beratungsstellen für Schwangerschaftsfragen wie etwa pro familia informieren Sie zu allen wichtigen Themen, angefangen von Schwangerschaftsabbruch bis hin zu finanzieller Unterstützung während der Schwangerschaft, der Zeit der Geburt und danach. (Siehe »Schwangerschaftsberatung« im Kapitel »Hilfreiches«.)

◉ Je körperlich fitter und gesünder Sie sind, bevor Sie schwanger werden, desto besser. Einen anderen Menschen in seinem Körper heranreifen zu lassen bedeutet Schwerstarbeit, überdies ist es ein Job, der Sie vierundzwanzig Stunden täglich neun Monate lang beanspruchen wird. Wenn Sie versuchen, schwanger zu werden, ist Folgendes wichtig: Ernähren Sie sich gesund und nehmen Sie, nach Absprache mit Ihrem Arzt, die richtigen Nahrungsergänzungsmittel (siehe »2. Woche«), treiben Sie Sport, hören Sie mit dem Rauchen auf, verzichten Sie auf Alkohol und Drogen und befolgen Sie die Anweisungen Ihres Arztes (siehe »4. Woche«), teilen Sie Ihrem Arzt oder Apotheker mit, dass Sie vielleicht schwanger sind, wenn Sie ein Medikament kaufen wollen, auch wenn es Ihnen ärztlich verordnet wurde oder es sich um ein rein pflanzliches Präparat handelt. Peilen Sie das Körpergewicht an, das Ihrer Körpergröße und Ihrem Knochenbau entspricht. (Damit ist nicht das Gewicht gemeint, das Tante Erna oder *Cosmopolitan* vorschwebt. Ich spreche eher vom Body Mass Index, der jedoch für Sie nur ausschlaggebend ist, wenn Sie über achtzehn sind und das körperliche Wachstum vollends abgeschlossen ist. Sprechen Sie mit Ihrem Arzt.) Manche Geburtskliniken haben spezielle Programme für übergewichtige oder untergewichtige Frauen, um deren Chancen auf eine Empfängnis zu steigern. (Welche Geburtskliniken für Sie in Frage kommen, erfahren Sie von Ihrem Frauenarzt.)

◉ Wenn Sie einen Partner haben, ermuntern Sie ihn zu gesunder Ernährung und einer gesunden Lebensweise, damit er, wenn es zur Zeugung kommt, gesundes Sperma produziert. (Anders ausgedrückt: Vermeiden Sie nach Möglichkeit ungeschützten Sex mit einem Drogensüchtling, der nie seinen Salat aufisst.)

○ Gehen Sie zum Zahnarzt. Bringen Sie eine zahnärztliche Behandlung, die eine Röntgenuntersuchung, örtliche Betäubung oder eine medikamentöse Behandlung einschließt, lieber gleich hinter sich, statt sie bis nach der Entbindung aufschieben zu müssen.

○ Seit Beginn des Jahres 2007 können Eltern laut Gesetz bis zu vierzehn Monate lang 67 Prozent ihres letzten Nettoeinkommens bekommen, wenn sie sich in dieser Zeit hauptsächlich der Betreuung ihres Kindes widmen. Die monatlichen Zahlungen sind auf 1800 Euro begrenzt. Es gibt für jedes Kind einen Grundbetrag von 300 Euro, der auch dann gezahlt wird, wenn der betreuende Elternteil vorher nicht berufstätig war. Die Elternzeit muss beim Arbeitgeber angemeldet werden. Wenn sie sich unmittelbar an die Geburt beziehungsweise den Mutterschutz anschließen soll, muss sie spätestens sechs Wochen vorher angemeldet werden. Bei der Anmeldung müssen Sie sich verbindlich festlegen, für welche Zeiträume innerhalb der folgenden zwei Jahre die Elternzeit genommen wird. Die Eltern können die Elternzeit gemeinsam oder abwechselnd nehmen. Während dieser Zeit besteht Kündigungsschutz. Manche Arbeitgeber bieten Arbeitnehmern mit Kindern flexible Arbeitszeiten und/oder einen Kinderhort am Arbeitsplatz. Wenn beide Elternteile arbeiten, vergleichen Sie, wessen Job bessere Leistungen und Arrangements zur Versorgung des Kindes bietet.

○ Überlegen Sie, ob Sie bei den veränderten Einkommensverhältnissen den Finanzhaushalt Ihrer Familie umorganisieren müssen. (Wie buchstabiert man Budget?) Wie denken Sie über ein gemeinsames Konto? Oder sollte man einen Dauerauftrag einrichten, um einen Teil des Einkommens des arbeitenden Partners auf das Konto desjenigen zu überweisen, der zu Hause bleibt mit dem Kleinen? Müssen Sie ein besonderes Sparkonto für Notfälle anlegen? Halten Sie es gar für eine gute Idee, einen Bankraub in Erwägung zu ziehen?

◐ Wenn Sie vorhaben, Ihr Haus oder Ihre Wohnung zu renovieren, richten Sie es so ein, dass alle Arbeiten, die eine Schwangerschaft gefährden könnten, abgeschlossen sind, bevor Sie schwanger werden, beziehungsweise, dass Sie sich in dem entsprechenden Zeitraum fern dieser Arbeiten aufhalten. Dazu gehört beispielsweise das Abbeizen alter, bleihaltiger Farbe oder das Versiegeln abgeschliffener Holzböden mit Polyurethan.

◐ Achten Sie darauf, dass Ihre Wohnungseinrichtung umweltfreundlich ist, und vermeiden Sie Dämpfe oder Situationen, die dem ungeborenen Kind schaden können: Lassen Sie die Gasheizung, Mikrowelle und andere Elektrogeräte überprüfen und warten, um sicherzugehen, dass sie kein Kohlenmonoxid oder Strahlung oder Ähnliches abgeben, das Ihnen irgendwie nicht geheuer ist.

◐ Wenn Sie ein Auto kaufen wollen, vergewissern Sie sich, dass man einen Kindersitz leicht, sicher und ohne große zusätzliche Kosten installieren kann. Bei gebraucht gekauften oder importierten Fahrzeugen fehlen möglicherweise die nötigen Halterungen.

◐ Besorgen Sie sich ein Lotterielos. Falls Sie gewinnen, kaufen Sie eine große Waschmaschine, einen Trockner, eine Kühl-/Ge-

frierkombination und ein schnurloses Telefon mit Freisprechein-
richtung, damit Sie sich ungehindert in der Wohnung bewegen
können und die Hände frei haben. Falls Ihre Heizung nicht ein-
wandfrei funktioniert, lassen Sie eine neue einbauen. Engagieren Sie von einer renommierten Agentur ein gut ausgebildetes
Kindermädchen, das Ihnen in den ersten Wochen nach der Entbindung zur Hand geht. Falls Sie dann noch Geld übrig haben,
gönnen Sie sich einen Urlaub und ein Smaragddiadem.

Spezialtipps einer Mutter

Bevor Sie sich für ein Baby entscheiden:

○ Sprechen Sie mit Freunden, die bereits ein Baby oder
größere Kinder haben, und schauen Sie sich genau deren
Familienleben an.

○ Verbringen Sie mindestens einen Tag vom Morgen-
grauen bis spät in die Nacht mit einer Frau, die ein neugeborenes Baby hat. Wenn man es nicht mit eigenen Augen
gesehen hat, kann man sich unmöglich das Ausmaß der
Arbeit vorstellen, das zur Versorgung eines Babys notwendig ist.

Schwanger werden

Wenn Sie versuchen, schwanger zu werden, sollten Sie über Ihre fruchtbaren Tage genau Bescheid wissen: Wahrscheinlich ist bei einem Zyklus von achtundzwanzig Tagen etwa der vierzehnte Tag Erfolg versprechend, wobei der erste Tag Ihrer letzten Periode als erster Tag des neuen Zyklus zählt. Ihr Gynäkologe kann Sie beraten und über Themen wie Eisprung oder fruchtbaren Scheidenschleim und dergleichen informieren.

Laut Professor David de Kretzer, Fachmann für In-vitro-Befruchtung am Monash Medical Center, sollten Sie nicht »ewig herumprobieren«. Wenn Sie nach einem Jahr Sex ohne Verhütungsmaßnahmen nicht schwanger sind, lassen Sie sich von Ihrem Hausarzt an einen Gynäkologen überweisen, der sich auf Kinderwunsch spezialisiert hat. Wenn Sie auf die Vierzig zugehen, sollten Sie damit nicht einmal ein Jahr lang warten. Nach dem fünfunddreißigsten Lebensjahr verringert sich die Fruchtbarkeit ständig und sinkt nach dem vierzigsten rapide ab.

Vielleicht ist es keine schlechte Idee, sich bereits vor dem Versuch, schwanger zu werden, gynäkologisch beraten zu lassen und sich zu informieren, auf welche Weise Sie Ihre individuellen Chancen auf eine Empfängnis maximieren können. (Die für Ihre Altersgruppe relevante Statistik hat womöglich keine Bedeutung für Sie, wenn Sie etwa an einer Krankheit leiden, die eine Empfängnis verhindert.)

Gucken Sie jetzt auch mal in ein Handbuch über Babypflege, damit Sie eine winzige Vorstellung davon bekommen, was Sie erwartet (siehe dazu das Stichwort »Säuglingspflege/Umgang mit dem Kleinkind« im Kapitel »Hilfreiches«).

Wenn Sie trotz aller Versuche nicht schwanger werden, lesen

Sie nach unter dem Stichwort »Kinderwunsch« im Kapitel »Hilf-reiches«. Dort finden Sie Bücher für die Zeit vor der Schwanger-schaft und für den Fall, dass sich Ihr Kinderwunsch allzu lange nicht erfüllt. Sprechen Sie mit Ihrem Arzt.

Ihre Aufzeichnungen

Schreiben Sie hier »Ihre Aufzeichnungen«, Ihre Gedanken nie-der, damit Sie später Ihre Schwangerschaft rekapitulieren kön-nen. Nach (fast) jeder Schwangerschaftswoche werden Sie diese Seite mit gezielten Fragen und Raum für Ihre Notizen finden.

Welche Veränderungen haben Sie an Ihrem Lebensstil vorge-nommen, um sich auf die Schwangerschaft vorzubereiten?

Warum wünschen Sie sich ein Kind?

Wie stellen Sie sich die Betreuung eines Kindes vor?

Inwiefern wird sich Ihrer Meinung nach Ihr Leben nach der Geburt des Kindes verändern? Wie denken Sie über die Rückkehr in den Beruf?

Was passiert? Ungefähr am vierzehnten Tag (Tag eins ist der erste Tag Ihrer letzten Monatsblutung) ist die »dominante« Eizelle des Monats herangereift, und Sie haben die Phase erreicht, in der Ihr Körper bereit ist für den Eisprung. Dazu rückt der Follikel mit der ausgereiften Eizelle an die Oberfläche des Eierstocks, wo der Follikel schließlich platzt, die darin befindliche Eizelle aus dem Eierstock ausgestoßen und von den tentakelartigen Enden eines der beiden Eileitern aufgefangen wird. Sie haben zwei Eileiter, die rechts und links von der Gebärmutter am Bauchfell aufgehängt sind und die Verbindung zwischen den Eierstöcken und der Gebärmutter darstellen. Zum Zeitpunkt des Eisprungs hat Ihr Scheidenschleim – ich bitte Sie, Sie werden in den kommenden neun Monaten eine Menge weit schlimmerer Wörter und Begriffe zu hören bekommen als »Scheidenschleim«, also reißen Sie sich gefälligst zusammen –, zu diesem Zeitpunkt also hat Ihr Scheidenschleim gewöhnlich das Aussehen von rohem, klarem Eiweiß, eine Konsistenz, die einer Befruchtung dienlich ist. Jetzt müssen Sie dafür sorgen, dass Sie ein paar Spermien in diese Region kriegen. Die meisten Frauen erreichen das, indem sie Sex mit einem Kerl haben – das ist immer noch die simpelste Methode.

Nach dieser Woche befinden Sie sich in der proliferativen Phase Ihres Menstruationszyklus. Das heißt, das Endometrium (die Schleimhaut, die die Gebärmutter innen auskleidet) »proliferiert« – wächst und verdickt sich wie verrückt.

2. WOCHE

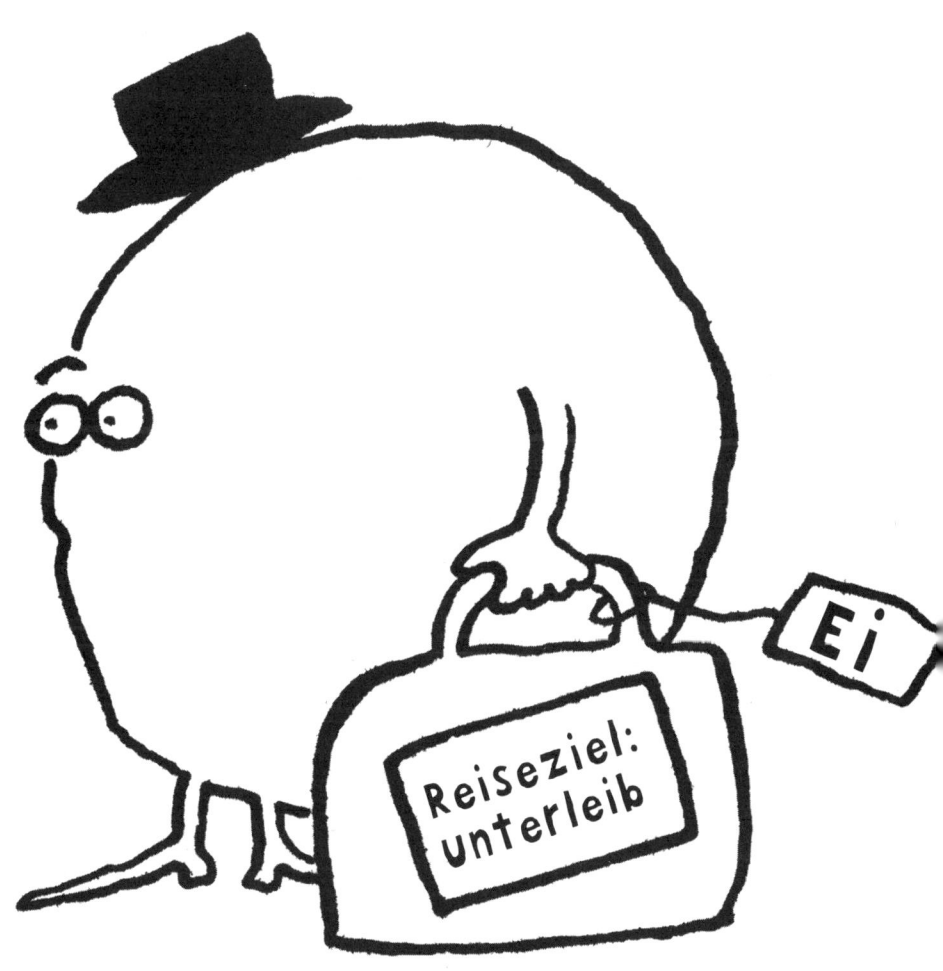

Ernährung und Nahrungsergänzung

Sie brauchen, wenn Sie schwanger sind, mehr als die üblich nötige Menge an Energie, Eiweiß und bestimmten Vitaminen und Mineralien, obwohl Sie wahrscheinlich bereits fast alles zu sich nehmen, was Ihr Körper in diesem Zustand verlangt. (Übrigens, der Satz »Ein Whiskey und ein Eisbecher mit Sahne am Tag, und Sie brauchen keinen Arzt« stimmt nicht.)

Im Grunde müssen Sie nun allem, was Sie zu sich nehmen, eine erhöhte Aufmerksamkeit widmen, damit das gesunde Wachstum und die gesunde Entwicklung Ihres Kindes sichergestellt sind, ganz zu schweigen davon, dass Sie Ihre Schwangerschaft gut überstehen sollen, ohne immer wieder umzukippen und am Ende völlig ausgemergelt und erschöpft auszusehen.

Wie viele Kalorien Sie brauchen, hängt von Ihrem Alter ab, von Körpergröße, Körperbau, vom Gewicht zum Zeitpunkt der Empfängnis, von Ihrer gewohnten Kost und davon, ob Sie ein Couchpotato sind. Denken Sie daran, für nahezu alle Frauen ist es unerlässlich, während der Schwangerschaft an Gewicht zuzunehmen. Jetzt ist nicht der richtige Zeitpunkt für eine Reduktionsdiät oder Fasten. Das eine wie das andere könnte für Ihr Baby und für Sie gefährlich werden.

Obwohl einige Frauen ihre tägliche Kalorienzufuhr nicht erhöhen müssen, liegt die durchschnittlich empfohlene Steigerung bei 700 Kalorien. Sie müssen noch mehr Kalorien zu sich nehmen, wenn Sie zu Beginn der Schwangerschaft untergewichtig waren, noch ein Teenager sind oder eine Mehrlingsgeburt erwarten. Besprechen Sie Ihre individuelle Ernährungssituation mit Ihrer Hebamme, Ihrem Heilpraktiker, Hausarzt, Gynäkologen oder der Ernährungsberaterin Ihrer Geburtsklinik.

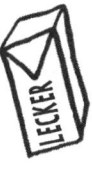

Um die Gewichtszunahme in den empfohlenen Schranken zu halten und dabei gleichzeitig das Baby mit allem zu versorgen, was es zu seiner Entwicklung braucht, aber auch um zu verhindern, dass Sie an Heißhungerattacken leiden, müssen Sie auf qualitativ hochwertige Kalorien achten. Frische saisonale Produkte liefern einen viel höheren Nährwert als industriell hergestellte Halbfertig- und Fertigprodukte oder Junkfood.

Die meisten Frauen führen ihrem Körper alle für eine gesunde Schwangerschaft notwendigen Nährstoffe, Vitamine und Mineralien zu, wenn sie auf eine ausgewogene und abwechslungsreiche Kost achten. Auch hier gilt: Die Vitamine und Nährstoffe, die Sie durch Ihre Nahrung aufnehmen, sind wertvoller als jene in Form von Tabletten und Kapseln zugeführten.

Aber wer ernährt sich schon auf die Dauer richtig und ausgewogen? Niemand, es sei denn, er hat einen eigenen Koch, die nötige Überzeugung sowie Zeit und Geld im Überfluss. Es kann passieren, dass Sie beruflich so viel um die Ohren haben, dass Sie gar keine Zeit finden, das Richtige zu essen. Ebenso könnte häufiges Erbrechen eine ausreichende Versorgung mit lebenswichtigen Nährstoffen gefährden. Vielleicht versuchen Sie auch, Ihre Schwangerschaft mit veganer Kost zu bewältigen (ohne jegliche tierische Produkte), was jedoch der

Entwicklung des Fetus schlicht abträglich wäre. (Womöglich hinterfragen Sie während Ihrer Schwangerschaft Ihre vegane Überzeugung). Spezielle Empfehlungen für Veganerinnen und Vegetarierinnen finden Sie an mehreren Stellen dieses Kapitels.

Wenn Ihre Ernährung nicht so ist, wie sie sein sollte, kann die Einnahme von Supplementen während der Schwangerschaft ein Ausweg sein, Ihre tägliche Versorgung mit Nährstoffen zu verbessern. Denken Sie daran, Ihren Arzt zu fragen, bevor Sie irgendwelche Zusatzpräparate einnehmen, die Ihnen irgendjemand empfohlen hat oder die Sie spontan gekauft haben. (Eine frühzeitige Blutuntersuchung kann zeigen, ob Sie schon vor der Schwangerschaft einen Mangel an Eisen, Vitamin B_{12} und Folsäure hatten.)

Der Bedarf an bestimmten Nahrungsergänzungen beziehungsweise deren Dosierung ist individuell sehr verschieden, deshalb informieren Sie sich bei der Ernährungsberaterin Ihrer Geburtsklinik, Ihrer Hebamme, Ihrem Hausarzt, Gynäkologen oder Heilpraktiker. Einige Multivitaminpräparate (*aber nicht alle*, besonders jene, die Vitamin A enthalten) sind gut und hilfreich während der Schwangerschaft, weil Sie bereits mit einer einzigen Tablette einen Großteil Ihres täglichen Bedarfs abdecken können, aber lesen Sie bitte sorgfältig den Beipackzettel.

Warnung: Vitamin A

Übertriebene Dosen von Vitamin A werden in Zusammenhang mit Missbildungen des Kindes gesehen, einschließlich Gaumenspalte und Herzfehlern. Nehmen Sie keine Vitamin-A-Präparate während Ihrer Schwangerschaft, und vergewissern Sie sich, dass die Multivitaminpräparate, die Sie möglicherweise einnehmen, kein Vitamin A enthalten. Manchmal erscheint Vitamin A in ganz unerwarteten Produkten, etwa als Ergänzung bei Vitaminen der B-Gruppe. Meiden Sie Leber oder mit Leber zubereitete Speisen (diese Speisen sind reich an Vitamin A und zudem möglicherweise stark mit Schadstoffen belastet, beispielsweise Kadmium.)

Eiweiß

Sie benötigen als Schwangere etwa sechs Gramm pro Tag zusätzlich zu Ihrem normalen Bedarf. Konkret heißt das, Sie brauchen etwa fünf bis sechs Eiweißgaben täglich: Eine Portion könnte etwa aus einem Glas fettarmer Milch bestehen (es sei denn, Sie brauchen den Fettgehalt des Vollmilchprodukts) oder aus 30 Gramm Hartkäse oder 150 Gramm Joghurt oder 100 Gramm magerem Fleisch oder 200 Gramm Fisch oder einer Tasse gekochte Bohnen oder Linsen.

Vegetarierinnen müssen wirklich sorgfältig auf die richtige Kombination von Getreide mit Hülsenfrüchten achten – um die Qualität der Eiweißzufuhr zu maximieren. Zu den eiweißreichen Nahrungsmitteln zählen Miso, Tofu, Eier und Milchprodukte, Algen, Nüsse und Körner. Veganerinnen müssen eine gesicherte Proteinzufuhr noch gewissenhafter im Blick haben.

Wenn Sie normalerweise Vegetarierin oder Veganerin sind, aber plötzlich in der Schwangerschaft einen Heißhunger auf Fleisch verspüren, sollten Sie auf Ihren Körper hören und Fleisch oder Fisch essen, wenn Sie es irgendwie mit sich vereinbaren können; Sie können auf die Signale Ihres Körpers nach zusätzlichem Eiweiß auch mit anderen geeigneten Lebensmitteln reagieren.

Kalzium

Ihr winziger Nachwuchs entwickelt Knochen und Zähne und wird Ihnen das letzte Fitzelchen Kalzium aus Ihren Knochen rauben, wenn Sie Ihre Zufuhr nicht erhöhen. Konkret bedeutet dies, Sie haben ein erhöhtes Risiko, in späteren Jahren an Osteoporose zu erkranken. Viele Heilpraktiker behaupten, Kalziummangel sei eine der Ursachen für Krämpfe, wohingegen viele Schulmediziner dies für einen Irrtum erklären und entgegenhalten, es gebe dafür keinen wissenschaftlichen Beleg. Wenn Ihnen Kalzium gegen Ihre Krämpfe jedoch hilft, nehmen Sie es.

Sie brauchen wahrscheinlich in der Schwangerschaft mindestens 1100 Milligramm Kalzium täglich (drei bis vier Gläser fettreduzierte Milch oder die entsprechende Menge Joghurt oder Käse). Das ist eine Steigerung um etwa ein Drittel Ihres Bedarfs vor der Schwangerschaft. Teenager, die selbst noch im Wachstum begriffen sind, brauchen während einer Schwangerschaft besonders viel zusätzliches Kalzium. Sprechen Sie mit Ihrer Ernährungsberaterin oder Ihrem Arzt. Vitamin D ist unerlässlich für eine effektive Aufnahme von Kalzium, deshalb ist ein bisschen Sonnenschein jeden Tag sehr hilfreich. Sie brauchen kein zusätzliches Vitamin D. Zu viel davon kann eher schaden, wenn Sie schwanger sind.

Einige Beispiele für Nahrungsmittel mit hohem Kalziumgehalt sind Milchprodukte (Milch, Joghurt und vor allem Parmesankäse), Spinat und anderes grünes Blattgemüse, Brokkoli, Tofu und Dosenfisch. Manche Frauen decken ihren gesamten Kalziumbedarf gerne mit Milchprodukten ab, nicht zuletzt, weil 600 Gramm gekochter Spinat oder ein Kilo gekochter Brokkoli dieselbe Menge enthalten wie ein Glas Milch. (Das heißt aber nicht, dass Sie nun ausschließlich literweise Milch trinken und auf grünes Gemüse verzichten sollen.) Aber wenn Sie Milchprodukte meiden wollen oder müssen, können Sie auf andere Produkte, die reich an Kalzium sind, zurückgreifen, wie etwa Ölsardinen, Lachs aus der Dose, der noch kleine Gräten enthält, und Tahini, hergestellt aus ungeschälter Sesamsaat.

𝛽 Es ist von Vorteil, später, wenn Sie stillen, weiterhin ein Kalziumpräparat einzunehmen (das im Idealfall auch Magnesium und Zink enthält), denn auch dann hat Ihr Körper einen erhöhten Bedarf an Kalzium.

Magnesium

Sie brauchen Magnesium, sonst werden Kalzium und Eiweiß, die Sie Ihrem Körper zuführen, nicht optimal verwertet. Magnesium findet in entsprechender Dosierung auch Verwendung als Medikament gegen Präeklampsie – schwangerschaftsinduziertem Bluthochdruck (mehr darüber später). Gute Magnesiumlieferanten sind unter anderem Vollkornmehl, Müsli, Weizenkeime, die Blätter von Roter Bete, Spinat, rohe Petersilie.

⊘ Ihr Kalziumpräparat sollte unbedingt zusätzlich Magnesium enthalten, denn Magnesium verhindert, dass das Kalzium den Knochen entzogen wird; bei Normalkost wird der Körper häufig nicht ausreichend damit versorgt.

Zink

Zink muss während der Schwangerschaft und Stillzeit ausreichend zugeführt werden. Zink ist unerlässlich für die Produktion von Enzymen, für die Entwicklung von Gehirn und Nerven und für den Aufbau des Immunsystems des Fetus. Es besteht ein Zusammenhang zwischen guter Versorgung mit Zink und normalem Geburtsgewicht beziehungsweise einem geringeren Risiko für eine Frühgeburt. Dieses Mineral kommt in der Ernährung von Schwangeren tatsächlich oft viel zu kurz. Es ist enthalten in Weizenkleie, Weizenkeimen, getrockneten Ingwerwurzeln, Paranüssen, Haselnüssen und Erdnüssen (in geringeren Mengen auch in anderen Nüssen), getrockneten Erbsen und anderen Hülsenfrüchten, rotem Fleisch, Huhn, Fisch, Vollkornprodukten und Käse, besonders Parmesan.

Eine Nahrungsergänzung mit Zink ist noch wichtiger, wenn Sie zusätzlich ein Eisenpräparat einnehmen, denn Eisen kann die Aufnahme von Zink im Körper stören. Besonders Vegetarierinnen und Veganerinnen brauchen in der Regel eine erhöhte Menge Zink. Ratsam ist auch die Einnahme von Zink während der Stillzeit.

Folsäure

Dieses Vitamin aus dem Vitamin-B-Komplex wird inzwischen Frauen mit Kinderwunsch und Schwangeren generell empfohlen. Die Einnahme sollte bereits einen Monat vor der Empfängnis beginnen und während der ersten drei Schwangerschafts-

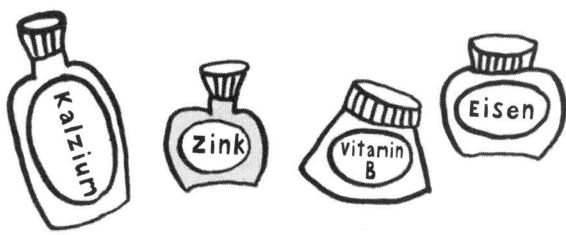

monate fortgesetzt werden. Die rechtzeitige und ausreichende Versorgung mit Folsäure kann das Risiko für Missbildungen des Neuralrohrs bis zu 70 Prozent senken – vor allem für Spina bifida, die bei einer von 600 Schwangerschaften auftritt. Folsäure kommt zwar natürlich in Lebensmitteln vor, etwa in grünem Blattgemüse, gelbem Gemüse und Vollkorngetreide, doch die Hälfte davon kann beim Kochen oder durch Lagern zerstört werden.

Um auf Nummer sicher zu gehen, greift man in diesem Falle besser zu einem Supplement statt zu versuchen, eine ausreichende Menge an Folsäure täglich durch die Nahrung zuzuführen. Die empfohlene Tagesdosis beträgt mindestens 400 *Mikrogramm* – nicht 400 Milligramm, die übliche Maßeinheit bei vielen Supplementen. Eine höhere Dosierung gilt als sinnvoll, wenn Sie bereits eine Schwangerschaft hinter sich haben, bei der ein Defekt des Neuralrohrs aufgetreten ist. Wenn Sie ein Folsäurepräparat kaufen, achten Sie darauf, dass eine Kapsel mindestens 400 Mikrogramm enthält. Wenn Sie ein Multivitaminpräparat oder Mineralpräparat einnehmen, das Folsäure enthält, vergewissern Sie sich, dass die Tagesdosis mindestens 400 Mikrogramm enthält: meistens hapert es hier.

Andere Vitamine aus dem Vitamin-B-Komplex

Vegetarierinnen und Veganerinnen sollten zusätzlich Vitamin B_{12} zu sich nehmen oder ausreichend Sojamilch trinken, die mit Vitamin B_{12} angereichert ist. B_{12} kommt in der Natur nur in tierischen Produkten vor und ist unerlässlich für die Entwicklung des fetalen Nervensystems, des Gehirns und der roten Blutkörperchen.

Eine Nahrungsergänzung mit Vitaminen der B-Gruppe kann Ihnen helfen, während der Schwangerschaft leistungsfähig zu bleiben.

Eisen

Ihr Bedarf an Eisen erhöht sich während der Schwangerschaft. Bis zu 20 Prozent aller Frauen leiden während der Schwangerschaft an Eisenmangel. Das erhöhte Blutvolumen – Ihres und das Ihres Kindes – führt dazu, dass mehr Eisen benötigt wird, weil mehr Hämoglobin produziert werden muss. Die Plazenta sorgt natürlich in erster Linie für den Eisenbedarf Ihres Babys, und sie entnimmt es Ihrem Blut. Wenn Sie nicht für ausreichend Nachschub sorgen, riskieren Sie eine Anämie. Als besonders gefährdet gelten Frauen mit einer Mehrlingsschwangerschaft, Frauen, die mehrere Kinder rasch hintereinander bekommen haben, Frauen, die während der Schwangerschaft häufig erbrechen, Vegetarierinnen und Veganerinnen.

Sie brauchen täglich 22–36 Milligramm Eisen in den letzten sechs Schwangerschaftsmonaten – im Vergleich dazu brauchen Nichtschwangere 12–16 Milligramm. Die Aufnahme von Eisen wird unterstützt durch Vitamin C, sie wird gehemmt durch Tee, Kaffee und Medikamente gegen Magenübersäuerung. Einige Beispiele für den Gehalt an Eisen in Lebensmitteln (in jeweils 100 Gramm): mageres Rindfleisch 3,4 mg; Sardinen 2,4 mg; Ei 2 mg; Weizenkleie 12,9 mg; rohe Petersilie 8 mg; Spinat 3,4 mg; Linsen 2,4 mg; getrocknete Pfirsiche 6,8 mg; getrocknete Feigen 4,2 mg; getrocknete Aprikosen 4,1 mg. (Wenn Sie Ihrem Körper auf die Schnelle einen Schub Eisen zukommen lassen wollen, trinken Sie einfach einen Becher Ovomaltine.)

Auch nach der dreizehnten Schwangerschaftswoche wird eine höhere Zufuhr von Eisen oft empfohlen, um den Tagesbedarf von 22–36 Milligramm über das erste Trimenon hinaus zu sichern. Für Vegetarierinnen, die nicht gewissenhaft auf ihre Ernährung achten, und Veganerinnen ist ein Eisensupplement wohl unerlässlich. Vegetarierinnen profitieren ebenfalls davon, wenn sie nicht gerade Lust haben, bergeweise Spinat zu vertilgen (der übrigens gar nicht so viel Eisen enthält, wie ihm nachgesagt wird). Eisenpräparate verursachen allerdings häufig Verstopfung, seltener auch Durchfall. Wenden Sie sich in diesen Fällen an Ihre Ernährungsberaterin, Ihren Heilpraktiker, Gynäkologen oder Ihre Hebamme. Sicher wird man Ihnen eine alternative Darreichungsform vorschlagen können.

Öle und Fette

Sie sind unerlässlich für eine angemessene Entwicklung Ihres Fetus, aber meiden Sie gesättigte Fettsäuren. Verwenden Sie zum Kochen und für Salatsaucen ungesättigte Pflanzenöle wie zum Beispiel kalt gepresstes Olivenöl. Ihr Körper braucht darüber hinaus Fettsäuren, wie sie in Leinsamen oder Leinöl vorkommen, in Kürbiskernen, Walnüssen, Pekannüssen und fettem Fisch; desgleichen Linolensäure, enthalten in Körnern, Leinöl und anderen Pflanzenölen, Nüssen und dunkelgrünen Gemüsesorten. Meiden Sie fettreiche Zubereitungsmethoden wie Frittieren und Braten in reichlich Fett. Besser ist Grillen, Dämpfen und kurzes Braten.

Zucker und Salz

Neun Monate lang völlig auf Zucker zu verzichten ist ein reichlich seltsames Ansinnen. Aber versuchen Sie doch, wann immer es möglich ist, aus all den längst bekannten Gründen auf raffinierten Zucker zu verzichten. (Es ist Ihnen sicher nicht neu, dass der Verzehr eines Klumpens Schokolade, so groß wie Ihr Kopf, nicht gerade gesund ist.)

Eine völlig salzfreie Kost wird nicht empfohlen, doch da unsere Lebensmittel ohnehin ausreichend Salz enthalten, sollten Sie Ihre Speisen nach Möglichkeit nicht zusätzlich salzen.

Getränke

Keine Zurückhaltung, bitte! In Ihrem Körper zirkuliert eine erhöhte Menge Blut, und das Fruchtwasser, welches das wachsende Kind in Ihrem Bauch umgibt, wird ständig erneuert (von dem ständigen Schwitzen und der gelegentlichen Heulerei ganz zu schweigen). Wenn Sie mindestens zwei Liter Wasser am Tag trinken, können Sie das Risiko, sich Verstopfung oder eine Blasenentzündung einzuhandeln, deutlich verringern. Meiden Sie harntreibende Getränke wie Kaffee und Alkohol. Harntreibende Medikamente sind während der Schwangerschaft zu riskant, selbst wenn Sie Wasseransammlungen im Gewebe haben. Ein Kräutertee nur aus Löwenzahnblättern ist okay.

Ihr Frauenarzt wird Sie bei der Zusammenstellung Ihres Ernährungsplans beraten.

Schwangerschaftsratgeber

Sie werden jede Menge Bücher überreicht bekommen, wenn Sie schwanger sind. Lesen Sie sie nicht. Wenn Ihnen eine Freundin ein Buch empfiehlt, kaufen Sie sich die neueste Ausgabe davon. Es sind Schwangerschaftsbücher im Umlauf, deren Informationen überaltert, ja sogar medizinisch gefährlich und riskant sind. Verleihen Sie Ihre eigenen Bücher nicht weiter, wenn Sie damit durch sind.

Einen kritischen Überblick über einige gängige Ratgeber finden Sie im Kapitel »Hilfreiches« unter dem Stichwort »Geburtsvorbereitung/Schwangerschaftsratgeber«.

Bücher zum Thema Ernährung und Nahrungsergänzung in der Schwangerschaft und Stillzeit finden Sie in der Literaturliste.

Was passiert? Die Befruchtung!

In Ihrem Körper zockelt eine einzellige Eizelle gemächlich den Eileiter entlang, wo sie plötzlich von einem aufdringlichen Spermium angebaggert wird, das sich in die Eizelle hineinwindet und sich mit ihr vereint. Die Zelle teilt sich in zwei Hälften, diese zwei neuen Zellen teilen sich in vier Teile, und so geht es weiter; dies alles findet im Inneren einer geleeartigen Hülle statt. Die befruchtete Eizelle, von nun an Embryo genannt, braucht etwa vier Tage, um langsam durch den Eileiter in den Uterus, die Gebärmutter, zu wandern. Ein paar Tage, nachdem der Embryo dort angekommen ist, stößt er seine geleeartige Hülle ab und entscheidet sich für eine Stelle in der Gebärmutterschleimhaut, an der er sich anlagern kann, gewöhnlich im oberen, vorderen Bereich der Gebärmutter. Inzwischen besteht der Embryo aus einer Zellkugel von etwa 200 Zellen. Es gibt einen inneren Teil, den eigentlichen Embryo, und einen außen liegenden Teil, der sich später einerseits zur Plazenta ausbildet (die der Versorgung des sich entwickelnden Kindes dient) und andererseits zur Fruchtblase (die das schöne warme Bad aus Fruchtwasser enthält, in dem das wachsende Baby herumplanscht).

Der Embryo bildet Zotten aus, um sich in der Gebärmutterschleimhaut einzugraben und so aus Ihrem Blutkreislauf Nährstoffe entziehen zu können. Auf diese Weise wird nach und nach die Plazenta aufgebaut.

3. WOCHE

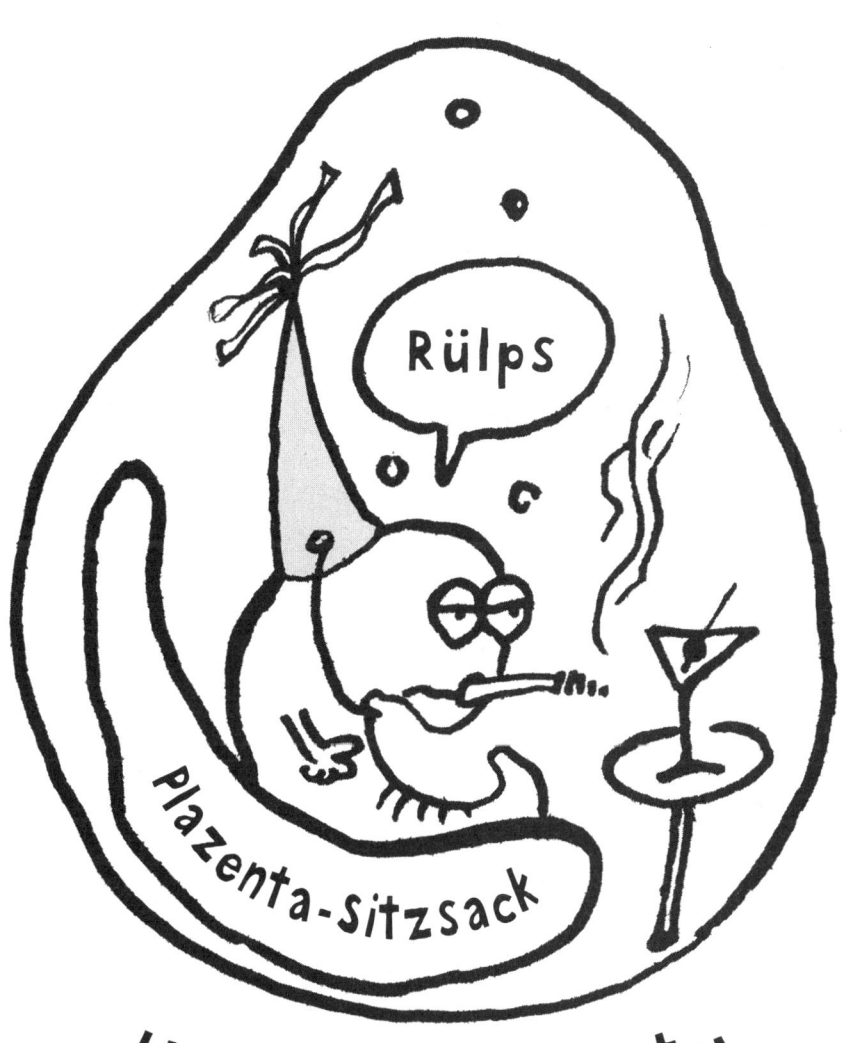

Der Geruchssinn

Es kann gut sein, dass Ihr Geruchssinn während der gesamten Schwangerschaft viel ausgeprägter ist als sonst, besonders in den ersten drei Monaten. Vielleicht fällt Ihnen das auf, noch ehe Sie wissen, dass Sie schwanger sind. Parfumdüfte oder Essensgerüche, die Sie vorher als ausgesprochen angenehm empfunden haben, lassen Sie nun würgend ins Badezimmer stürzen. Wirklich ärgerlich ist, dass anscheinend keiner der Experten den Grund dafür kennt. Die Übelkeit ist vielleicht ein Schutzmechanismus, damit Sie leichter »schlechte« Nahrungsmittel erkennen können, die Ihnen oder Ihrem Baby abträglich sind. Und der sensiblere Geruchssinn in dieser Zeit? Sollte er als Kompensation gedacht sein für die beiden letzten Schwangerschaftstrimenon, in der viele Schwangere an einer verstopften Nase leiden (zurückzuführen auf ein allgemeines vermehrtes Absondern von Körpersekreten, über die Sie zum jetzigen Zeitpunkt lieber noch nicht nachdenken wollen)? Möglicherweise ist es aber auch nur ein nicht weiter bedeutsamer Nebeneffekt eines dieser »Schwangerschaftshormone«.

Aromatherapie

Die Anwendung ätherischer Öle zu Heilzwecken kann Ihnen während der Schwangerschaft ein wohliges Gefühl und Entspannung bieten; doch aufgepasst, es gibt Öle, die Ihrem ungeborenen Kind schaden, Wehen oder gar eine Fehlgeburt auslösen können; besonders intensiv wirken ätherische Öle, wenn sie beim Baden oder Massieren in direkten Kontakt mit der Haut kommen.

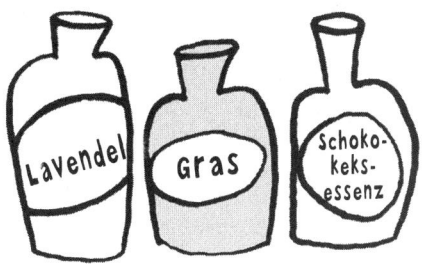

Geschulte Aromatherapeuten raten davon ab, während der Schwangerschaft ätherische Öle direkt auf die Haut aufzubringen, besonders im ersten Schwangerschaftsdrittel, es sei denn, es wurde ein Aromatherapeut hinzugezogen, der für Schwangerschaft geschult ist. Manche Öle sollten von Schwangeren nicht einmal in der Duftlampe eingesetzt werden.

Leider sind sich Masseure, die ohne die nötige Ausbildung ätherische Öle verwenden, schlicht der Risiken für Schwangere nicht bewusst, wenn sie behaupten, alles, was sie verwenden, sei völlig unbedenklich, in welcher Konzentration auch immer. Doch selbst jene Öle, die allgemein als unbedenklich für Massage oder Vollbad gelten, sollten während der Schwangerschaft sicherheitshalber nur in der halben Konzentration verwendet werden.

Ein Laie ist leicht überfordert, wenn er entscheiden soll, was ungefährlich ist. Nehmen wir als Beispiel Grüne Minze, die, wenn sie direkt auf die Haut aufgetragen wird, in die Liste der während der Schwangerschaft verbotenen Öle gehört (siehe Seite 58). Dennoch empfehlen manche Magazine für Schwangere dieses ätherische Öl zur Inhalation oder Raumbeduftung als Mittel gegen Übelkeit.

Zu den Ölen, die allgemein als unbedenklich in der Schwangerschaft eingestuft werden, zählen Lavendel, Grapefruit, Orange, Zitrone, Tangerine, Mandarine, Neroli, Sandelholz, Ylang-Ylang, Geranie (nach dem fünften Schwangerschaftsmonat), Bergamotte, Ingwer und Teebaum.

Ätherische Öle, die eine Fehlgeburt (abortiv wirken) oder eine Blutung auslösen können (Emmenagoga), müssen während der Schwangerschaft unbedingt gemieden werden. Zu ihnen zählen unter anderem Schafgarbe, Anis, Estragon, Kümmel, Atlaszeder, Kampfer, Ysop, Amerikanische Poleiminze, Grüne Minze, Petersilie und Petersiliensamen, Rosmarin, Muskatnuss, Römische Kamille, Echte Kamille, Myrrhe, Wacholder, Liebstöckel, Pfefferminze, Basilikum, Spanischer Majoran, Muskatellersalbei, Salbei, Lorbeer, Vetiver, Kiefer, Thymian, Jasmin, Wintergrün und Engelwurz.

Beachten Sie, dass Sie überempfindlich auf Gerüche reagieren, doch andererseits im weiteren Verlauf der Schwangerschaft an einer verstopften Nase leiden können, die Ihr Geruchsempfinden herabsetzt. Folgen Sie deshalb lieber den Ratschlägen eines erfahrenen Aromatherapeuten als Ihrer eigenen Nase. Und selbstverständlich sollten Sie, schon Ihrem eigenen Wohlbefinden zuliebe, nie ein Öl verwenden, das Sie als unangenehm empfinden.

Hier einige aromatherapeutische Vorschläge mit ätherischen Ölen, die als unbedenklich gelten:

- *Muskel- und Gelenkschmerzen:* ein paar Tropfen Lavendel ins Badewasser.

- *Erschöpfung:* in einer Duftlampe zur Verbesserung der Raumluft 2 Tropfen Lavendel, 1 Tropfen Mandarine, 1 Tropfen

Ylang-Ylang; oder 1 Tropfen Lavendel, 1 Tropfen Mandarine und 2 Tropfen Ylang-Ylang.

- ● *Übelkeit:* in die Duftlampe 1–2 Tropfen Zitrone oder Zitronengras; oder eine Tasse Ingwertee trinken (Näheres siehe »4. Woche«: Übelkeit). Atmen Sie während des Trinkens tief den Duft des Tees ein.

- ● *Schlaflosigkeit:* ins Badewasser 3 Tropfen Lavendel, Mandarine oder Ylang-Ylang oder eine Mischung aus den drei Ölen; beduften Sie Ihr Schlafzimmer mit 2–3 Tropfen Lavendel oder Ylang-Ylang oder einer Mischung aus den beiden Ölen.

- ● *Verstopfte Nase:* in eine Schüssel mit heißem Wasser 2 Tropfen Eukalyptus oder Teebaum. Legen Sie ein Handtuch über den Kopf, beugen Sie sich über die Schüssel und atmen Sie ein paar Minuten den heißen Dampf ein. (Viele Medikamente gegen Erkältungskrankheiten sind in der Schwangerschaft tabu, deshalb denken Sie an dieses Hausmittel.)

- ● *Schlechte Durchblutung:* in die Duftlampe 2 Tropfen Grapefruitöl, Eukalyptusöl oder Weihrauch.

Viele Frauen schätzen während der Wehen eine Raumbeduftung mit Lavendelöl – doch überall, wo Sauerstoffbehälter herumstehen, ist offenes Feuer, beispielsweise eine Duftlampe mit Teelicht, verboten. Viele Kliniken stellen elektrische Duftlämpchen zur Raumbeduftung während der Wehen bereit. Gegen den tatsächlichen Wehenschmerz hilft die Aromatherapie jedoch nicht.

Kräutertees

Viele Kräuter fördern den Eintritt der Regelblutung oder lösen eine Fehlgeburt aus oder verursachen Missbildungen beim ungeborenen Kind. Erkundigen Sie sich immer vorher bei einem ausgebildeten Naturheilkundler. (Grundsätzlich gilt: Sie vermeiden Risiken am besten durch viel Abwechslung bei der Wahl der Teesorten. Trinken Sie nie mehr als drei Tassen vom selben Kräutertee täglich, egal welche Sorte.)

Zu den Kräutertees, die im allgemeinen als unbedenklich für Schwangere gelten, zählen: Pfefferminze (anders als das ätherische Öl!), frische Ingwerwurzel, Zitronenmelisse, Kamille und Löwenzahnblätter (Tee aus Löwenzahnblättern ist ein unbedenkliches harntreibendes Getränk, im Gegensatz zu Tee aus den Wurzeln des Löwenzahns, den Sie unbedingt meiden sollten). Verwechseln Sie Kräutertees nicht mit den ätherischen Ölen der entsprechenden Pflanzen: Ein aus einer Pflanze gewonnenes ätherisches Öl enthält große Mengen an Inhaltsstoffen, die riskant sein können, wohingegen ein Tee aus derselben Pflanze unbedenklich sein kann.

Medikamente und natürliche Behandlungsmethoden

Denken Sie daran: Nehmen Sie keine Medikamente, Kräuter oder Vitamine, ohne vorher einen Arzt oder erfahrenen Naturheilkundler zu fragen. Nur weil Ihre Freundin während ihrer Schwangerschaft etwas genommen hat, auf das sie schwört, heißt das nicht, dass es auch für Sie oder Ihr Kind gut ist. Manche Präparate können zu bestimmten Zeiten der Schwangerschaft bedenkenlos eingenommen werden; andere sind zu bestimmten Zeiten oder in jeder Phase der Schwangerschaft gefährlich. Manche Präparate sind völlig harmlos *außer* in der Schwangerschaft. Glauben Sie nicht, dass etwas »harmlos« ist, nur weil es »pflanzlich« oder »natürlich« ist. Und teilen Sie stets Ihrem Arzt oder Naturheilkundler mit, was der jeweils andere Ihnen verordnet hat.

Hüten Sie sich vor überzogenen »Naturheilmethoden« oder »Ernährungs«-Ratschlägen. Die meisten Ernährungsvorschläge, bei denen bestimmte Lebensmittelgruppen ganz gemieden werden, sind für die Schwangerschaft ungeeignet. Fasten steht vöööööllig außer Frage, da dadurch die Entwicklung des Kindes gestört oder sogar eine Fehlgeburt ausgelöst werden könnte. (Was Sie alles zum Thema Ernährung beachten sollten, finden Sie in »2. Woche«.)

Literatur zum Thema finden Sie unter dem Stichwort »Natürliche/alternative Behandlungsmethoden« im Kapitel »Hilfreiches«.

Was passiert? Ihre Regelblutung ist fällig. Vielleicht

ist Ihnen auch schon aufgefallen, dass Sie nun öfter als früher Pipi machen müssen. Womöglich finden Sie inzwischen den Geruch von Alkohol und Zigaretten abstoßend oder den von bestimmten Speisen, die Sie eigentlich bisher gemocht haben. Jetzt oder in den folgenden Wochen bemerken Sie vermutlich ein leichtes Unwohlsein, das sich bis zum Erbrechen steigern kann. (Wenn man dem Foto in einem bestimmten Schwangerschaftsratgeber glaubt, kleiden Sie sich von nun an in einen grässlichen sackartigen Kittel, tragen ein Band im Haar und starren, in der Hand ein Porzellanteetässchen, versonnen-dümmlich aus dem Fenster.)

Der winzige Embryo gräbt sich in die Schleimhaut der Gebärmutter, bis er sich komplett eingenistet hat, er wird nun jeden Tag ein bisschen größer. Die Eierstöcke produzieren große Mengen des Gelbkörperhormons Progesteron, um die Gebärmutterschleimhaut stabil zu machen. Alle Anlagen des Kindes, Geschlecht, Haar- und Augenfarbe, seine spätere Körpergröße und ob es Talent zum Fußballspielen hat – alle diese Faktoren sind von Anfang an genetisch festgelegt und können nicht verändert werden. Am Ende dieser Woche misst der Embryo etwa ein Fünftel Millimeter – er ist immer noch zu klein, um ihn ohne Vergrößerungsglas erkennen zu können.

4. WOCHE

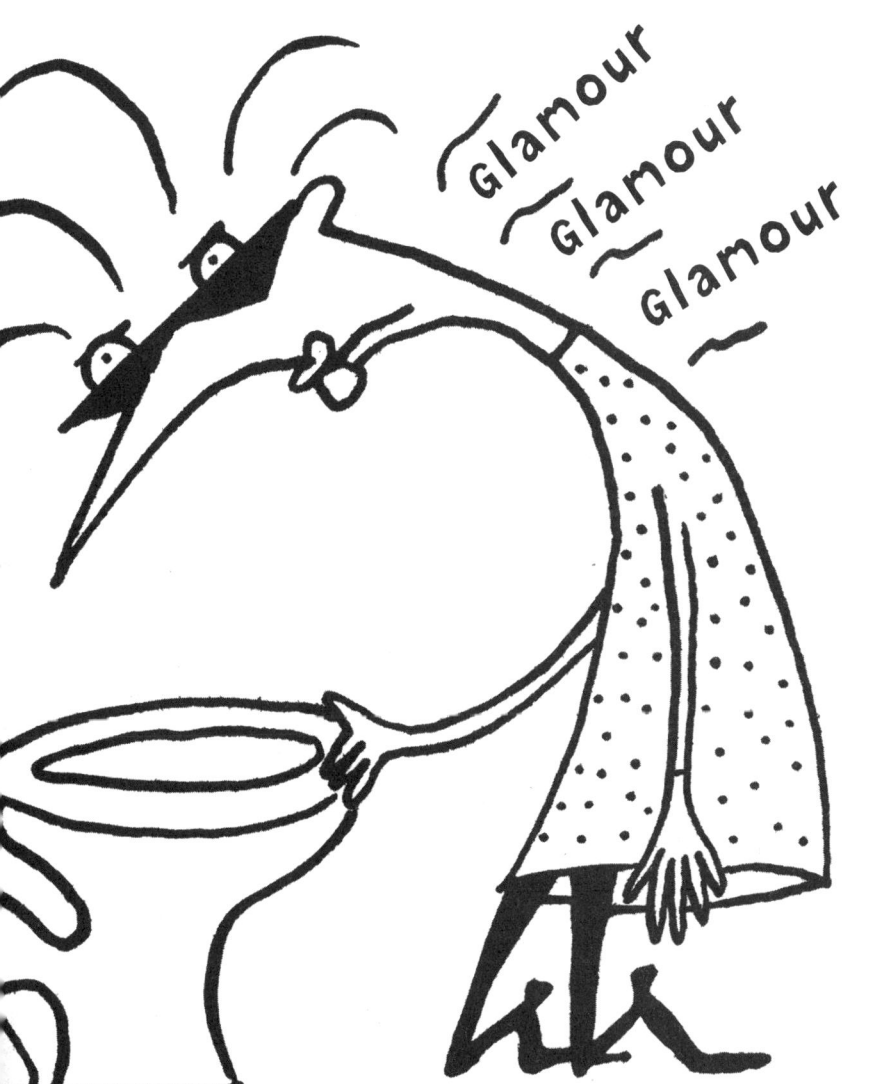

Übelkeit

Manche Leute sprechen nach wie vor von Morgenübelkeit, aber diese Bezeichnung ist irreführend. Die Übelkeit kann einen zu jeder Tageszeit überkommen oder den ganzen Tag anhalten. Nicht jede Schwangere ist davon betroffen, aber die meisten Frauen erleben sie in irgendeiner Form, meistens im ersten Schwangerschaftsdrittel. Die Hälfte aller Frauen muss sich mindestens einmal übergeben. Die Symptome reichen von leichtem Unwohlsein bis hin zu schwerem, ausgiebigen Erbrechen. Bei einigen wenigen Unglücklichen hält dieser Zustand über die vierzehnte Woche hinaus an, bisweilen sogar die gesamte Schwangerschaft.

Den genauen Grund für die Übelkeit kennt man noch nicht, es mögen auch individuell unterschiedliche sein. Zu den möglichen Auslösern zählt man einen oder auch eine Kombination der folgenden Faktoren: eine hohe Konzentration des Hormons HCG (humanes Choriongonadotropin), ein Absinken des Blutdrucks aufgrund einer progesteroninduzierten Muskelentspannung, die eine Erweiterung der Blutgefäße zur Folge hat, eine schlechtere Verdauung aufgrund einer verminderten Menge an Magensäure, ein Anstieg von Östrogen, der die Leber zu Mehrarbeit anregt, eine veränderte Sinneswahrnehmung, die bewirkt, dass manche Gerüche und Geschmacksempfindungen Übelkeit auslösen (Näheres in »12. Woche«).

Hier noch einige Tipps gegen Übelkeit:

○ Essen Sie zwischendurch immer mal wieder eine Kleinigkeit, damit der Magen nie ganz leer ist und der Blutzuckerspiegel konstant bleibt – führen Sie in Ihrer Handtasche oder Aktentasche stets einen kleinen Vorrat an Trockenfrüchten, Keksen, Nüssen, Obst oder Rohkost mit sich.

○ Essen Sie lieber fünf kleinere Mahlzeiten am Tag als drei große (dieser Tipp ist auch hilfreich im letzten Schwangerschaftsdrittel, wenn Ihr Magen von der Gebärmutter mehr und mehr zusammengedrückt wird).

○ Essen Sie ein paar Bissen, ehe Sie am Morgen aus dem Bett steigen, etwa ein Stück trockenes Brot oder einen Keks oder trinken Sie etwas Fruchtsaft in kleinen Schlucken.

○ Essen Sie kurz vor dem Zubettgehen noch einen Snack.

○ Meiden Sie den Fischmarkt oder die Parfümerie, kurzum alles, was Ihnen ein flaues Gefühl im Magen verschafft; dazu gehören möglicherweise auch allzu fette oder frittierte Speisen, Zigarettenrauch, Kaffee und Alkohol.

○ Achten Sie auf eine regelmäßige Versorgung mit Eiweiß (Hühnersuppe tut gut) und komplexen Kohlenhydraten (Kartoffeln, Reis und Nudeln).

○ Vermeiden Sie Übermüdung und Stress.

○ Probieren Sie Ingwertee – geben Sie dazu ein bis zwei Teelöffel frische geraspelte Ingwerwurzel (oder ein etwa fingergroßes Stück Ingwer in vier, fünf Teile geschnitten) in eine kleine Teekanne, gießen Sie heißes Wasser auf und lassen Sie das Ganze fünf Minuten ziehen; danach abseihen, Honig oder Zitronensaft nach Geschmack hinzufügen und beim Trinken tief den Duft einatmen.

○ Halten Sie sich eine frisch angeschnittene Zitrone unter die Nase.

○ Falls Sie erbrechen müssen, trinken Sie anschließend reichlich Wasser, um den Flüssigkeitsverlust auszugleichen.

○ Probieren Sie die Einnahme von Vitamin B_6, das von manchen Heilpraktikern und Ärzten bei schweren Fällen von Übelkeit verordnet wird.

Nur sehr selten wird das Erbrechen so schlimm, dass man dagegen medikamentös vorgehen muss. Doch wenn Sie mehrere Tage hintereinander täglich mehr als einmal erbrechen müssen oder wenn Sie sich Sorgen machen wegen der starken Übelkeit, sollten Sie sich an Ihren Arzt wenden. Es besteht die Gefahr, dass Ihr Körper zu viel Flüssigkeit verliert, besonders, wenn Sie auch Getränke nicht im Magen behalten können, und dass das Baby ungenügend mit Nährstoffen versorgt wird.

Vielleicht wird man Ihnen sagen, die Übelkeit sei ein gutes Zeichen – ein Hinweis, dass die Hormonproduktion im Gang und die Schwangerschaft stabil ist. Manche behaupten, Übelkeit im ersten Schwangerschaftsdrittel senke das Risiko einer Fehlgeburt. (Andere halten dem entgegen, dass nur etwa die Hälfte aller Schwangeren unter Übelkeit leidet, also kann sie kaum als Voraussetzung für eine gesunde Schwangerschaft gelten.) Länger anhaltende oder stärkere Übelkeit tritt häufig bei Frauen auf, die eine Mehrlingsgeburt erwarten, weil dann auch entsprechend größere Hormonmengen im Blut der Mutter zirkulieren.

Wie Sie Ihren Embryo und Fetus schützen können

Teratogene sind Infektionen, Substanzen oder Umweltfaktoren, die in bestimmten Entwicklungsabschnitten den Embryo oder Fetus schädigen können – wobei die größte Gefahr in den ersten drei Schwangerschaftsmonaten besteht. (»Teratogen« ist abgeleitet von dem altgriechischen Wort *teras*, Monster – ein Beispiel, wie unverblümt die Medizinersprache bisweilen ist). Teratogene können sich in vielfacher Weise auswirken, sie können Wachstumsstörungen beim Fetus bedingen, das Risiko einer Fehlgeburt erhöhen oder zu mehr oder weniger schweren Fehlbildungen führen.

Die Wirkung auf Embryo und Fetus hängt von der Art des Teratogens ab – manche sind eben gefährlicher als andere –, in welchem Umfang Sie ihm ausgesetzt waren und in welchem Stadium der Schwangerschaft Sie sich zu diesem Zeitpunkt befanden. Dazu kommen individuelle Empfänglichkeit und Glück beziehungsweise eben auch Pech. (Selbst wenn Sie eine Frau kennen, die – angeblich – maßlos Wodka in sich hineinschüttete, während sie schwanger war, und dennoch ein »normales« Baby bekam, heißt das noch lange nicht, dass auch Sie so viel Glück hätten.)

Man geht heutzutage davon aus, dass in der Zeit zwischen Befruchtung und Einnistung in der Gebärmutter, also in den ersten sechs bis acht Tagen nach der Befruchtung, wahrscheinlich noch kein großer Schaden angerichtet werden kann. Am gefährlichsten ist die Zeit zwischen Einnistung und der zehnten Woche nach der Empfängnis, wenn die wichtigsten Organe und Gliedmaßen angelegt werden. Manche Teratogene jedoch können während der gesamten Dauer der Schwangerschaft wichtige Teile des Fetus schädigen, wie etwa das Gehirn, die Augen und Geschlechtsorgane.

Krankheiten, die gefährlich werden können

Hyperthermie (Überwärmung) Jede Krankheit, die für längere Zeit Fieber (38,9 °C oder darüber) erzeugt, besonders in den ersten drei Schwangerschaftsmonaten, kann sich schädlich auf Embryo oder Fetus auswirken.

Toxoplasmose Diese Krankheit kann ohne Symptome auftreten oder sich wie eine leichte Grippe anfühlen. Sie wird durch einen Parasiten verursacht, den man gewöhnlich in rohem oder ungenügend durchgebratenem Fleisch findet (Fleisch sollte stets so zubereitet werden, dass die Temperatur im Inneren des Bratenstücks mindestens 60 °C beträgt), einschließlich Wildgeflügel; ferner in unpasteurisierten Produkten aus Ziegenmilch; im Kot von Katzen und, seltener, Hunden. Die Infektion kann beim Fetus zu einer Schädigung des zentralen Nervensystems und der Augen führen und eine Fehlgeburt auslösen. Die risikoreichste Zeit ist das letzte Schwangerschaftstrimenon. Viele Frauen kommen irgendwann mit dem Parasiten in Berührung und entwickeln eine Immunität dagegen.

Meiden Sie Katzen. Tragen Sie Handschuhe bei der Gartenarbeit. Ehe Sie rohe Produkte wie Karotten und dergleichen aus Ihrem Garten essen, sollten Sie sie gründlich waschen, und zwar mit Spülmittel und heißem Wasser.

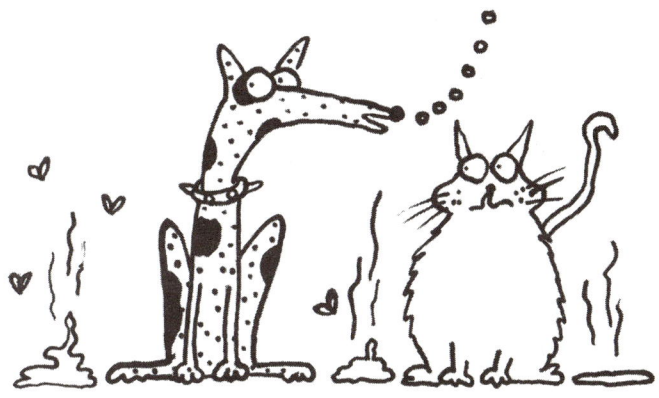

Listerieninfektion Diese relativ seltene bakterielle Infektion wird durch Lebensmittel übertragen. Zu ihren Symptomen gehören Fieber, Kopfschmerzen, Müdigkeit, Muskelschmerzen. Sie kann eine Fehlgeburt oder Totgeburt auslösen. Hohe Risikofaktoren sind rohe oder ungenügend gekochte Meeresfrüchte, »essfertige« Meeresfrüchte wie Räucherfisch und Muscheln (Dosenfisch dagegen ist aller Wahrscheinlichkeit nach unbedenklich); vorgewaschene, küchenfertige Blattsalate aus dem Kühlregal; vorgegartes Fleisch und Pasteten; Milchshakes und Softeis; unpasteurisierte Milchprodukte, besonders Weichkäse wie Brie, Blauschimmelkäse und Camembert.

Röteln Röteln können schwere Missbildungen beim Embryo oder Fetus verursachen (am häufigsten sind angeborene Blindheit und Taubheit), besonders, wenn Schwangere im ersten Trimenon an der Infektion erkranken. Die beste Möglichkeit der Vorbeugung ist heute die frühzeitige Schutzimpfung vor allem für Mädchen zwischen acht und zwölf Jahren. Häufig ist eine spätere Auffrischung nötig. Deshalb sollten Sie, ehe Sie versuchen, schwanger zu werden, unbedingt untersuchen lassen, ob eine genügende Antikörperkonzentration in Ihrem Blut vorhanden ist. Falls eine Impfung erforderlich ist, sollten Sie innerhalb der nächsten drei Monate auf keinen Fall schwanger werden, damit Ihr Körper Zeit hat, das lebende Virus im Impfstoff zu bekämpfen. Der Rötelntiter, das Maß für den körpereigenen Schutz gegen eine Rötelninfektion, wird in der Frühschwangerschaft im Rahmen der Schwangerenvorsorge routinemäßig bestimmt.

Syphilis Diese immer seltener auftretende, durch Geschlechtsverkehr übertragene Krankheit kann die Plazenta schädigen und eine Fehl- oder Totgeburt auslösen oder langfristig schwere Schäden beim Kind verursachen, wie etwa eine Deformation des Gebisses. Sie kann routinemäßig bei der Schwangerenvorsorge festgestellt und gut im Frühstadium einer Schwangerschaft mit entsprechenden Medikamenten behandelt werden. Eine Schwangere kann während der Geburt diese Krankheit auf ihr Kind übertragen. Das Neugeborene muss dann medikamentös behandelt werden.

Gonorrhö Auch sie zählt zu den sexuell übertragbaren Krankheiten, mit der sich das Kind während der Geburt anstecken kann. Durch eine entsprechende medikamentöse Behandlung des Babys lässt sich die Gonorrhö gut ausheilen.

AIDS (HIV) Schwangere, die mit HIV infiziert sind, übertragen diese Krankheit nicht zwangsläufig auf ihre Babys. Die Schätzungen der Ansteckungsrate reichen von 14 bis 50 Prozent.

Mit HIV infizierte Mütter dürfen auf keinen Fall stillen, da in diesem Fall das Risiko einer Ansteckung weit höher liegt. (Deshalb treten Entwicklungshelfer in Afrika sehr stark für industrielle Säuglingsnahrung ein.)

Herpes genitalis Liegt ein akuter Ausbruch dieser Krankheit vor, kann die Mutter diese Krankheit bei der Geburt auf ihr Kind übertragen. Sollten Sie an genitalem Herpes leiden, wird Ihr Gynäkologe diese Krankheit im Spätstadium der Schwangerschaft sorgfältig überwachen. Falls es zum Zeitpunkt des errechneten Geburtstermins zu einem Ausbruch kommt, wird durch einen Kaiserschnitt verhindert, dass sich Ihr Baby bei der Geburt ansteckt.

Zytomegalovirus Zytomegalovirus ist ein weiteres Virus der Herpes-Gruppe und der häufigste Infektionsherd, der zu geistiger Behinderung und angeborener Taubheit beim Kind führt. Durch eine Blutuntersuchung kann festgestellt werden, ob bei Ihnen eine Infektion vorliegt. Die meisten Fälle fetaler Schädigungen treten auf, wenn die Mutter zum ersten Mal mit diesem Virus infiziert wurde.

Hepatitis C Man geht davon aus, dass nur sehr wenige mit Hepatitis C infizierte Schwangere diese Krankheit auf ihr Kind übertragen. Es liegen bis jetzt kaum Fallstudien vor, doch weiß man inzwischen, dass das Infektionsrisiko für den Fetus steigt, wenn die Mutter im letzten Schwangerschaftsdrittel erkrankt. Es gibt Hinweise, dass die Übertragung wahrscheinlicher ist, wenn die Mutter darüber hinaus HIV-infiziert ist.

Andere Krankheiten Es gibt eine Reihe Krankheiten, die sich auf den Embryo oder Fetus auswirken können. Manche davon verlaufen latent, ohne Symptome, sodass Sie sich möglicherweise des Risikos oder Problems gar nicht bewusst sind. Informieren Sie auf jeden Fall Ihren Arzt, wenn Sie während Ihrer Schwangerschaft hohes Fieber bekommen, Hautausschläge, Schweißausbrüche oder Wasseransammlungen im Körper oder irgendein anderes Symptom, das Sie beunruhigt.

Was Sie zu sich nehmen: Gefährliche Substanzen

Kein auf Rezept verordnetes oder selbstständig in der Apotheke gekauftes Medikament, kein pflanzliches oder natürliches Heilmittel oder Vitamin- oder Mineralpräparat sollte während der Schwangerschaft eingenommen werden ohne vorherige Befragung eines Arztes, der weiß, dass Sie schwanger sind. Der Konsum jeder Art von Drogen, auch der sogenannten Partydrogen, ist in der Schwangerschaft zu riskant. (Eine noch größere Gefährdung kann allerdings auftreten, wenn man versucht, während der Schwangerschaft beispielsweise eine Abhängigkeit von Heroin aufzugeben – siehe unten). Weitaus besser ist es, »clean« zu werden, bevor man schwanger wird. Es gibt Einrichtungen, die einem dabei helfen, nicht rückfällig zu werden. Viele Frauen meinen, allein das Wissen, man werde ein Kind auf die Welt bringen, bewirke, dass man mit Drogen und Alkohol Schluss machen könne. Aber das ist leider nur selten der Fall. Jeder braucht Hilfe, um eine Sucht zu überwinden, und Hilfe gibt es durchaus. Denken Sie daran, Ihren Hausarzt oder Frauenarzt zu informieren, welche Art Drogen Sie konsumiert haben. Ärzte sind an ihre Schweigepflicht gebunden und dürfen nicht die Polizei verständigen.

Vitamin A Jede Nahrungsergänzung, jedes Pflegeprodukt gegen Akne, jede Hautcreme, soweit sie Vitamin A enthalten, sollte in der Schwangerschaft abgesetzt werden. Außerdem sollten Sie Leber und mit Leber zubereitete Speisen wie Leberwurst und Leberpastete meiden, denn zu viel Vitamin A kann beim Kind zu verschiedenen Störungen führen.

Koffein Manche Mediziner assoziieren den Konsum von drei oder mehr Tassen Tee oder Kaffee täglich mit einem geringen Geburtsgewicht des Kindes und womöglich sogar einer Verdoppelung, wenn nicht gar Verdreifachung des Risikos einer Fehlgeburt im ersten Schwangerschaftsdrittel. Dasselbe gilt für Cola und Cola-haltige Getränke.

Alkohol Niemand kennt genau die Menge, die man gefahrlos trinken könnte, deshalb empfiehlt man sicherheitshalber den völligen Verzicht. Allgemein gilt, übermäßiger Alkoholkonsum kann Schädigungen des Kindes zur Folge haben: geistige Unterentwicklung, verlangsamtes Wachstum und eine Reihe physischer Missbildungen und Verhaltensprobleme. Übermäßiger Alkoholkonsum während der Schwangerschaft wird von den Medizinern unterschiedlich definiert, für manche sind zwei Gläser pro Tag noch okay, andere raten zu völliger Abstinenz.

Zigaretten Zigarettenkonsum hemmt das fetale Wachstum. Dieser Tatsache bedienen sich manche Frauen als »Rechtfertigung«, wenn sie während der Schwangerschaft weiterhin rauchen (»wenn das Baby kleiner ist, hat man es bei der Entbindung leichter«). Aber durch das Rauchen wird auch das Wachstum der Plazenta beeinträchtigt, was wiederum in Zusammenhang steht mit Fehlgeburten, plötzlichem Kindstod, kindlichem Asthma und anderen Erkrankungen des Atemsystems bei Babys und Kindern.

Marihuana und Haschisch (Dope) Es besteht ein Zusammenhang zwischen dem Konsum dieser Drogen und Frühgeburten bzw. niedrigem Geburtsgewicht. Es gibt keine bekannte »unbedenkliche« Menge.

LSD und andere Halluzinogene Wer in der Schwangerschaft LSD konsumiert, riskiert eine Fehlgeburt und eine Schädigung des Erbguts. Was andere Halluzinogene betrifft, liegen noch kaum Forschungsergebnisse vor, aber Sie sollten vorsichtshalber davon ausgehen, dass jede noch so kleine Menge gefährlich ist.

Ecstasy Es liegen nicht viele detaillierte Forschungsarbeiten über die Auswirkungen der neueren Partydrogen auf die Schwangerschaft vor – obwohl man davon ausgeht, dass der Konsum von Ecstasy das Risiko für Blutungen der Plazenta erhöht –, auf jeden Fall ist sicher, dass sie für Schwangere nicht gut sind.

Amphetamin (Speed) Es gibt Hinweise, dass die Droge zu Frühgeburten und möglicherweise Herzproblemen beim Kind führt.

Heroin und Methadon Diese Drogen können Frühgeburten auslösen und sind verantwortlich für ein geringes Geburtsgewicht, mentale Probleme und Totgeburten. Das ungeborene Kind wird im Mutterleib süchtig und leidet folglich nach der Geburt an Entzugserscheinungen, die jedoch medizinisch behandelt werden können. Methadon auf Rezept statt Heroin ist während der Schwangerschaft das kleinere Übel, weil dem Fetus dadurch wenigstens eine genau dosierte Menge verabreicht wird. Das Baby muss nach der Geburt von seiner Methadonsucht entwöhnt werden. Plötzlicher Entzug von Heroin in der Schwangerschaft ist Auslöser für eine Fehlgeburt: Hören Sie deshalb nicht spontan mit der Einnahme auf, ohne sich vorher an einen Arzt zu wenden.

Kokain Selbst eine einzige, einmalige Dosis kann den Fetus schädigen.

Schädigende Umwelteinflüsse

Wenn Ihr Beruf oder Arbeitsplatz Risiken für Ihre Schwangerschaft birgt, haben Sie einen rechtlichen Anspruch darauf, dass man Ihnen Arbeiten zuteilt, die die Gesundheit von Mutter und Kind nicht gefährden. Meiden Sie alles, was im Folgenden aufgeführt ist.

Schädliche Strahlung Röntgenstrahlen können zu fetalen Missbildungen führen. Informieren Sie Ihren Arzt oder Zahnarzt, der Sie röntgen möchte, dass Sie schwanger sind. Falls Sie zu einem Zeitpunkt geröntgt wurden, an dem Sie noch nicht wussten, dass Sie schwanger sind, fragen Sie Ihren Gynäkologen nach der Höhe des Risikos für den Fetus. Normalerweise wird er Sie beruhigen können. Geringe Strahlungsmengen, wie sie beispielsweise Computerbildschirme abgeben, haben aller Wahrscheinlichkeit nach keine Auswirkungen auf die Schwangerschaft oder den Fetus.

Überwärmung Ihre Körpertemperatur sollte, ähnlich wie bei krankheitsbedingtem hohen Fieber, nicht über längere Zeit über 38,9 °C liegen.

Gifte und Pestizide Es gibt zu Hause und am Arbeitsplatz jede Menge gefährlicher Substanzen. Lesen Sie sorgfältig die Etiketten und halten Sie sich von giftigen Stoffen fern. Vermeiden Sie Reinigungsmittel, die Dämpfe produzieren, wie etwa Backofenreiniger, ferner Substanzen, die bei der chemischen Reinigung zum Einsatz kommen, die meisten Farben, Lacke, Lösungsmittel, Abbeizmittel, Pestizide, Herbizide, Benzin, Klebstoffe, Substanzen aus der chemischen Industrie und viele Abfallprodukte. Nehmen Sie sich vor hohen Bleikonzentrationen in Acht, etwa der Luft und des Bodens in städtischen Gebieten mit hohem Verkehrsaufkommen, vor Blei in alten Anstrichen und eventuell im Trinkwasser. Letzteres gilt besonders für Altbauten, in denen es noch alte Wasserrohre aus Blei oder mit Blei verlötete Wasserleitungen gibt. Auch sehr altes handgefertigtes Porzellan oder Tongeschirr kann Blei in Speisen und Getränke abgeben.

Zu den Berufsgruppen, die mit einem erhöhten Risiko konfrontiert sind, gehören medizinisches Personal, in Landwirtschaft und Gartenbau Tätige, Fabrikarbeiter, Beschäftigte in Druckereien oder Fotolabors, Künstler, Chemiker, Friseure, Beschäftigte in Nagelstudios, Kosmetiksalons, chemischen Reinigungen, Putzfirmen und alle, die an ihrem Arbeitsplatz mit Benzin in Berührung kommen. Die Luftverschmutzung – hohe Kohlenmonoxidkonzentrationen, verursacht durch Autoabgase oder durch Zigarettenrauch verschmutzte Raumluft – kann ebenfalls Probleme verursachen, wenn es zu Ihrem Job gehört, bei hohem Verkehrsaufkommen einen Großteil des Tages durch die Stadt zu fahren, an einer Straßenkreuzung den Verkehr zu regeln, an einem Busbahnhof zu arbeiten oder in einem Betrieb, in dessen Räumen stark geraucht wird, etwa einer Gaststätte.

Leider ist die Liste der potentiell gefährlichen Substanzen, mit denen Sie möglicherweise in Berührung kommen, endlos lang. Zum Glück werden die meisten Babys trotzdem gesund und munter auf die Welt gebracht. Um herauszufinden, ob Substanzen oder Tätigkeiten in Ihrem Umfeld ein Risiko für Ihre Schwangerschaft darstellen, wenden Sie sich an Ihren Arzt, Betriebsrat, die Gewerkschaft oder an die Gewerbeaufsicht. Ihr Arbeitgeber muss nicht Ihre einzige Informationsquelle sein, in welchem Maß Ihr Arbeitsplatz gefährlich ist und welchen Risiken Sie und Ihr ungeborenes Kind ausgesetzt sind.

Informieren Sie Ihren Arzt stets bei folgenden Ereignissen:

- vaginale Blutung,

- starkes Erbrechen, sodass Sie nicht einmal mehr eine Flüssigkeit im Magen behalten können,

- Bauchschmerzen,

- wiederholte Schwächeanfälle,

- Fieber,

- massive Wasseransammlungen im Körper,

- Unruhe und Besorgnis,

- Sie haben Hinweise oder Informationen erhalten, die Sie nicht ganz verstehen,

- man hat Ihnen einen zum Brüllen komischen Schwangerenwitz erzählt.

Ihre Aufzeichnungen

Schreiben Sie auf, was Sie alles angestellt haben, um schwanger zu werden, beispielsweise, wie Sie Ihre fruchtbaren Tage herausgefunden haben. (Falls Sie nichts unternommen haben, sollten Sie dennoch Ihre »Verhütungsmethode« aufschreiben, für die Nachwelt!) Wie lange haben Sie probiert?

Temperatur gemessen

Ovulationstests

Cervix-Schleim beobachtet

Expect - Komm

Zyklus - Monodering

Medikamente: Apcudnicolon, Duphaston
+ Progesteron Zapfchen

Dauer: 1,5 Jahre :-)

Was passiert? Sie haben Ihre Periode

nicht bekommen. Sie fühlen sich vielleicht ähnlich wie früher in den Tagen vor den Tagen. Möglicherweise spannen Ihre Brüste etwas, Sie verspüren häufig Harndrang und fühlen sich insgesamt leicht daneben.

Der Embryo ist immer noch sehr winzig, aber nimmt allmählich eine etwas länglichere Form an. Er wächst sehr rasch. Der Kopf und das untere Ende zeichnen sich ab. Das Herz und die Blutgefäße fangen gerade erst an, sich zu bilden, deshalb hat der Embryo noch keinen eigenen Blutkreislauf. In dieser Phase besteht die Plazenta aus vielen tentakelartigen Gebilden, die man Chorionzotten nennt. Im weiteren Verlauf verwachsen sich diese zu dem großen zeitweiligen Organ in der Gebärmutter, das dem Austausch zwischen Ihnen und Ihrem wachsenden Kind dient, das dem Fetus Nährstoffe und Sauerstoff liefert und Abfallstoffe und Kohlendioxid abtransportiert. Dieser Austausch findet über die Vene und die zwei Arterien in der Nabelschnur statt, die die Plazenta mit dem Baby verbindet. Sie werden feststellen, dass sich die Autoren von Schwangerschaftsratgebern nicht einig darüber sind, welche Größe das sich entwickelnde Kind hat. Zum Teil ist das darauf zurückzuführen, dass einige den Embryo vom Kopf bis zum Steiß messen, andere vom Kopf bis zu den Füßen.

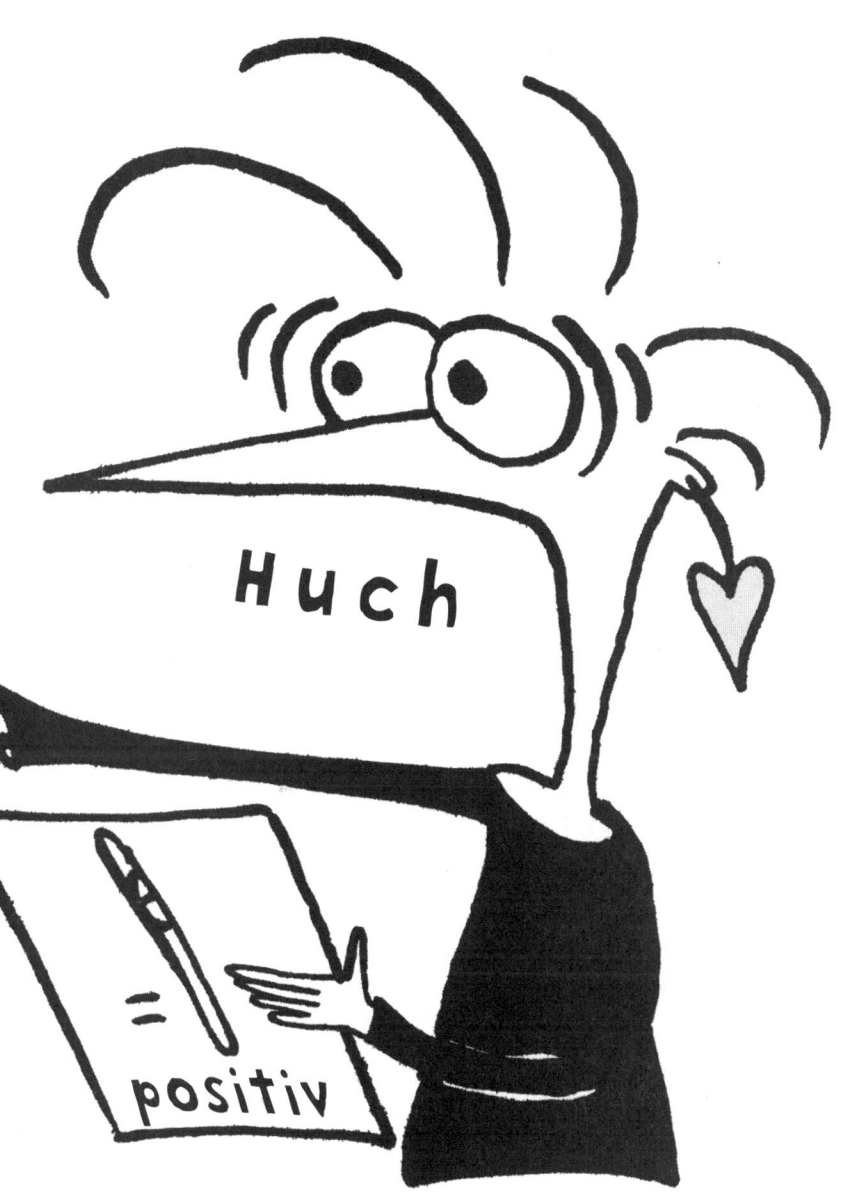

Schwangerschaftstests

Die Schwangerschaftstests für zu Hause, die man in der Apotheke kaufen kann, funktionieren nach der gleichen Methode wie der Test, den der Arzt mit Hilfe einer Urinprobe bei Ihnen macht. Diese Tests messen die Anwesenheit des Hormons HCG (humanes Choriongonadotropin). Der Morgenurin enthält im Allgemeinen die höchste Konzentration an HCG.

Sie können den Test frühestens vierzehn Tage nach der Empfängnis durchführen, etwa zu dem Zeitpunkt, an dem Ihre Regelblutung fällig wäre. Die Ergebnisse dieser Tests sind fast immer akkurat, besonders wenn das Ergebnis positiv ist. Ein falsches negatives Ergebnis kann entstehen, wenn ein schwangerer Körper nur wenig von dem Hormon HCG produziert. Wenn Ihre Regelblutung also trotz eines negativen Testergebnisses nicht einsetzt, Sie aber vermuten, schwanger zu sein, lassen Sie noch ein paar Tage verstreichen und wiederholen Sie den Test. Oder Sie gehen zum Arzt und lassen eine Blutuntersuchung machen, bei der der Gehalt an HCG bereits eine Woche nach der Empfängnis festgestellt werden kann.

Nach einem positiven Ergebnis eines Heimtests oder anderen Anzeichen einer frühen Schwangerschaft wie etwa eine ausbleibende Regelblutung, gespannte Brüste, Übelkeit, auffallend häufiger Harndrang, ein seltsam metallischer Geschmack im Mund, Müdigkeit oder Stimmungsschwankungen sollten Sie zum Arzt gehen und sich untersuchen lassen. Der Arzt müsste Ihnen zu diesem Zeitpunkt die Schwangerschaft eindeutig bestätigen können. Er wird wahrscheinlich weitere Anzeichen dafür feststellen, wie etwa einen vergrößerten Uterus und die veränderte Struktur und Farbe des äußeren Muttermundes (die

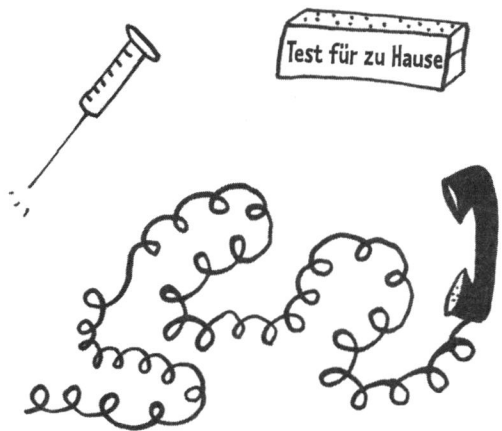

kleine Öffnung und das umgebende Gewebe zwischen Gebärmutter und Scheide).

Abhängig von Ihrer medizinischen Vorgeschichte wird der
Hausarzt Sie anschließend zum Gynäkologen überweisen; manche Frauen warten jedoch mit dem ersten Termin beim Gynäkologen, bis sie bereits in der zwölften Woche sind.

Ausschluss einer ektopen Schwangerschaft (Extrauteringravidität)

Wenn der Arzt die Schwangerschaft bestätigt hat, wird er unter Umständen eine frühe Ultraschalluntersuchung empfehlen,
besonders, wenn Sie bereits eine Fehlgeburt hinter sich haben,
es in Ihrer Krankengeschichte Hinweise gibt, dass ein Eileiter
verklebt sein könnte oder der Arzt eine ektope Schwangerschaft
vermutet, das heißt, wenn die Eizelle sich außerhalb der Gebär-

mutter einnistet, gewöhnlich in einem Eileiter. Leider kann eine ektope Schwangerschaft nicht erhalten und in eine lebensfähige Schwangerschaft umgewandelt werden. Wenn der Körper nicht auf natürliche Weise den Embryo sehr frühzeitig abstößt, entsteht ein sehr ernstes medizinisches Problem, das unmittelbar nach der Diagnose durch einen chirurgischen Eingriff behandelt werden muss.

Zu den Risikofaktoren gehören eine vorangegangene ektope Schwangerschaft, Entzündungen im Unterleib, eine durch Infektion oder einen chirurgischen Eingriff ausgelöste Beschädigung oder Vernarbung des Eileiters, Endometriose (gutartige Wucherung von Gebärmutterschleimhaut außerhalb der Gebärmutter), eine Spirale, die zum Zeitpunkt der Empfängnis getragen wurde.

Zu den Symptomen einer ektopen Schwangerschaft, die ungefähr in der sechsten Woche auftreten, zählen krampfartige Bauchschmerzen, entweder auf einer Seite oder im gesamten Bauchbereich, Schmierblutungen oder größere vaginale Blutungen, Schwindel- und Schwächegefühl, Blässe und Schweißausbrüche, Übelkeit und Erbrechen, bisweilen Schulterschmerzen oder ein Druckgefühl im Gesäß.

Informieren Sie umgehend Ihren Hausarzt oder Gynäkologen, wenn diese Symptome auftreten. Eine frühzeitige Behandlung erhöht die Chance, den Eileiter zu retten und Ihre Fruchtbarkeit zu erhalten. (Eine von zehn Eileiterschwangerschaften hat Sterilität zur Folge.) Wenn ein Eileiter reißt, bekommen Sie sehr starke Schmerzen. Begeben Sie sich unverzüglich ins Krankenhaus, wo eine Notoperation erfolgen muss. Denken Sie an die Möglichkeit einer Eileiterschwangerschaft, selbst wenn Sie der Meinung sind, Sie können gar nicht schwanger sein, weil Sie die Pille oder Minipille nehmen.

Routineuntersuchungen – der Mutterpass

Wenn Sie Ihren Hausarzt aufsuchen, wird dieser erste Routine-untersuchungen vornehmen und vielleicht mit einem Bluttest oder erneuten Urintest die Schwangerschaft bestätigen, oder aber er überweist Sie gleich an einen Gynäkologen. Bei Ihrem ersten – und gewöhnlich auch längsten – Besuch beim Gynäko-logen, der ersten Vorsorgeuntersuchung, wird man Ihre Vorge-schichte besprechen, eventuell auch in der Krankheitsgeschichte Ihrer Familie und der des Vaters nach genetischen Störungen oder Mehrlingsschwangerschaften fahnden, Besonderheiten früherer Erkrankungen und Operationen festhalten, desgleichen Allergien, Medikamente, die Sie regelmäßig einnehmen oder al-ternative Behandlungsformen, die Sie möglicherweise bekom-men. Schließlich wird man Ihre gynäkologische Anamnese erhe-ben, einschließlich eventueller früherer Geburten, Fehlgeburten oder Abtreibungen, und Sie gynäkologisch untersuchen.

Bei einem der ersten Besuche wird Ihr Arzt auch den Mutter-pass anlegen, ein wichtiges Dokument, das Sie durch Schwan-gerschaft, Geburt und Nachsorge begleiten wird und das Sie stets bei sich tragen sollten.

Im sogenannten Gravidogramm werden alle Untersuchungen und Daten zur Schwangerschaft und zum Kind eingetragen und eventuell auftretende Probleme festgehalten. Bei jeder Vorsorge-untersuchung wird Ihr Urin auf Eiweiß, Zucker, Nitrit und Blut untersucht, ferner werden Ihr Gewicht, Blutdruck und die Herz-töne des Kindes kontrolliert. (Etwa um die zwölfte Woche werden Sie zum ersten Mal mit Hilfe eines Stethoskops, das der Arzt an Ihren Bauch hält, die Herztöne hören können.) Ihr Bauchumfang wird gemessen, um das Wachstum der Gebärmutter zu dokumentieren. Außerdem werden im Mutterpass alle Daten festgehalten, die zur Berechnung des Geburtstermins von Belang sind, wie etwa Ihr Zyklus, die letzte Regelblutung, eventuell der Zeitpunkt der Empfängnis und eines positiven Schwangerschaftstests.

Am Anfang und im weiteren Verlauf der Schwangerenvorsorge werden folgende routinemäßigen serologischen Untersuchungen durchgeführt:

● Blutgruppenzugehörigkeit und Rhesusfaktor,

● Antikörper-Suchtest,

● Röteln-HAH-Test – bei allen werdenden Müttern wird überprüft, ob sie Antikörper gegen das Rötelnvirus im Blut haben,

● Nachweis von Chlamydia-trachomatis-Antigen aus der Zervix (Gebärmutterhals) – häufig merken Frauen nichts von einer Chlamydieninfektion, deshalb ist der Scheidenabstrich ein Muss,

● LSR – »Luessuchreaktion«. Lues ist die unbekanntere Bezeichnung für Syphilis,

● HBs-Antigen – im letzten Trimenon wird überprüft, ob Sie mit Hepatitis B infiziert sind.

Neben diesen im Mutterpass vorgeschriebenen Untersuchungen wird der Arzt Ihnen wahrscheinlich empfehlen, einen Toxoplasmose- und einen AIDS-Test vornehmen zu lassen.

Die Häufigkeit der Vorsorgeuntersuchungen hängt ganz von Ihren persönlichen Bedürfnissen und Risikofaktoren ab. Normalerweise finden sie im ersten Trimenon alle vier Wochen statt, im zweiten alle zwei bis drei Wochen, im dritten wöchentlich.

Manchmal vergisst man während des Vorsorgetermins, was man seinen Arzt unbedingt fragen wollte – schreiben Sie sich eine Liste mit all den Fragen auf, die Ihnen zwischen den Besuchen beim Arzt einfallen und notieren Sie sich bei dem anschließenden Gespräch mit Ihrem Gynäkologen auch dessen Antworten. Leicht schwirrt einem der Kopf von der Fülle all der neuen Informationen, und es ist nicht ungewöhnlich, dass man sich später nicht mehr daran erinnern kann.

1
2
3
4
5
6
7
8
9
10
11
12
13
14
15
16
17
18
19

Was passiert? Sie spielen vielleicht

mit dem Gedanken, Ihren Arzt aufzusuchen und die Schwangerschaft zeitlich bestimmen zu lassen – das heißt, festzustellen, wann die Empfängnis stattgefunden hat. Wenn es nicht schon der Fall ist, werden Sie sich womöglich in der nächsten Zeit zunehmend unleidlich und unwohl fühlen.

Der Embryo wächst sehr schnell und nimmt langsam die Form einer Kaulquappe an. Der Schwanz der Kaulquappe wird schließlich wieder schrumpfen, die Überbleibsel davon bilden dann das Steißbein des Babys. Im Zentrum des Embryos beginnen Verdauungssystem, Lunge und Harnblase zu wachsen. Sie sind von einer Schicht umgeben, die sich zu Muskeln, Wirbelsäule, Herz, Nieren und Geschlechtsorganen ausbilden wird. Diese Schicht wiederum wird von etwas eingehüllt, aus dem sich die Haut, das Nervensystem, Ohren und Augen entwickeln. Winzige Knospen entstehen, die sich zu Armen auswachsen. Das unreife Herz beginnt zu schlagen und pumpt Blut durch den Embryo und in die Chorionzotten (Vorstufe der Plazenta). Es ist bereits als pulsierende Bewegung im Ultraschall sichtbar. Eigentlich sieht das Ganze wie etwas furchtbar Winziges aus, das beim nächsten Niesanfall wieder abgehen könnte.

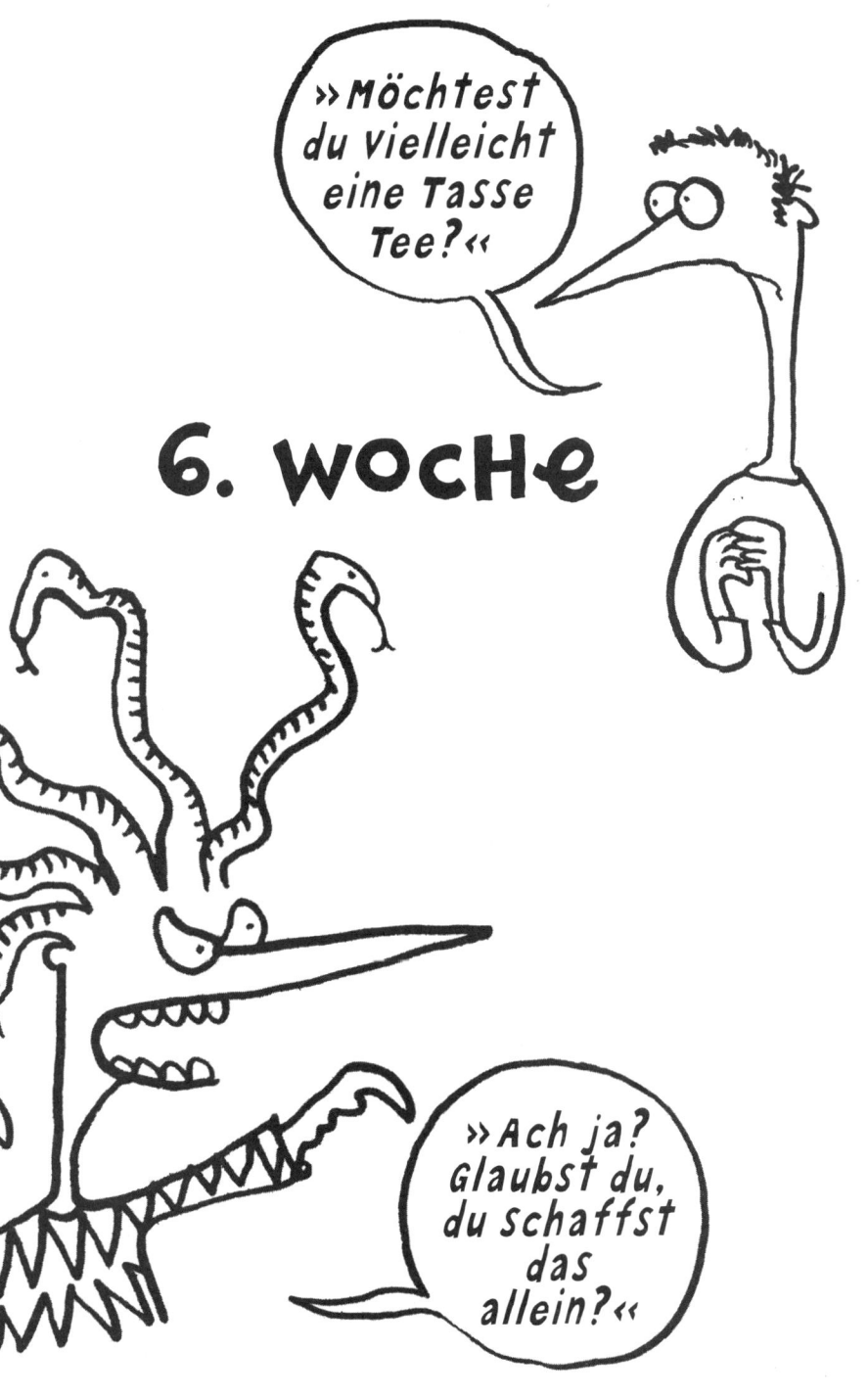

Fehlgeburt (Abort)

Ungefähr eine von acht bestätigten Schwangerschaften endet mit einer Fehlgeburt. Man nimmt an, dass die Rate eher eins zu vier beträgt, aber viele Fehlgeburten ereignen sich recht früh und werden fälschlicherweise für eine Regelblutung gehalten. Mit zunehmendem Alter der Frau erhöht sich auch das Risiko einer Fehlgeburt. Auch wenn Sie bereits einmal eine Fehlgeburt hatten, ist das Risiko, eine weitere Fehlgeburt zu erleiden, größer.

Ungefähr drei Viertel aller festgestellten Fehlgeburten passieren im ersten Schwangerschaftstrimenon, man bezeichnet sie als frühe Fehlgeburten, in der Umgangssprache sagt man auch Abgang. Ein Ausstoßen des Fetus in der siebzehnten bis achtundzwanzigsten Schwangerschaftswoche gilt als späte Fehlgeburt.

In der Fachsprache der Mediziner nennt man eine Fehlgeburt »Abort«. Außerdem spricht man von einer »verkümmerten Eizelle«, wenn der Embryo sich nicht entwickelt und der Körper ihn wieder abstößt. Diese unsensiblen medizinischen Begriffe machen die Sache nicht gerade leichter, wenn Sie betroffen sind. Sie brauchen es sich nicht gefallen zu lassen, sollte ein Arzt Sie taktlos behandeln. Man sollte keine Scheu haben, solchen Ärzten klipp und klar zu sagen, dass sie die Gefühle eines Menschen verletzen, zu einem Zeitpunkt, an dem es ihm ohnehin denkbar schlecht geht, auch wenn frühe Fehlgeburten für Mediziner etwas Alltägliches sind.

Der häufigste Hinweis für eine drohende Fehlgeburt ist eine Scheidenblutung. Wenn Sie dieses Anzeichen bei sich bemerken, sollten Sie sich unverzüglich an Ihren Frauenarzt wenden. Sie sollten in der Lage sein, ihm genaue Auskunft zu geben über die Farbe und Menge der Blutung beziehungsweise in welchem Zeitraum sie aufgetreten ist. Eine leichte Schmierblutung muss nicht immer ein Alarmzeichen sein, vielleicht rät Ihnen Ihr Arzt auch nur zu ein paar Tagen Bettruhe. Bei einer starken Blutung hingegen wird der Arzt Ihnen empfehlen, umgehend ins Krankenhaus zu gehen.

Scheidenblutungen treten bei etwa einem Viertel aller Schwangeren auf, trotzdem bringen die meisten dieser Frauen später ein gesundes Baby zur Welt.

Nach einer Fehlgeburt kann, um einer Infektion vorzubeugen, ein kleiner operativer Eingriff nötig sein, der dafür sorgt, dass sich in der Gebärmutter kein Gewebe mehr befindet, das der Körper hätte ausstoßen sollen. Die Gebärmutterschleimhaut erneuert sich problemlos wieder. Dieser Eingriff, man nennt ihn Gebärmutterausschabung oder Kürettage, wird unter einer kurzen Vollnarkose im Krankenhaus oder in einer Tagesklinik vorgenommen. Falls Sie vor der sechsten Schwangerschaftswoche eine Fehlgeburt haben, ist dieser Eingriff meist nicht notwendig.

Sollten während der Schwangerschaft Blutungen auftreten, verwenden Sie keinesfalls einen Tampon, sondern eine Monatsbinde und bewahren Sie diese auf, bis Sie mit Ihrem Gynäkologen gesprochen haben. Bitte keinen Geschlechtsverkehr, solange der Arzt die Blutung nicht untersucht hat.

Ich weiß, was ich jetzt sage, klingt gefühllos und deprimierend, aber wenn es Ihnen möglich ist, bewahren Sie Blutklumpen und Gewebe von einer Fehlgeburt in einem sauberen Gefrierbeutel oder Glas auf, damit es untersucht werden kann. Es kann für Ihren Gynäkologen von Aufschluss sein, ob der Fetus komplett ausgestoßen wurde, und einem genetischen Labor kann es helfen, den Grund für die Fehlgeburt zu ermitteln. Zu den möglichen Ursachen einer Fehlgeburt gehört, »dass die Natur eine problematische Schwangerschaft beendet«, zum Beispiel, wenn der Fetus missgebildet war. Weitere Ursachen: Kontakt mit bestimmten Chemikalien, Krankheit der Frau, bestimmte Medikamente, die sie eingenommen hat, Probleme mit Gebärmutter, Plazenta, Muttermund, Sperma, Immunsystem oder der Einnistung, ein gestörter Hormonhaushalt.

Manchmal ist bei einer Fehlgeburt von einem »inkompetenten Muttermund« die Rede (ein weiterer netter medizinischer Begriff). Es bedeutet konkret, der Muttermund ist übereifrig und öffnet sich zu früh. Dies ist der Auslöser bei einem Viertel aller Fehlgeburten, die im zweiten Schwangerschaftstrimenon auftreten (14. Woche bis zum Ende der 26. Woche). Vorangegangene gynäkologische Operationen oder Laserbehandlungen, Abtreibungen oder Fehlgeburten können das Risiko, dass sich der Muttermund zu früh öffnet, erhöhen – nicht zuletzt deshalb ist es ratsam, Ihren Gynäkologen über Ihre medizinische Vorgeschichte genau zu informieren. Ein Muttermund, der sich nicht so verhält, wie er sollte, kann während der Schwangerschaft operativ verschlossen werden (Cerclage), bis das Baby bereit ist, auf die Welt zu kommen.

Nach einer Fehlgeburt sollten Sie sich von Ihrem Gynäkologen alle vorhandenen Informationen und Daten beschaffen – sorgen Sie dafür, dass Sie auf alle Ihre Fragen eine Antwort bekommen – und alle möglichen Risikofaktoren überprüfen, die man bei einer künftigen Schwangerschaft vermeiden oder rechtzeitig behandeln könnte. Wenn Sie mehr als zwei Fehlgeburten hinter sich haben, wird man Sie vermutlich sorgfältig auf Probleme der Gebärmutter und Ihres Hormonhaushalts untersuchen, darüber hinaus wird man Ihr Immunsystem überprüfen.

Auch wenn Fehlgeburten sehr häufig sind, so sind sie deshalb nicht weniger schmerzlich. Freunde und Verwandte können alles noch schlimmer machen durch wohlmeinende, aber wenig einfühlsame Bemerkungen wie: »Nun aber ran, versuch es gleich noch mal«, oder »Du wirst bald darüber hinwegkommen.« Es ist wichtig, dass Sie sich die Zeit nehmen, um mit Ihrem Partner über den Verlust zu reden und gemeinsam zu trauern, denn Ihr Partner zeigt seine Trauer vielleicht auf eine Weise, die Sie nicht verstehen, was zu Spannungen in Ihrer Beziehung führen kann. Vielleicht hilft es Ihnen auch, sich einer Selbsthilfegruppe anzuschließen, in der Sie sich aussprechen und die Erlebnisse anderer hören können, die Ähnliches mitgemacht haben.

Lesen Sie im Kapitel »Hilfreiches« den Abschnitt »Verlust und Trauer«.

Was passiert? Ihre Brüste sind vielleicht

schon größer und empfindlicher geworden, möglicherweise haben sich auch die Brustwarzen vergrößert, und die Warzenhöfe sehen nicht mehr so glatt aus wie früher. (Die kleinen Knubbel auf den Warzenhöfen heißen offiziell Montgomery-Drüsen, aber wer weiß schon, wer dieser Kerl war – Knubbel klingt auf jeden Fall viel hübscher.) Möglicherweise ist Ihnen inzwischen ständig schlecht, und Sie müssen dauernd auf die Toilette rennen und Wasser lassen. Diverse Speisen schmecken nun anders als früher, und der Geruch von Dingen, die Sie früher durchaus mochten, ist Ihnen womöglich inzwischen höchst zuwider.

Auf dem Embryo erscheinen winzige Stummel, die sich später zu Beinen auswachsen. Alles ist im Wachsen begriffen, und zwar in rasantem Tempo. Das Herz schlägt kräftig im Inneren des sich entwickelnden Brustkorbs, aber die Ausbildung der Lunge hat gerade erst eingesetzt. Embryonale Nieren fangen an sich zu entwickeln und zu arbeiten (die ausgereiften Nieren folgen erst später). Der beulenförmige Ansatz zu einem Kopf nimmt mehr und mehr die richtige Form an. Die Chorionzotten wachsen immer zahlreicher und tiefer in die Schleimhaut der Gebärmutter hinein. Manche Bücher behaupten, der Embryo besitze die Größe einer Paranuss oder Olive (»Soll ich dich etwa mit irgendwelchem Knabberzeug vergleichen?«), aber wir gehen offiziell von einer Kaffeebohnengröße aus.

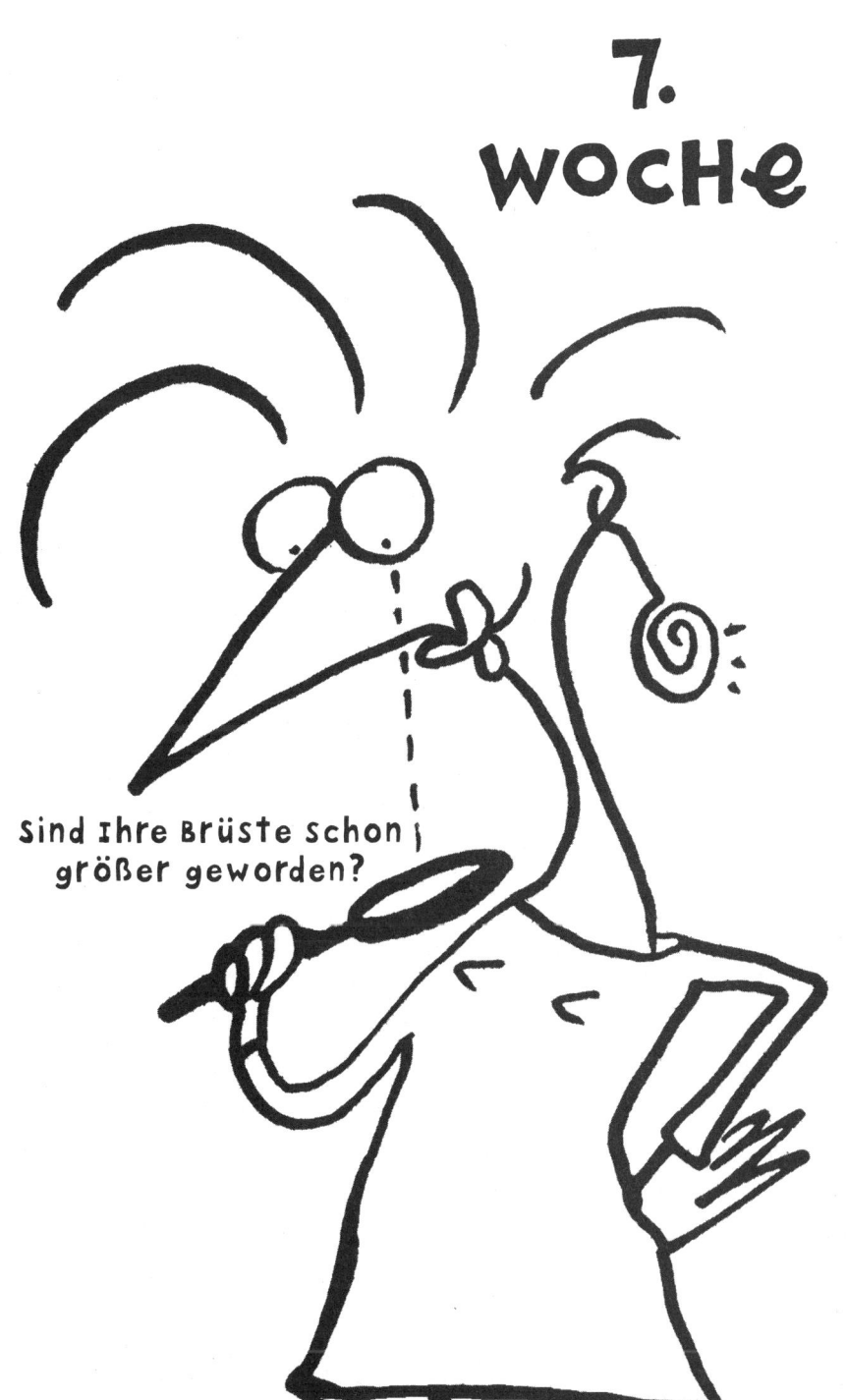

Müdigkeit

Eines der auffälligsten Symptome im ersten Schwangerschaftsdrittel ist eine unglaubliche Müdigkeit und Erschöpfung – und man darf nicht einmal jammern, weil die meisten Leute noch nicht wissen, dass man schwanger ist.

Das Seltsame dabei ist: Sie waren ja auch in der Vergangenheit schon öfter einmal wirklich müde und haben oft genug erfolgreich dagegen angekämpft. Jetzt zu Beginn der Schwangerschaft jedoch stellen Sie plötzlich fest, dass Sie schnurstracks ins Schlafzimmer wandern. Sie haben sich in einen Roboter verwandelt. Willkommen in der Realität: Von nun an bestimmt Ihr Körper über Sie und nicht umgekehrt.

Eine Reihe Frauen, die ganztags arbeiten, bewältigen das erste Trimenon, indem sie unverzüglich ins Bett gehen und erst einmal schlafen, kaum sind sie von der Arbeit heimgekommen. Nach einer Weile stehen sie dann auf, fragen ihre(n) Mitbewohner, ob etwas zu essen da ist, oder rufen den Pizzaservice an und gehen anschließend sofort wieder schlafen.

Ab der vierzehnten Woche fühlen sich die meisten Frauen wieder etwas munterer, und die Übelkeit lässt allmählich nach (die Müdigkeit tritt im letzten Schwangerschaftsdrittel dann häufig erneut auf).

Hier einige der Gründe, warum Sie so müde sind:

- Die hohe Konzentration von Progesteron in Ihrem Körper während des ersten Schwangerschaftsdrittels kann eine sedierende Wirkung haben.

- Ihre Stoffwechselaktivität steigert sich um 10 bis 25 Prozent, um dem wachsenden Fetus Hilfestellung zu leisten, und eine

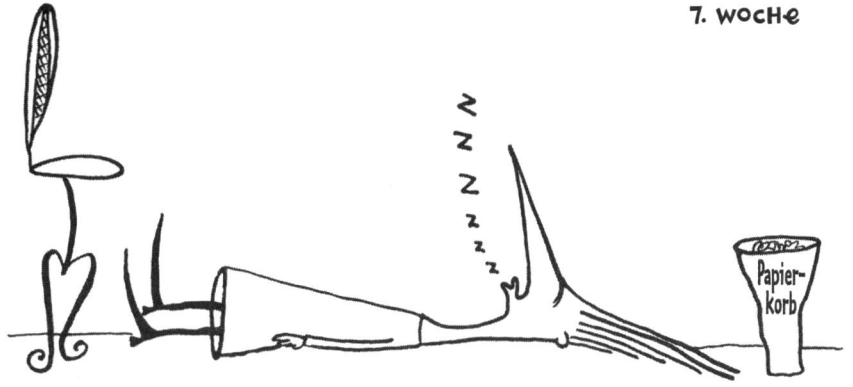

ganze Reihe anderer Körperteile macht Überstunden, wie etwa Ihr Herz.

- Für Ihren Körper hat die Entwicklung des Fetus oberste Priorität – Sie sind es, die Augenlider produziert und Gliedmaßen und Geschlechtsorgane und Lungen und eine Plazenta und was noch alles – du meine Güte, ist es bei diesem Knochenjob nicht verständlich, dass man sich mal aufs Ohr legen will?

- Wenn Sie des Öfteren mitten in der Nacht auf die Toilette rennen müssen, entgeht Ihnen die Tiefschlafphase, in der sich Ihr Körper am besten erholen könnte.

- Allein schon die ständige Übelkeit (siehe »4. Woche«) zehrt an Ihren Kräften und bewirkt, dass Sie ständig erschöpft sind.

Und das können Sie gegen die Müdigkeit unternehmen:

- Gewinnen Sie im Lotto; hören Sie auf zu arbeiten; schlafen Sie die ganze Zeit; stellen Sie eine Putzfrau ein, einen Masseur und, ach, was soll's, einen eigenen Koch wie Ophra Winfrey; ziehen Sie in ein schickes Hotel.

- Geben Sie nach, kämpfen Sie nicht gegen die ständige Müdigkeit an – diese Runde würde ohnehin Ihr Körper gewinnen. Sie wollen doch nicht Ihr neues Leben als Mutter als völlig verhärmte Frau beginnen.

- Teilen Sie Ihrem Arzt, Ihrer Hebamme oder Ihrem Heilpraktiker das Ausmaß Ihrer Müdigkeit mit: Ein Eisenpräparat, das keine Verstopfung als Nebenwirkung hat, wirkt Wunder.

- Machen Sie an Ihrem Arbeitsplatz ein Krankenzimmer oder irgendeinen unbenutzten Raum ausfindig, wo Sie sich mal hinlegen und ein Nickerchen machen können, wenn Ihre Pflicht einen langen Bürotag verlangt (einige uns bekannte schwangere Damen legten sich zu diesem Zweck einfach unter den Schreibtisch) – und vergessen Sie nicht, Ihr Mittagessen im Büro zu verzehren, wenn Sie die Mittagspause für ein Schläfchen nützen.

- Legen Sie sich hin, sobald Sie von der Arbeit nach Hause kommen.

- Nehmen Sie sich all den Schlaf, den Sie kriegen können, wenn Sie zu Hause arbeiten.

- Verabreden Sie sich mit Freunden mittags oder am Wochenende statt abends (rauchige Gaststätten, Bars und Alkohol sind Ihnen im Moment wahrscheinlich ohnehin zuwider). In einem Jahr können Sie ja wieder Ihren Daiquiri trinken – oder auch nicht, wenn Sie stillen.

- Halten Sie sich einen Tag, oder zumindest einen Nachmittag, am Wochenende völlig frei; ich kenne schwangere Damen, die in den ersten drei Monaten das ganze Wochenende im Bett verbrachten.

- Wenn Sie einen Partner oder Mitbewohner haben, der sich bisher kaum um die Hausarbeit gekümmert hat, sollten Sie neu verhandeln. Der andere sollte einsehen, dass es bei der Hausarbeit um Rechte und Pflichten geht und nicht darum, Ihnen zu »helfen« oder Ihnen einen Gefallen zu tun. Die Alternative wäre, sich an das Chaos zu gewöhnen – oder beides.

○ Wenn Sie bereits kleine Kinder haben, geben Sie sie zu Verwandten. Oh, tut mir Leid. Nein. Versuchen Sie zu schlafen, wenn (falls) die lieben Kleinen auch schlafen.

Häufiger Harndrang

Ständig auf die Toilette laufen zu müssen, ist bis etwa zur dreizehnten Woche eine sehr häufige Begleiterscheinung der Schwangerschaft. Der Grund ist nicht, dass Sie vor Aufregung ganz zappelig sind, sondern Ihre Gebärmutter, die immer mehr Platz beansprucht und auf die Organe in der Nachbarschaft drückt, so auch auf Ihre Harnblase. Außerdem steigt Ihr Blutvolumen deutlich an, um die Plazenta zu versorgen und das zusätzliche Gewicht zu tragen, was ebenfalls den Druck auf die Blase erhöht.

Das Problem entschärft sich im zweiten Schwangerschaftsdrittel meist, weil sich der Uterus dann nach vorne wölbt, sodass es in Ihrem Unterleib weniger eng zugeht. Erst im letzten Schwangerschaftsdrittel tritt der stärkere Harndrang wieder auf – dann gibt es ein ernsthaftes Platzproblem. Vielleicht haben Sie manchmal sogar das Gefühl, Ihr Baby tritt gegen die Blase, packt sie mit beiden Händen oder spielt Kopfball mit ihr.

Sie müssen nach wie vor über den ganzen Tag verteilt reichlich Wasser trinken, um den erhöhten Flüssigkeitsbedarf zu decken, aber Sie können das natürlich hauptsächlich tagsüber tun und abends nur noch wenig trinken, damit Sie nachts nicht so

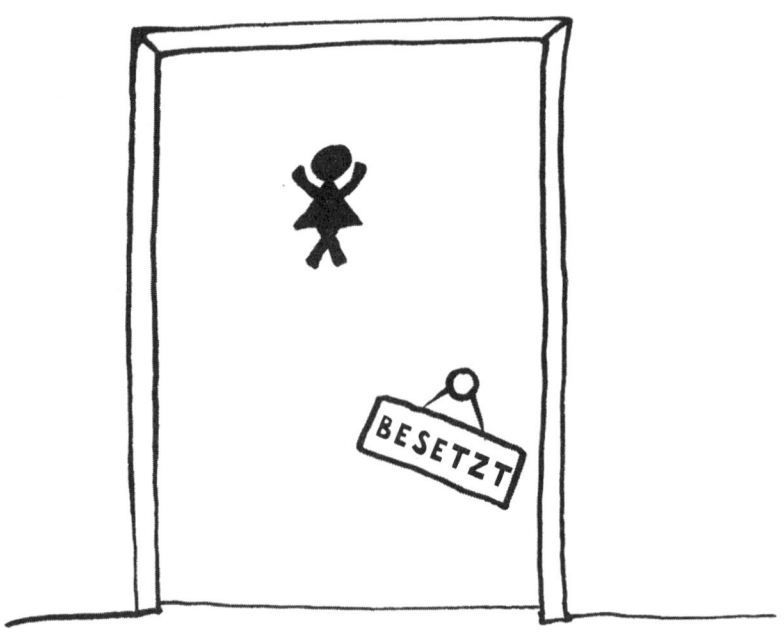

oft auf die Toilette laufen müssen. (Erfahrene Mütter werden Sie grimmig darüber aufklären, dass die nächtlichen Toilettengänge ein gutes Training für später sind, wenn das Baby da ist. Dann müssen Sie nachts auch öfter aufstehen, um das Baby zu füttern. Ich meine aber, solange Sie es in der Hand haben, durch geschicktes Timing das nächtliche Aufstehen zu vermeiden, sollten Sie von dieser Möglichkeit Gebrauch machen.)

Wenn Sie beim Wasserlassen ein Stechen oder Brennen verspüren, wenden Sie sich an Ihren Arzt. Vielleicht haben Sie eine Harnwegsinfektion, die man jedoch mit den richtigen Medikamenten gut ausheilen kann. In leichten Fällen hilft manchmal schon Preiselbeersaft.

Ihre Aufzeichnungen

Wissen Sie genau, wo und wann es zur Zeugung kam? Nach einer Party, im Urlaub, vielleicht im Paddelboot? Was schätzen Sie?!

An welchem Tag haben Sie gemerkt, dass Sie schwanger sind? Welchen Gefühlsmix haben Sie erlebt? Wenn Sie einen Partner haben, wie haben Sie ihm die Neuigkeit beigebracht?

cm
— 1
— 2
— 3
— 4
— 5
— 6
— 7
— 8
— 9
— 10
— 11
— 12
— 13
— 14
— 15
— 16
— 17
— 18
— 19

Was passiert? Sie müssen weiterhin viel häufiger als früher Wasser lassen, denn Ihre Gebärmutter drückt immer stärker auf die Harnblase. Eine Menge seltsamer hormoneller Manöver finden statt, damit die Plazenta ständig größer wird. Womöglich ist Ihnen übel, und Sie leiden an Verstopfung. Gratuliere – Sie haben das große Los gezogen! Vielleicht merken Sie, dass Ihnen die Müdigkeit zunehmend zu schaffen macht – nun, Ihr Körper muss schließlich Schwerstarbeit verrichten, die sonst nicht auf dem Plan steht. Ihr Haar sieht nun möglicherweise voller aus; weiter unten bemerken Sie vielleicht stärkeren vaginalen Ausfluss.

Ihr Embryo hat jetzt seine typische eingerollte Gestalt bekommen, einen großen dicken Kopf mit einem Schwanzende (zugegeben, zu diesem Zeitpunkt ist er noch nicht gerade ansehnlich, er erinnert eher an eine außerirdische Garnele, aber wir alle fangen schließlich mal irgendwo an). Er ist immer noch sehr winzig, aber bereits millionenfach größer als die befruchtete Eizelle, die vor sechs Wochen anfing, sich zu rühren. Die Ohrmuscheln zeichnen sich nun allmählich ab, und die winzigen Finger sind durch eine Haut miteinander verbunden.

8. WOCHE

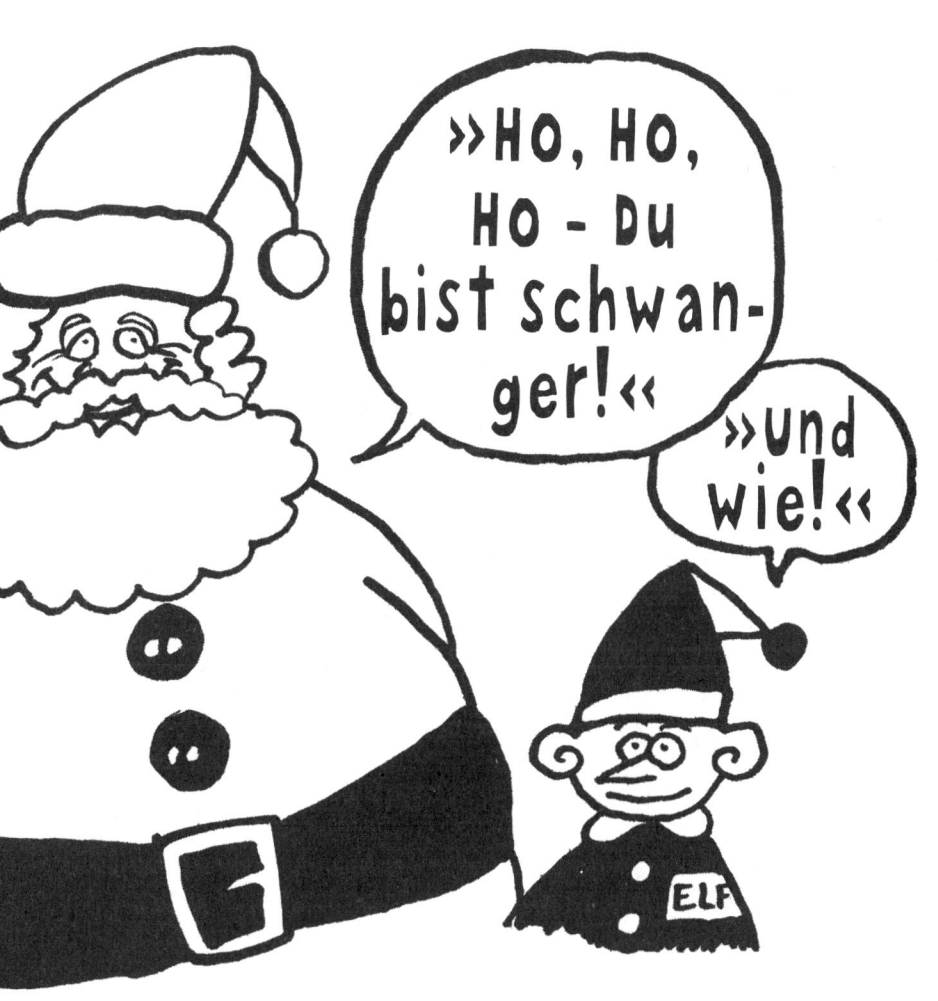

Gelüste

Sie erinnern sich noch, wie sehr es Sie in den Tagen kurz vor Ihrer Regelblutung nach Schokolade gelüstet hat oder Pasta oder auch rotem Fleisch? Schwangerschaftsgelüste sind ähnlich. Die meisten Frauen haben für eine kurze Phase starkes Verlangen nach der einen oder anderen Speise – gewöhnlich Eiscreme oder irgendetwas mit Zucker oder Saures oder Salziges. Vielleicht machen Sie auch verschiedene Phasen nacheinander durch, erst einen Heißhunger auf Gemüse, dann Schokolade, dann tropische Früchte. (Es kann auch vorkommen, dass Sie plötzlich Widerwillen gegen Speisen empfinden, die früher zu Ihren Lieblingsgerichten zählten. Dazu gehören oft Lebensmittel mit einem intensiven Geruch und grünes Blattgemüse, das nach dem Kochen ein bisschen »schleimig« aussieht.) Am besten wäre es, Sie würden süße Snacks auf ein Minimum beschränken, weil Sie keine echte Energie liefern, sondern nur zusätzliche Pfunde, die Sie wirklich nicht brauchen können.

Sie haben vielleicht einen seltsamen, etwas metallischen Geschmack im Mund. Man nimmt an, dass die Ursache hierfür die hohe Konzentration verschiedener Hormone im Blut ist, die den Geschmack des Speichels verändern.

Verstopfung

Ein hoher Progesteronspiegel lässt die Muskeln Ihres Verdauungstraktes entspannen, wodurch sich die Darmbewegung verlangsamt. Wenn der Stuhl sich jedoch langsamer durch den Darm bewegt, verliert er an Wasser und wird hart – die Folge

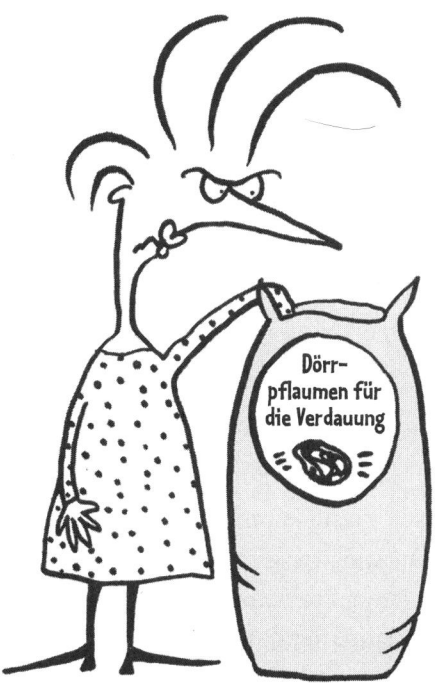

ist Verstopfung. (Im letzten Schwangerschaftstrimenon kann die Verstopfung sich weiter verschlimmern, weil Ihre gigantische Gebärmutter nun auch auf den Darm drückt.)

Ein paar Tipps gegen Verstopfung:

○ Trinken Sie mindestens zwei Liter Wasser über den Tag verteilt; vielleicht hilft es Ihnen auch, wenn Sie gleich nach dem Aufstehen ein Glas warmes Wasser trinken (falls Ihnen davon nicht übel wird).

○ Essen Sie reichlich natürliche Ballaststoffe: frisches, al dente gekochtes Wurzelgemüse, Obst, Vollkornbrot, ballaststoffreiches Getreide wie Hirse, Hafergrütze oder Naturreis.

Verwenden Sie nach Möglichkeit lieber Vollwertprodukte statt industriell aufbereitete Lebensmittel und fertige Frühstücksflocken. Wenn diese geballte Ladung an Ballaststoffen zu viel für Ihren Körper ist, essen Sie kleinere, aber häufigere Mahlzeiten, bis Ihr Körper sich daran gewöhnt hat. Denken Sie daran, je mehr Ballaststoffe Sie zu sich nehmen, desto mehr müssen Sie trinken.

- Bewegen Sie sich so viel wie möglich.

- Wenn der Auslöser für die Verstopfung synthetische Eisenpräparate sind, sprechen Sie mit Ihrem Arzt oder Heilpraktiker, ob es nicht eine pflanzliche Alternative gibt.

- Mit der Verstopfung kann ein allgemeines Unwohlsein verbunden sein, weil Sie gleichzeitig an Blähungen und Winden leiden. Diese Probleme sollten eigentlich verschwinden, wenn die Verstopfung beseitigt ist. Der übermäßige Verzehr von Kleie und bisweilen ein Zuviel an rohen, schwer verdaulichen Lebensmitteln verursachen Blähungen. Knapp gar gekochtes Gemüse ist leichter verdaulich als harte Rohkost.

- Nehmen Sie ohne Befragen Ihres Arztes keinerlei Abführmittel. Einige Abführmittel, besonders jene, die Sennesblätter enthalten, können heftige Darmbewegungen beziehungsweise krampfartige Schmerzen im Unterleib auslösen, die wiederum den benachbarten Uterus empfindlich stören können.

Ihr Heilpraktiker oder Homöopath kann Ihnen natürliche Mittel und Methoden gegen Verstopfung nennen, besonders nach der Geburt.

Wem sage ich es? Wann sage ich es?

Viele Frauen warten bis zum Ende des ersten Schwangerschaftsdrittels (nach der dreizehnten Woche), bis Sie Ihre Schwangerschaft publik machen, weil von diesem Zeitpunkt an das Risiko einer Fehlgeburt erheblich niedriger ist. Dieses Hinauszögern erlaubt Ihnen auch, sich mit der Tatsache der Schwangerschaft anzufreunden und sich ungestört über Ihre Gefühle klar zu werden. Außerdem wird dadurch der Moment hinausgeschoben, an dem die Verwandtschaft total verrückt spielt und die Neuigkeit unweigerlich an die große Glocke hängt. Sobald Ihre Mutter, Schwiegermutter, Ihr Vater, Schwiegervater (ganz zu schweigen von Bekannten) davon wissen, werden sie Sie mit Ratschlägen, Horrorgeschichten und Theorien überhäufen und Ihre Pläne, nach dem Baby wieder zu arbeiten oder nicht mehr zu arbeiten, mehr oder minder kritisch beurteilen. Selbst positive Freudenbekundungen Ihrer weiteren Verwandtschaft können recht anstrengend sein. Vielleicht sollten Sie erwägen, die freudige Nachricht an einem Wochenende der versammelten Verwandtschaft mitzuteilen, damit sie alle zusammen schön feiern können.

Eltern ziehen es oft vor, ihrem erstgeborenen Kind nichts von der Schwangerschaft zu erzählen, bis diese sichtbar wird, denn für ein kleines Kind scheint es eine Ewigkeit zu dauern, bis sich etwas Interessantes tut. (Nun ja, Letzteres gilt übrigens nicht nur für kleine Kinder.)

Am Arbeitsplatz

Sobald der Arzt Ihnen die Schwangerschaft bestätigt hat, sollten Sie Ihren Arbeitgeber entsprechend informieren, denn damit ist er verpflichtet, die Schutzvorschriften des Mutterschutzgesetzes auf Sie und Ihren Arbeitsplatz anzuwenden. Auf jeden Fall sollte er die Neuigkeit von Ihnen persönlich erfahren und nicht durch Büroklatsch, der ihm zufällig zu Ohren kommt. Sie sollten ihn schriftlich von der Tatsache in Kenntnis setzen und Ihre Pläne für die Elternzeit offenlegen. Sobald Ihr Arbeitgeber von Ihrer Schwangerschaft Kenntnis hat, genießen Sie Kündigungsschutz während der Schwangerschaft, in den ersten vier Monaten nach der Entbindung und für die Dauer der vereinbarten Elternzeit. Außerdem haben Sie Anspruch auf die gesetzlich festgelegte Mutterschutzfrist von sechs Wochen vor und acht Wochen nach der Geburt. Das Bundesministerium für Familie, Senioren, Frauen und Jugend informiert Sie umfassend zum Thema Mutterschutz, Elternzeit und Elterngeld. Außerdem erhalten Sie dort detaillierte Informationen über die jüngsten Neuregelungen (Die Adresse finden Sie unter dem Stichwort »Mutterschutz« im Kapitel »Hilfreiches«.)

Freundinnen, für die das Thema Schwangerschaft problematisch ist

Sie haben eventuell eine Freundin, die sehr gerne ein Kind hätte, für die aber im Moment eine Schwangerschaft nicht möglich ist. Vielleicht hat sie Probleme mit der Empfängnis oder hat eine oder mehrere Fehlgeburten hinter sich oder versucht gerade verzweifelt, durch In-vitro-Befruchtung schwanger zu werden. Vielleicht haben Sie sogar eine Freundin, deren Baby gestorben ist. Die Nachricht, dass Sie ein Kind erwarten, nimmt Ihre Freundin sicher mit widersprüchlichen Gefühlen auf.

Es folgen ein paar Anregungen, wie man die Situation etwas entschärfen könnte:

● Erzählen Sie Ihrer Freundin von Ihrer Schwangerschaft in einem persönlichen Gespräch, vielleicht bei ihr zu Hause, wo Sie ungestört sind. Obwohl sie sich für Sie freuen wird, wird sie wahrscheinlich gleichzeitig sehr traurig sein, denn Ihre Schwangerschaft führt ihr ganz deutlich vor Augen, was sie so gerne hätte und (im Moment) nicht haben kann. Erzählen Sie Dritten nicht, wie es Ihrer Freundin geht, wenn diese ihre Privatsphäre schützen will.

● Geben Sie Ihrer Freundin zu verstehen, dass Sie sehr gerne alle ihre Fragen beantworten, aber dass Sie versuchen, nicht unaufgefordert die ganze Zeit von Ihrer

Schwangerschaft zu reden. Geben Sie ihr die Erlaubnis zu sagen, Sie sollen den Mund halten, wenn das Thema Baby mit Ihnen durchgeht.

● Vielleicht ist es von Vorteil, wenn der erste Besuch Ihrer Freundin nach der Geburt bei Ihnen zu Hause stattfindet und nicht in der Klinik, wo eventuell andere Besucher zugegen sind. Drängen Sie sie nicht dazu, das Baby in den Arm zu nehmen, aber entmutigen Sie sie auch nicht. Reagieren Sie nicht bestürzt, wenn sie das Baby im Arm hält und zu weinen anfängt. Sie wird nach und nach lernen, mit dieser Situation zurechtzukommen, wenn Sie ihr Zeit lassen.

● Raten Sie ihr um Gottes Willen nicht, sie solle sich »einfach entspannen«, dann werde sie auch ganz leicht schwanger werden. Drängen Sie sie auf keinen Fall dazu, irgendwelche Hausmittelchen zu probieren, von denen Sie gelesen haben, und raten Sie ihr auch nicht, das Gleiche zu versuchen, was bei Ihnen funktioniert hat, was immer es war. Vielleicht weiß sie bereits, dass es die Möglichkeit gibt, sich einer Selbsthilfegruppe anzuschließen oder sich an eine Beratungsstelle für Frauen mit Kinderwunsch zu wenden. Ein entsprechend erfahrener Gynäkologe oder die nächstgelegene Frauenklinik können weiterhelfen und Adressen vermitteln.

Ihre Aufzeichnungen

Fühlen Sie sich unwohl, ist Ihnen schlecht? Wann?

Welche Gerüche und/oder welches Essen verursachen Übelkeit?

Auf welche Weise kämpfen Sie gegen die Übelkeit an?

Inwiefern haben sich Ihre Essgewohnheiten in der Schwangerschaft geändert?

Schreiben Sie auf, ob und welche Nahrungsergänzungsmittel Sie einnehmen.

cm
1
2
3
4
5
6
7
8
9
10
11
12
13
14
15
16
17
18
19

Was passiert? Wahrscheinlich sieht Ihr

Bauch noch kein bisschen runder aus als vorher. Wenn er
größer wird, verändert sich Ihr Körperschwerpunkt, und
Sie werden, nun ja, zu einer Frau, die sich eher durch die
Anmut eines Nilpferds als einer Gazelle auszeichnet.
Folglich ist jetzt der richtige Zeitpunkt, alle möglichen
Sicherheitsfallen im Haus zu entschärfen: Teppiche,
über die man stolpern könnte, schwierige Treppenstu-
fen, ein rutschiger Badezimmerboden und dergleichen.
Wenn es Regal- oder Schrankfächer gibt, die Sie nur mit
Hilfe einer Haushaltsleiter oder eines Stuhls erreichen,
sollten Sie deren Inhalt, sofern Sie ihn regelmäßig brau-
chen, für die nächste Zeit eine Etage tiefer legen.

Die Augenlider des Embryos werden nun sichtbar
und sein Körper streckt sich in die Länge. Die inneren
Geschlechtsorgane, je nachdem, ob Junge oder Mäd-
chen, beginnen sich zu bilden. Von außen lässt sich das
Geschlecht noch nicht erkennen. Im Ultraschall sieht
man jetzt bereits die ersten Bewegungen des Embryos.
Die Enden der Gliedmaßen ähneln schon eher Händen
und Füßen, aber für Abzählreime wäre es noch zu früh.
Gemäß der Obstmetapher von Schwangerschaftsguru
Sheila Kitzinger wiegt der Embryo jetzt so viel wie eine
Weinbeere.

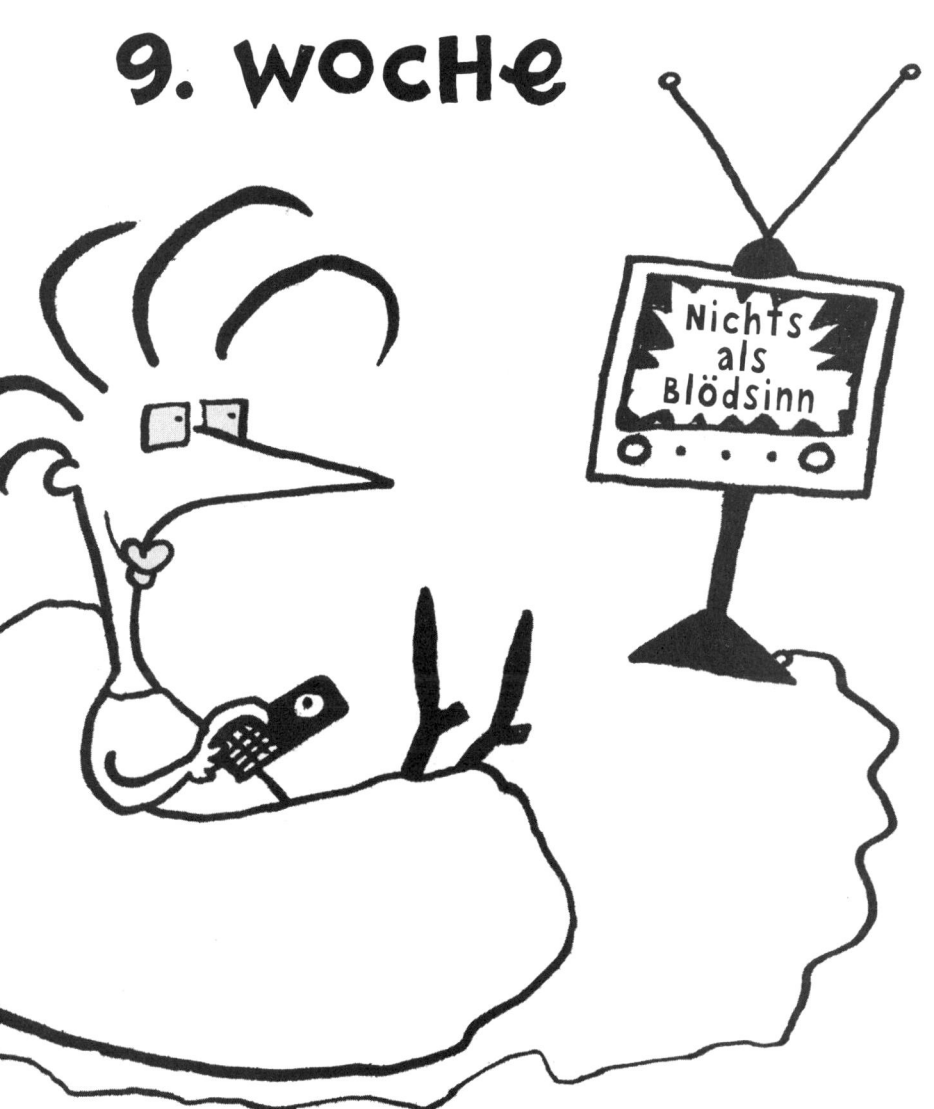

Die Wahl des Entbindungsorts

Obwohl der Entbindungstermin noch in weiter Ferne zu liegen scheint, ist es an der Zeit, sich umzuhören und zu überlegen, wo und wie man sein Kind auf die Welt bringen möchte und wen man dabei als Helfer zur Seite haben will. Die Suche nach dem idealen Geburtshelfer und der optimalen Geburtseinrichtung beginnt.

Wenn Sie nicht in der Nähe einer Großstadt oder eines größeren Kreiskrankenhauses wohnen, sind Ihre Optionen begrenzt, deshalb ist es in diesem Fall noch wichtiger, sich gut zu informieren, damit Sie eine Vorstellung bekommen, welche Möglichkeiten es für Sie gibt. Heutzutage legen die meisten Frauen Wert darauf, dass die Balance stimmt zwischen einer angenehmen Umgebung und der bestmöglichen medizinischen Versorgung. Das Baby auf dem Küchenboden auf die Welt zu bringen, ist lange nicht so riskant, wenn man weiß, dass im Notfall innerhalb von Minuten die Ambulanz vor Ort sein kann, als wenn man irgendwo auf dem Land in einer Einöde lebt, meilenweit von einer erfahrenen Hebamme entfernt.

Weil sich eine Geburt sehr schnell zu einem echten Notfall entwickeln kann, wird man Ihnen vom medizinischen Standpunkt aus empfehlen, für die Entbindung ein Krankenhaus zu wählen, dessen Philosophie Ihnen zusagt und das für eine Atmosphäre sorgt, in der sich die Gebärende wohl fühlt. Und wenn es Komplikationen gibt, sind das entsprechend geschulte medizinische Fachpersonal und die nötige medizinische Ausstattung vorhanden. Zumindest wird man Ihnen raten, die Möglichkeit einer ambulanten Klinikgeburt in Erwägung zu ziehen. Wenn es keine Komplikationen gegeben hat, können Sie bereits nach etwa vier Stunden mit Ihrem Baby die Klinik wieder verlassen und nach Hause gehen.

Befürworter der Hausgeburt argumentieren, dass sich die meisten Notsituationen lange vorher ankündigen und dass die eigene vertraute Umgebung immer noch der beste Platz ist, um ein Kind auf die Welt zu bringen.

Als Kompromisslösung bietet sich vielleicht die Möglichkeit an, Ihr Kind in einem Geburtshaus auf die Welt zu bringen. Geburtshäuser sind selbstständige, außerklinische Einrichtungen, die meist von Hebammen geleitet werden.

Manche Entbindungsorte sind nur möglich, wenn Sie eine normale und problemlose Schwangerschaft haben. Ihre Schwangerschaft wird als Risikoschwangerschaft eingestuft, wenn Sie zum Beispiel Zwillinge erwarten, an chronischem Bluthochdruck oder Diabetes leiden oder wenn Schwangerschaftskomplikationen aufgetreten sind.

Die Wahl Ihres Geburtsortes wirkt sich nicht nur auf die Entbindung, sondern auch auf die Schwangerenvorsorge und oft auch auf die Betreuung nach der Geburt aus. Zuerst müssen Sie entscheiden, wo Sie Ihr Kind auf die Welt bringen wollen. Sie haben im Grunde drei Optionen: Krankenhaus, Geburtshaus, Hausgeburt.

Krankenhaus

Das Krankenhaus ist immer noch der am häufigsten gewählte Entbindungsort, weil es für Notfälle, wie sie bei einer Geburt immer wieder auftreten können, optimal vorbereitet ist. Die Schwangerenvorsorge findet dabei entweder in der Praxis Ihres

Gynäkologen statt oder in der Schwangerenambulanz der Klinik. Letzteres bietet Ihnen den Vorteil, dass Sie, wenn Sie Glück haben, im Vorfeld zumindest einige der bei Ihrer Entbindung anwesenden Ärzte, Hebammen oder Säuglingsschwestern kennenlernen können. Wurden Sie während Ihrer Schwangerschaft von einer freiberuflichen Hebamme betreut, die die Vorsorgeuntersuchungen durchgeführt hat, so besteht in manchen Kliniken die Möglichkeit, dass sie zur Entbindung zugelassen wird.

Sind Sie Allgemeinpatientin, wird die Geburt von dem Arzt oder auch Assistenzarzt überwacht, der gerade Dienst hat. Nur als Privatpatientin haben Sie Anrecht, vom Chefarzt beziehungsweise Oberarzt der Entbindungsstation betreut zu werden.

Um herauszufinden, welche Klinik für Sie in Frage kommt, sollten Sie mehrere Häuser vergleichen und sich genau informieren, ob etwa zum medizinischen Personal der Geburtsabteilung auch ein Kinderarzt gehört, der bei einer Frühgeburt hinzugezogen werden kann, beziehungsweise wie lange der Transport in ein anderes Krankenhaus mit Neugeborenenintensivstation dauern würde. Klären sollten Sie außerdem, wie die Geburtszimmer eingerichtet sind, ob beispielsweise Gebärhocker, Gebärstühle oder eine Wanne für Wassergeburten bereitstehen und welche Methoden zur Geburtserleichterung und Schmerzlinderung angeboten werden. Wichtig ist außerdem zu wissen, ob rund um die Uhr Geburtshelfer und Anästhesisten anwesend sind, wie die Wehentätigkeit und die Herzfrequenz des Kindes während der Entbindung überwacht werden, wie die Klinik die Frage des Dammschnitts handhabt und ob nach der Geburt uneingeschränktes Rooming-In angeboten wird.

Geburtshaus

Geburtshäuser sind selbstständige außerklinische Einrichtungen unter der Leitung von freiberuflichen Hebammen, die von Beginn der Schwangerschaft an eine umfassende Betreuung bieten und eine selbstbestimmte natürliche Geburt in hausgeburtsähnlicher Atmosphäre praktizieren. Geburtshäuser sind für eine normale Geburt ausgestattet. Bei unerwarteten oder plötzlich auftretenden Komplikationen wird ein Arzt hinzugezogen beziehungsweise die Gebärende ins Krankenhaus verlegt. Nach der Geburt verlassen Mutter und Kind das Geburtshaus und werden zu Hause weiter von einer Hebamme betreut. Beachten Sie, dass für diese Einrichtungen in der Regel eine frühzeitige Anmeldung erforderlich ist.

Hausgeburt

Hausgeburten sind bei uns in Deutschland relativ selten. Für viele Frauen ist sie jedoch die ideale Entbindungsform, weil sie in vertrauter, familiärer Umgebung selbst bestimmen können, wie ihr Kind auf die Welt kommen soll. Voraussetzung für eine Hausgeburt ist, dass Sie eine risikofreie, normal verlaufende Schwangerschaft haben. Die Geburt selbst wird von einer Hausgeburtshebamme überwacht, die in der Regel sehr erfahren ist und bei Komplikationen einen Arzt hinzuzieht beziehungsweise Sie sofort ins Krankenhaus bringen lässt. Für die erste Untersuchung des Kindes nach der Geburt sollte ein Kinderarzt bereitstehen.

Wer übernimmt die Schwangerschafts-betreuung?

Die Beziehung zu Ihrem Frauenarzt oder Ihrer Hebamme, die Sie durch die Schwangerschaft und darüber hinaus begleiten, ist sehr persönlich und basiert auf Vertrauen, gegenseitigem Respekt und offener Kommunikation. Sie werden sich über Monate auf diese Personen verlassen müssen. Sie vertrauen Ihnen Ihr Leben an und das Ihres Kindes. Im Idealfall sind Sie und der Arzt oder die Hebamme gleichberechtigte Partner.

Es lohnt sich, für die Suche nach dem geeigneten Schwangerschaftsbetreuer eine gewisse Zeit zu investieren und sich mehrere Kandidaten anzuschauen, ehe Sie sich entscheiden. Hören Sie sich um, welche Schwangerschaftsbetreuer andere Frauen oder Ihr Hausarzt empfehlen. Wenn mit einem Gynäkologen oder einer Hebamme keine Übereinstimmung möglich ist oder wenn Sie sich eingeschüchtert, verwirrt oder von oben herab behandelt fühlen, sollten Sie sich nicht scheuen, den Schwangerschaftsbetreuer zu wechseln.

Der Gynäkologe

Eventuell ziehen Sie für die gynäkologische Betreuung während der Schwangerschaft eine Ärztin vor. Vielleicht ist Ihnen eine Gynäkologin lieber, die selbst bereits mindestens ein Kind zur Welt gebracht hat. Oder es spielt für Sie keine Rolle, welches Geschlecht Ihr Arzt hat, solange er fachlich kompetent und sympathisch ist und Sie gut mit ihm reden können. Fragen Sie andere Frauen oder Ihren Hausarzt, welcher Gynäkologe zu empfehlen ist.

Sicherlich wollen Sie Ihrem Gynäkologen zu Beginn Ihrer Schwangerenvorsorge ein paar Fragen stellen, etwa:

○ Werden Sie zum errechneten Geburtstermin im Land sein oder ist eine Reise geplant?

○ Wer vertritt Sie, wenn Sie nicht im Dienst sind?

○ In welchen Fällen kann ich Sie auch außerhalb der Praxiszeiten anrufen?

○ Was sind Ihre Ansichten zu Themen wie Schmerzmittel zur Geburtserleichterung, alternative Gebärpositionen, elektronische fetale Überwachung, Dammschnitt, Zangenentbindung?

○ In welchen Fällen kommt für Sie eine Geburtseinleitung oder ein Kaiserschnitt in Frage?

○ Wie sehen Sie die Rollen von Hebamme, Arzt, Mutter und Partner oder Begleitperson während der Entbindung?

○ Inwieweit würden Sie meinen besonderen Wünschen während der Wehen und Geburt entgegenkommen? (Näheres zum Geburtsplan später.)

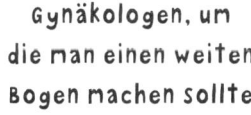

Gynäkologen, um die man einen weiten Bogen machen sollte

Sollten die Antworten Sie nicht befriedigen, scheuen Sie sich nicht, einen anderen Frauenarzt zu suchen.

Erklären Sie dem Arzt, auf welche Geburtserfahrung Sie hoffen und welche Art Patientin Sie sind. Sie können zum Beispiel sagen, dass Sie es schätzen, wenn man Ihnen genau erklärt, warum etwas gemacht wird; oder dass Sie besonderen Zuspruch brauchen, weil Ihre letzte Schwangerschaft mit einer Fehlgeburt geendet hat; oder dass es Ihnen wichtig ist, trotz der Schwangerschaftsbetreuung durch den Gynäkologen gleichzeitig weiterhin Ihren Heilpraktiker konsultieren zu können. Sie können aber auch sagen, dass Ihnen die ganze Vorstellung eine Höllenangst einjagt und Sie mit dem Gedanken einer Vollnarkose spielen oder dass Sie erwägen, vor der ganzen Sache davonzulaufen und sich in einem Erdloch zu verkriechen.

Denken Sie daran: Wo auch immer Sie entbinden, in Ihrem nächstgelegenen Krankenhaus, einem Geburtshaus oder in einer großen Universitätsklinik, Sie müssen es nicht dulden, dass während einer ärztlichen Untersuchung Medizinstudenten im Raum anwesend sind, wenn Ihnen das unangenehm ist.

Es ist wichtig zu wissen, dass es nur wenigen Geburtshelfern möglich ist, während der gesamten Geburt bei Ihnen zu sein. In der Regel schaut der Arzt während der Wehen mehrmals nach Ihnen und kommt dann erst, wenn es ernst wird, zur eigentlichen Entbindung, es sei denn, es treten Komplikationen auf. Deshalb ist es umso wichtiger, andere Personen dabei zu haben, die Sie während der Wehen unterstützen.

Die Hebamme

Adressen von frei praktizierenden Hebammen erhalten Sie beim Frauenarzt, Gesundheitsamt, bei Hebammenverbänden, im Branchentelefonbuch oder im Internet. Es gibt mehrere Möglichkeiten der Betreuung durch eine Hebamme:

○ Sie entscheiden sich während der Schwangerschaft für die Betreuung durch eine freiberufliche Hebamme, die Sie in allen Fragen berät und auch die Schwangerenvorsorge übernimmt. Diese Hebamme fungiert später als Ihre Geburtshelferin während einer Hausgeburt oder einer Entbindung im Geburtshaus und übernimmt auch die anschließende Betreuung bei Ihnen zu Hause und die Nachsorgeuntersuchung. Soll das Baby im Krankenhaus zur Welt kommen, so ist es in manchen Häusern möglich, dass die freiberufliche Hebamme, die Sie während der Schwangerschaft betreut hat, auch für die Klinikentbindung zugelassen wird.

○ Normalerweise steht Ihnen bei der Klinikentbindung die Krankenhaushebamme zur Seite, die gerade Dienst hat. Wenn Sie jedoch bereits für die Schwangerenvorsorgeuntersuchungen in die Klinik gegangen sind, haben Sie vielleicht Glück, und die Hebamme, die Sie in der Vorsorge betreut hat, ist auch bei der Geburt für Sie da.

○ Hausbesuche: Jede gesetzlich versicherte Mutter, egal ob sie zu Hause oder in einem Geburtshaus, ambulant oder stationär in einer Klinik entbunden hat, hat nach der Geburt Anspruch auf Betreuung durch eine Hebamme. Denken Sie daran, die Betreuung rechtzeitig zu organisieren. In der Regel kommt die Hebamme in den ersten zehn Lebenstagen des Babys einmal täglich zu Ihnen ins Haus, falls aus medizinischer Sicht notwendig, auch zweimal täglich oder über einen längeren Zeitraum. Außerdem können Sie während der Stillzeit eine Stillberatung durch die Hebamme in Anspruch nehmen, entweder telefonisch oder in einem persönlichen Gespräch. Privatversicherte sollten sich rechtzeitig nach den

Leistungen ihrer Krankenkasse bezüglich der Hebammen-
hilfe erkundigen. (Adressen finden Sie unter dem Stichwort
»Geburtsvorbereitung/Schwangerschaftsratgeber«
im Kapitel »Hilfreiches«.)

Die Begleitperson

Wenn Sie einen Partner haben, werden Sie ihn wahrscheinlich
bei der Geburt dabei haben wollen. Wenn sich jedoch die Begeis-
terung Ihres Partners bei dieser Vorstellung in Grenzen hält, ist
es womöglich besser, jemanden zu wählen, der Ihnen, wenn es
ernst wird und Sie wirklich Unterstützung brauchen, von größe-
rem Nutzen sein kann. Auch Schwestern und gute Freundinnen
werden häufig als Begleitpersonen hinzugezogen. Eher selten
fällt die Wahl auf die Eltern, insbesondere die Mütter. Vergessen
Sie nicht, wenn Ihre Wehen länger dauern, ist es für alle Beteiligten besser, wenn Ihr Begleiter zwischendurch einmal Pause
machen oder sich sogar hinlegen kann. Im Gegensatz zu Ihnen
helfen ihm keine Endorphine, und Sie wollen doch sicher nicht,
dass er zum falschen Zeitpunkt umkippt (wenn es überhaupt einen richtigen Zeitpunkt dafür gibt).

Viele Frauen wünschen sich, dass die Geburt durch Fotos oder
Videoaufnahmen dokumentiert wird: Manche wollen sogar, dass
sie live im Internet zu sehen ist. Wenn der Partner der Schwangeren Beistand leistet, für Lutscher sorgt und sich gleichzeitig um
die Medien kümmern soll, ist er wirklich vollauf beschäftigt.

Insbesondere bei Hausgeburten laden manche Frauen eine
ganze Reihe von Zuschauern ein – was sie hinterher oft bitter
bereuen. Vergessen Sie nicht, dass die Personen, die Ihnen aktiv

bei der Geburt helfen, Bewegungsfreiheit und Platz für ihre Arbeit brauchen. Einige Hebammen und Ärzte sind der Meinung, je mehr Personen anwesend sind, desto länger zieht sich die Geburt hin. Die meisten Frauen wünschen keine Ablenkung durch Besucher oder wollen sich keine Gedanken machen müssen, wie ihre bereits vorhandenen Kinder mit dem ganzen Geschehen zurechtkommen, das möglicherweise verstörend auf sie wirkt.

Ihre Aufzeichnungen

Für welche Art der Schwangerenvorsorge und Geburt haben Sie sich entschieden?

Wie haben Sie Ihren Frauenarzt und Ihre Hebamme gefunden? Wen haben Sie sich ausgesucht?

Wen möchten Sie außerdem bei der Geburt dabei haben und warum?

cm
1
2
3
4
5
6
7
8
9
10
11
12
13
14
15
16
17
18
19

Was passiert? Sie entwickeln mächtig Appetit. Essen Sie ruhig. Ihr Körper verrichtet Schwerarbeit, und Sie brauchen mehr Kalorien als früher.

Aus dem Embryo wird in dieser Woche offiziell ein Fetus. Noch sehr wenige Organe üben jetzt schon ihre Funktion aus, aber sie befinden sich bereits an den richtigen Stellen. Der Kopf ist im Vergleich zum restlichen Fetus immer noch unverhältnismäßig groß. Die Ausformung der Nasenlöcher und Tränenkanäle findet statt. (Wenn Sie jemand fragt, warum Sie so müde sind, können Sie antworten, Ihr Körper hätte die ganze Nacht Augenbrauen fabriziert.) Jetzt wo der Fetus immer größer wird, »verschwindet« auch der kleine Schwanz. Die Gliedmaßen werden länger, die Arme können sich beugen und strecken, Hände und Füße können einander berühren, die Zehen und Finger verlieren die Haut dazwischen und sind jetzt klar als solche zu erkennen. Laut Sheila Kitzingers unerschöpflichen Obstmetaphern hat Ihre Gebärmutter jetzt die Größe einer Orange. **Gewicht des Fetus:** etwa acht Gramm.

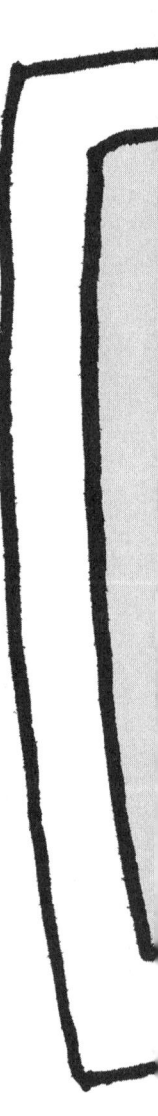

10. WOCHE

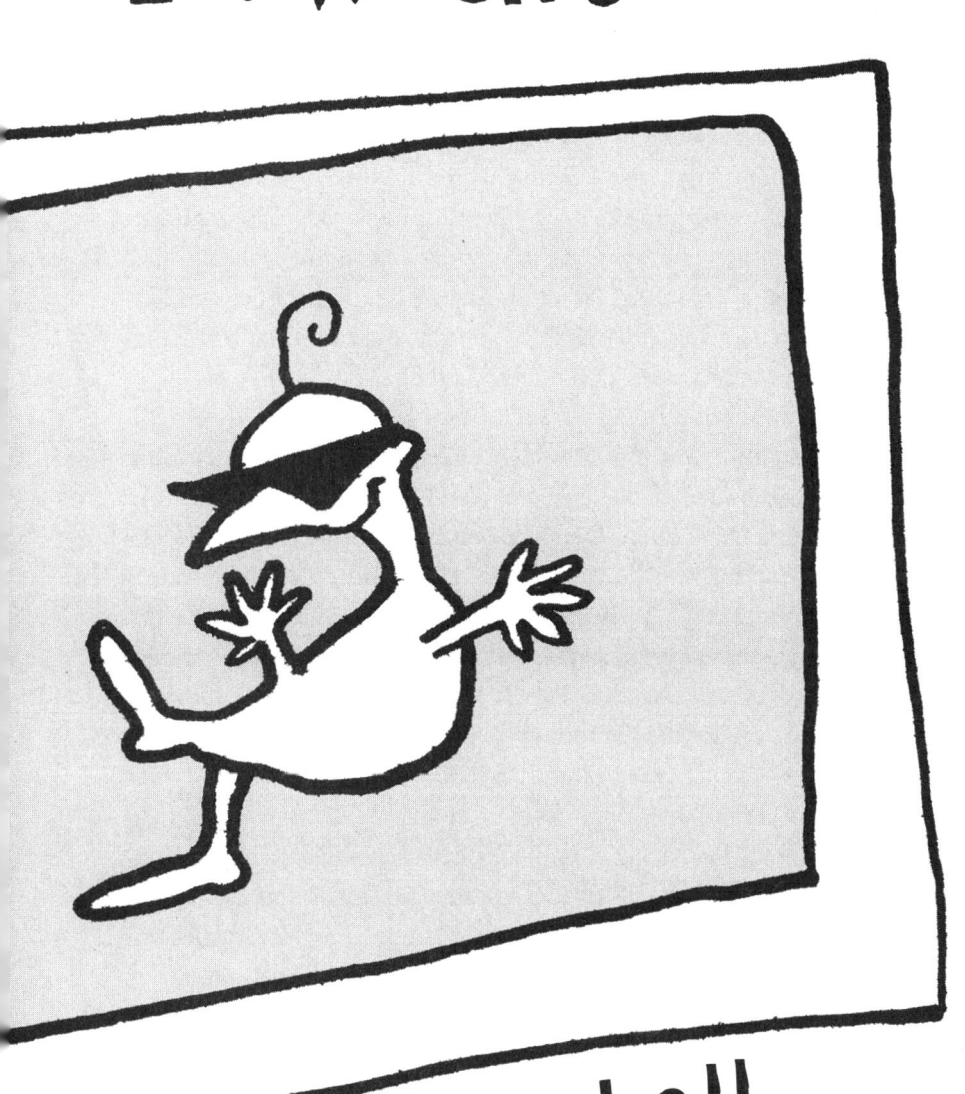

Ultraschall

Chromosomen und Gene

Bei der Zeugung verschmelzen die Zellkerne einer Ei- und einer Samenzelle zu einer einzigen Zelle. Diese Zelle, in der nun dreiundzwanzig Chromosomen der Eizelle und dreiundzwanzig Chromosomen der Samenzelle vereinigt sind, enthält den gesamten genetischen Bauplan für Ihr Kind. Im Moment der Verschmelzung entscheidet sich sein genetisches Schicksal: sein Geschlecht, seine spätere Körpergröße, seine musikalische oder sportliche Begabung, Hautton, Augen- und Haarfarbe, sein Körperbau nach der Pubertät und vielleicht auch, ob es eine Anfälligkeit für bestimmte Krankheiten geerbt hat.

Obwohl dieses genetische Erbe zu beiden Teilen von den Eltern stammt, wird das Kind nicht eine genaue 50-zu-50-Mischung von Eigenschaften beider Eltern sein. Vielleicht hat es rotes Haar, das eine Generation übersprungen hat, oder es ähnelt, was seinen Hautton angeht, viel stärker seinem Papa als seiner Mama, oder umgekehrt. Vielleicht sieht Ihr Kind auch überhaupt nicht aus wie seine Eltern, sondern eher wie die seit langem verschollene Großtante Agathe. Manche Familien haben Gene, die sich immer wieder durchzusetzen scheinen, etwa eine charakteristische Nase oder eine bestimmte Statur.

Im weiteren Verlauf wird sich die Zellteilung noch viele Millionen Male vollziehen. Jedes der sechsundvierzig Chromosomen einer jeden Körperzelle besteht aus einer Kette, in der die Gene miteinander verknüpft sind, DNA genannt (die Abkürzung des englischen Begriffs deoxyribonucleic acid). Die DNA ist der genetische Code, der Wachstum und Funktion Ihres Kindes bestimmt. Jedes Chromosom enthält Tausende von Genen, sie sind die Träger der körperlichen und geistigen Merkmale.

Probleme mit Chromosomen und Genen

Der Begriff »genetischer Defekt« bezeichnet einerseits problematische Abweichungen in der Zahl oder Struktur der Chromosomen eines bestimmten Babys – vergleichbar einem Tippfehler – wie auch Krankheiten und gesundheitliche Probleme, die man als genetisch bedingt bezeichnet und die von Generation zu Generation weitervererbt werden.

Manche Erbkrankheiten, wie etwa Zystofibrose, entstehen, wenn beide, Mutter und Vater, Träger eines rezessiven Gens sind. Dieses Gen beeinträchtigt keinen der beiden Elternteile, doch wenn die beiden problematischen Gene aufeinandertreffen, wirkt sich dies auf den Fetus aus. Es gibt auch eine Reihe von defekten Genen, die nur bei den Kindern eines Geschlechts aktiviert werden, wie etwa die Bluterkrankheit bei Jungen. Manche genetischen Störungen treten gehäuft in bestimmten geo-

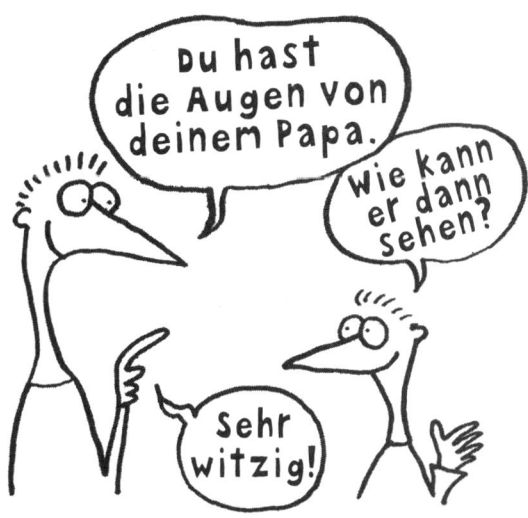

graphischen Regionen oder ethnischen Gruppen auf. Die Sichel-zellenanämie zum Beispiel ist die häufigste genetisch bedingte Krankheit bei Menschen afrikanischer Abstammung.

Das Down-Syndrom basiert auf einer Chromosomenanomalie, die eine tief greifende Veränderung des genetischen Gleich-gewichts zur Folge hat. Es ist die häufigste Ursache für eine geistige Behinderung des Kindes und tritt bei etwa einer von 800 bis 1000 Schwangerschaften auf. Man bezeichnet sie auch als Trisomie 21. Wegen einer Chromosomenaberration bei der Zell-teilung im embryonalen Stadium ist das Chromosom 21 drei-fach statt regulär zweifach vorhanden. Die vom Down-Syndrom betroffenen Kinder (und Erwachsenen) sind geistig behindert, weisen die für diese Chromosomenabweichung typischen Ge-sichtszüge auf (besonders die charakteristische Augenstellung und Form des Augenlids), haben einen gedrungenen Körperbau, ungenügenden Muskeltonus und leiden auch an inneren Fehl-bildungen wie etwa Herzfehlern, die durch einen chirurgischen Eingriff korrigiert werden müssen.

Die Wahrscheinlichkeit eines Down-Syndroms bei Feten steigt nach dem fünfunddreißigsten Lebensjahr der Mutter steil an, wie etwa eine Studie der Victorian Clinical Genetics Services belegt:

- einundzwanzigjährige Frauen – eine von 1520 Schwanger-schaften,

- fünfunddreißigjährige Frauen – eine von 355 Schwanger-schaften,

- vierzigjährige Frauen – eine von 90 Schwangerschaften,

- dreiundvierzigjährige Frauen – eine von 40 Schwanger-schaften.

Genetische Beratung

Ihr Krankenhaus oder Gynäkologe wird Sie möglicherweise an einen Facharzt für Humangenetik überweisen, falls einer der unten genannten Punkte auf Sie zutrifft. Die Überweisung geschieht jedoch nicht automatisch. Auf jeden Fall gilt: Falls Sie irgendwelche Befürchtungen haben, bringen Sie das Thema selbst zur Sprache.

- Sie haben einen Test durchführen lassen, bei dem eine Chromosomenabweichung diagnostiziert wurde.

- Sie hatten bereits mehrere Fehlgeburten.

- In Ihrer Familie oder der Ihres Partners gibt es eine Häufung bestimmter körperlicher oder geistiger Erkrankungen.

- Bluttests haben ergeben, dass bei einem Partner ein genetischer Defekt vorliegt.

- Sie haben bereits ein Kind mit einer Chromosomen- oder genetischen Anomalie.

- Sie hatten bereits ein Kind, das kurz vor oder nach der Geburt gestorben ist.

- Sie oder Ihr Partner oder ein Verwandter aus einer der beiden Familien wurde mit einer durch einen genetischen Defekt verursachten Fehlbildung geboren, die nicht ererbt ist – dies bezeichnet man als angeborene Fehlbildung.

- Sie und Ihr Partner sind miteinander verwandt (etwa Cousin und Cousine).

- Sie oder Ihr Partner sind über 35 Jahre alt.

Eine genetische Beratung und Untersuchung kann Ihnen eine Vorstellung davon geben, wie hoch Ihr persönliches Risiko ist, ein Baby mit einem genetischen Defekt auf die Welt zu bringen. Wenn Sie bereits ein Kind mit einer Fehlbildung geboren haben, kann der Facharzt in der Regel bestimmen, wie hoch das Risiko einer Wiederholung ist. Bei der genetischen Untersuchung wird festgestellt, ob Sie Träger einer genetisch bedingten Krankheit sind, und sehr oft wird der Arzt Sie mit der Auskunft beruhigen können, dass das Risiko für einen Ausbruch der Krankheit beim Kind sehr gering ist. Zu den Untersuchungsmethoden der Humangenetiker zählen unter anderem Bluttests, genetische Analyse und die Untersuchung der Anamnese beider Familien. Deshalb ist es immer von Vorteil, wenn Ihnen die medizinische Vorgeschichte beider Familien zugänglich ist. Aber auch, wenn es Ihnen nicht möglich ist, derartige Informationen einzuholen, weil Sie nicht wissen, wer der Vater ist oder dieser sich unkooperativ zeigt, brauchen Sie sich höchstwahrscheinlich keine Sorgen zu machen. Genetische Defekte sind selten.

Weitere Informationen über Gen- oder Chromosomenprobleme

Es gibt Selbsthilfegruppen und Beratungsstellen für verschiedene genetische Störungen. Schlagen

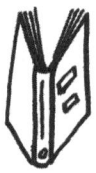

Sie in Ihrem örtlichen Telefonbuch nach oder wenden Sie sich an Ihr nächstgelegenes Krankenhaus.

Literatur zum Thema finden Sie im Kapitel »Hilfreiches« unter dem Stichwort »Genetische Beratung/ Pränataldiagnostik«.

Ihre Aufzeichnungen

Wenn der Papa des Babys präsent ist, wie nimmt er die Nachricht von Ihrer Schwangerschaft auf? Vielleicht können Sie ihn dazu bringen, seine Gedanken an dieser Stelle aufzuschreiben. Sie könnten aber auch Ihr Haar zu einem ordentlichen Knoten aufstecken, sich bereit fürs Diktat machen, sich dann Ihrer Kleider entledigen und ... Verzeihung.

cm
1
2
3
4
5
6
7
8
9
10
11
12
13
14
15
16
17
18
19

Was passiert?

Die Übelkeit sollte nun allmählich etwas nachlassen. Hurra! Äußere Einflüsse wie Medikamente, Drogen oder Chemikalien können den Fetus während der Wachstumsphase schädigen – diese Gefahr ist nach der zehnten Woche zwar noch immer vorhanden, aber nicht mehr so akut wie bisher. (Das heißt aber nicht, dass Sie nun zum Wodka greifen dürfen!) Die Plazenta wächst und verdickt sich weiter, je größer die Bedürfnisse des Fetus werden. Das Herz ist nun vollständig ausgebildet und pumpt Blut in alle Körperteile. Die Ohrmuscheln und das Gehör sind fast komplett angelegt und bereit zu wachsen. Ihr Fetus sieht nun schon eher aus wie ein richtiger winziger Mensch mit einem großen Kopf und kurzen Gliedmaßen, dem jedoch der Sinn für modisches Outfit noch völlig abgeht. (Eigentlich ist jetzt der Kopf fast halb so groß wie der ganze übrige Fetus.) **Gewicht:** etwa 10 Gramm.

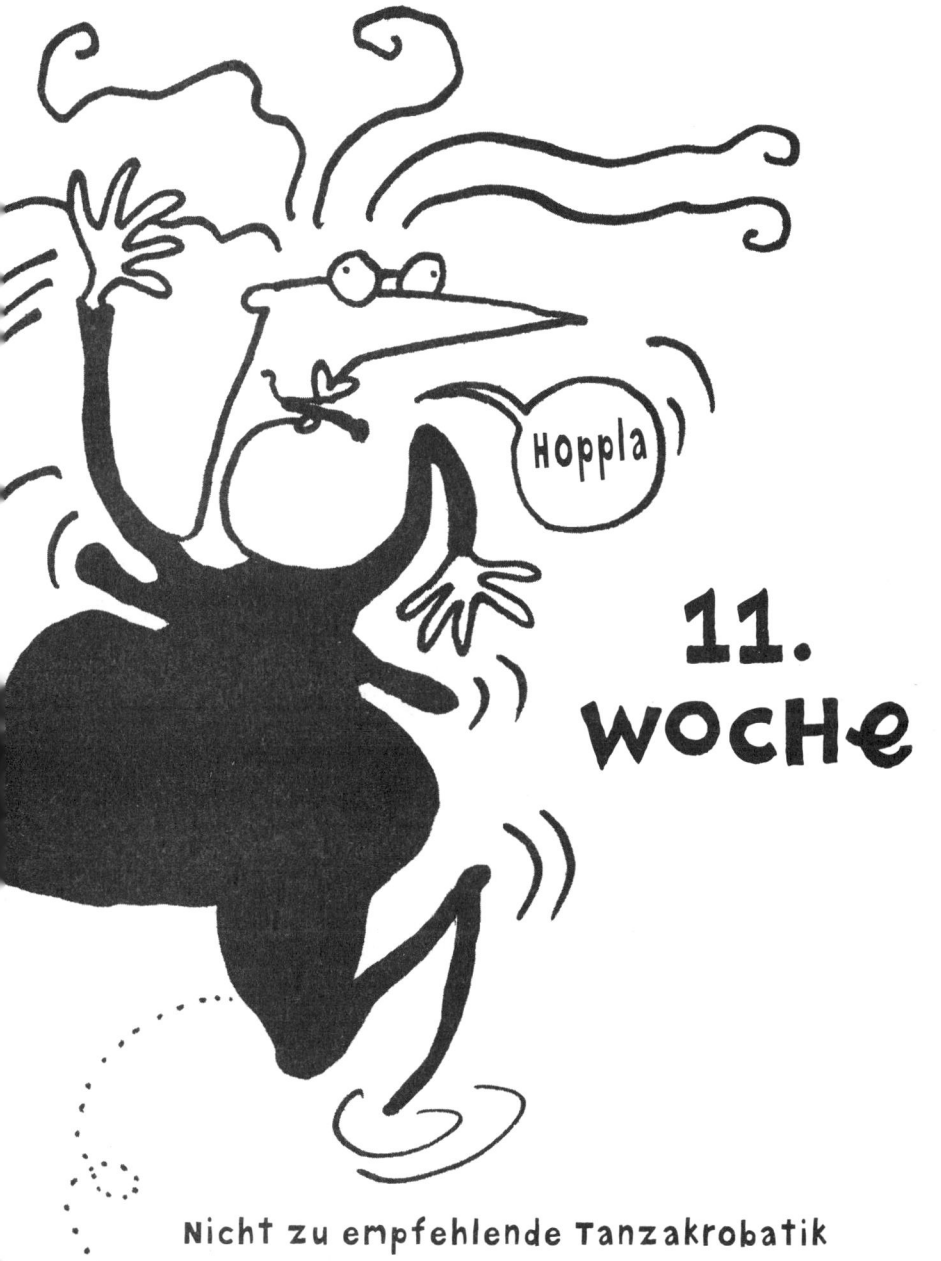

11.
WOCHE

Nicht zu empfehlende Tanzakrobatik

Pränatale Untersuchungsmethoden

Es gibt eine Reihe verschiedener Untersuchungsmethoden, die Ihnen eine Vorstellung geben können, wie sich Ihr Kind entwickelt, obwohl nicht alle hundertprozentig verlässliche Aussagen machen. Außerdem kann mit solchen Tests festgestellt werden, ob in der Schwangerschaft ein überdurchschnittlich hohes Risiko für Fehlentwicklungen vorliegt. Auch wenn solche ersten Untersuchungen Hinweise auf eine mögliche Anomalie ergeben, bedeutet das noch lange nicht, dass Ihr Kind missgebildet auf die Welt kommt. Sie können eher davon ausgehen, mit hoher Wahrscheinlichkeit ein ganz normales Baby auf die Welt zu bringen. Die Ergebnisse bedeuten lediglich, dass der ersten Untersuchung diagnostische Tests folgen können, die exakter sind.

Diagnostische Tests wie Amniozentese und Chorionzottenbiopsie (siehe unten) können Ihnen dann definitiv eine Antwort auf Ihre Frage geben, ob bei Ihrem Kind eine Fehlbildung vorliegt. Auch eine Ultraschalluntersuchung kann zu diesem Zweck eingesetzt werden, sie liefert jedoch keine hundertprozentig sichere Aussage. Eine möglichst genaue Aussage hängt davon ab, wie qualifiziert und erfahren der Arzt ist, der die Ultraschalluntersuchung ausführt.

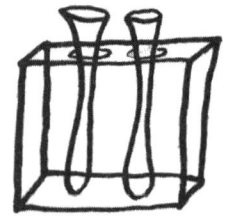

Über 95 Prozent aller Frauen, die sich pränatalen Tests unterziehen, bringen völlig normale und gesunde Babys auf die Welt.

Ultraschalluntersuchung

Bei der Ultraschalluntersuchung werden Schallwellen mit einer sehr hohen Frequenz in Ihren Körper geschickt, die vom Fetus und Ihren inneren Organen reflektiert und in ein Bild umgewandelt werden, das dann auf einem Bildschirm zu sehen ist. Sie liegen auf dem Rücken, während der Arzt untersucht. Ein Schallkopf, der ein wenig an eine Computermaus erinnert, wird dazu über Ihren Bauch geführt, auf dem vorher ein Kontaktgel verteilt wurde; vor der zwölften Schwangerschaftswoche erfolgt die Untersuchung vaginal mit Hilfe einer »Sonde«, die in die Scheide eingeführt wird. Zum Glück ist diese Sonde nur etwa so groß wie ein Kugelschreiber. Eine Ultraschalluntersuchung ist vollkommen schmerzlos, und heutzutage ist es auch nicht mehr erforderlich, eine volle Blase zu haben.

Normalerweise finden im Rahmen der Schwangerschaftsvorsorge drei Ultraschalluntersuchungen statt, eine zu Beginn der Schwangerschaft in der neunten bis zwölften Woche, eine in der 19. bis 22. Woche und eine zwischen der 29. und 32. Woche. Der Ultraschall liefert Informationen, wie die Gebärmutter wächst und wie das Baby sich entwickelt. Auf dem Monitor können Sie Ihr Kind zum ersten Mal sehen – nehmen Sie Ihren Partner mit oder eine Freundin, die diesen Moment vielleicht ebenfalls als aufregend und spannend empfindet. Wenn Sie Glück haben, winkt der Fetus Ihnen zu. Der erste Anblick Ihres Fetus kann ein sehr gefühlsintensiver und ergreifender Moment sein; halten Sie ein Taschentuch bereit.

Die Ultraschalluntersuchung dient ferner dazu, das Alter des Fetus zu bestimmen und den geschätzten Geburtstermin zu bestätigen (minus oder plus ein paar Tage); außerdem gibt sie Gewissheit, ob eine Mehrlingsschwangerschaft vorliegt; sie liefert Informationen über die Lage der Plazenta (ist sie etwas nach unten gerutscht, kann man bei einer weiteren Ultraschalluntersuchung zu einem späteren Zeitpunkt erkennen, ob sich eine Plazenta praevia, eine »vorgelagerte Plazenta«, entwickelt hat – das heißt, ob die Plazenta über den Muttermund wächst oder sehr nahe an ihn heranwächst). Der Ultraschall zeigt auch mögliche Wucherungen der Gebärmutter. Die meisten sind völlig harmlos und behindern die Geburt nicht – ohne diese Untersuchung wüssten Sie gar nichts von ihrer Existenz.

Der Ultraschall ermöglicht es dem Arzt, Gliedmaßen und Organe des Fetus zu vermessen und zu erkennen, ob er sich normal entwickelt; er zeigt auch das Geschlecht des Babys an (mit einer Trefferquote von 98 Prozent, manchmal kann die Lage des Babys die Bestimmung erschweren). Wenn Sie das Geschlecht Ihres Babys noch nicht wissen wollen, sollten Sie das Ihrem Arzt vor der Untersuchung mitteilen, sonst könnte es passieren, dass er mit der Neuigkeit herausplatzt: »Es ist ein Mädelchen!«, oder »Da sehen Sie das prachtvolle Pimmelchen.«

Ein erfahrener Arzt kann in der Regel durch Messungen und Vergleiche bestimmte Anomalien wie Spina bifida, Gaumenspalte oder Missbildungen der Füße erkennen.

Die Digitaltechnik macht es möglich, dass wir inzwischen einen Ultraschall zur Verfügung haben, der dreidimensionale Bilder vom Fetus liefert. Die Vertreiber dieser neuen Technik behaupten, sie sei dem herkömmlichen Ultraschall überlegen, weil bereits zu einem frühen Zeitpunkt bestimmte Fehlbildungen erkannt werden können. Einige perinatale Ultraschallpraxen arbeiten bereits mit diesem neuen 3-D-Ultraschall.

Nackenfaltenmessung (Nackentransparenz)

Vielleicht bietet man Ihnen in der elften Woche einen Test an (oder Sie verlangen ihn), bei dem die Flüssigkeitsansammlung im Nacken des Fetus bestimmt wird. Mit einem sehr genauen Ultraschall misst der Arzt einen bestimmten Bereich hinter dem Nacken des Embryos. Je dicker dort die Schicht ist, desto größer ist das Risiko, dass das Baby mit dem Down-Syndrom auf die Welt kommt. (Dieser Test entdeckt etwa 80 Prozent der vom Down-Syndrom betroffenen Babys.) Wenn die typische Nackenschwellung vorliegt, wird man Ihnen eine Blutuntersuchung oder noch genauere diagnostische Tests anbieten – Amniozentese oder Chorionzottenbiopsie (siehe unten) –, die Ihnen verlässlich sagen können, ob Ihr Baby das Down-Syndrom hat oder nicht.

Bluttest

Wenn die Nackenfaltenmessung Ihre Ängste nicht beseitigen konnte oder es in Ihrer Familie eine beunruhigende medizinische Vorgeschichte gibt, wird der Arzt in der Regel zwischen der fünfzehnten und achtzehnten Woche eine Blutuntersuchung vorschlagen, mit der festgestellt wird, ob ein erhöhtes Risiko für das Down-Syndrom oder Missbildungen des Neuralrohrs wie Spina bifida vorliegt. Dazu wird Ihrem Arm eine kleine Menge Blut entnommen und zur Untersuchung in ein Labor geschickt. Nach einer Woche liegt in der Regel das Ergebnis vor, wie gering oder erhöht das Risiko für diese Fehlbildungen ist, oft in Form einer Statistik ausgedrückt (beispielsweise: das Risiko beträgt 1 zu 30 000 oder 1 zu 100 oder 1 zu 30 und ähnlich). Neunzehn von zwanzig getesteten Frauen erhalten den Bescheid, dass ein »geringes Risiko« vorliegt.

Ein »erhöhtes Risiko« bedeutet *nicht* automatisch, dass bei Ihrem Baby die getesteten Fehlbildungen vorliegen, es hat jedoch zur Folge, dass man Ihnen vorschlägt, noch exaktere diagnostische Tests machen zu lassen: eine Ultraschalluntersuchung, Chorionzottenbiopsie oder Amniozentese. (Bei den meisten Frauen, bei denen ein »erhöhtes« Risiko« festgestellt wurde, stellt sich später heraus, dass sie ein gesundes Baby in sich tragen. Leider müssen Sie bei einem Risiko von 1 zu 30 oft bis zu zwei Wochen warten, bis Sie endlich erlöst aufatmen können.) Bei dem Bluttest werden die Mengen bestimmter Substanzen im Blut der Schwangeren gemessen, unter anderem die Hormone HCG, Estriol (eine Form von Östrogen) und der AFP-Wert.

Amniozentese und Chorionzottenbiopsie

Normalerweise wird die Möglichkeit einer pränatalen Diagnostik angeboten, wenn die Schwangere über 35 ist, es in ihrer Familie ein Kind mit Down-Syndrom oder Spina bifida gibt, bei einer früheren Schwangerschaft ein Neuralrohrdefekt vorlag oder eine Blutuntersuchung oder eine Nackenfaltenmessung Hinweise lieferte, dass der Fetus ein erhöhtes Risiko für das Down-Syndrom trägt.

Die beiden wichtigsten diagnostischen Tests sind die Amniozentese und die inzwischen deutlich seltener gewordene Chorionzottenbiopsie. Beide Tests sind invasive pränatale Untersuchungen, die das Risiko einer Fehlgeburt leicht erhöhen – um ein halbes Prozent bei der Amniozentese und ein Prozent bei der Chorionzottenbiopsie, wenn die Untersuchung von einem erfahrenen Spezialisten ausgeführt wird.

Das Risiko einer untersuchungsbedingten Fehlgeburt verhindert, dass diese Tests zur routinemäßigen Schwangerenvorsorge gehören. Sie werden bei diesen Untersuchungsmethoden zwei statistische Risiken gegeneinander abwägen müssen – das Risiko, eine Chromosomenstörung nicht zu entdecken, gegen das Risiko, eine Fehlgeburt eines gesunden Fetus auszulösen. Entscheidungshilfe bekommen Sie bei einem Gespräch mit Ihrem Gynäkologen oder pränatalen Diagnostiker.

Das Risiko einer Fehlgeburt hängt in großem Maß von demjenigen ab, der die Untersuchung durchführt, deshalb bestehen Sie darauf, dass Ihr Gynäkologe Sie an eine Klinik überweist, wo die Untersuchung von erfahrenen Spezialisten durchgeführt wird (unter Umständen müssen Sie dazu in die nächstgelegene Großstadt reisen), außerdem sollten Sie keine Hemmungen haben, sich bei Ihrem Gynäkologen zu erkundigen, ob der Arzt, der die Untersuchung bei Ihnen durchführen wird, ausreichend Erfahrung hat.

Mit der Amniozentese wird festgestellt, ob beim Fetus Down-Syndrom und andere Chromosomenstörungen oder Neuralrohrdefekte wie Spina bifida und andere Gendefekte vorliegen. Der Test wird in der Regel um die fünfzehnte Schwangerschaftswoche durchgeführt. Sie müssen dafür, ohne sich zu bewegen, auf dem Rücken liegen, während der Arzt mit Hilfe des Ultraschalls, der die genaue Lage der Plazenta und des Fetus anzeigt, eine dünne Punktionsnadel durch Ihre Bauchdecke in die Fruchtwasserhöhle einführt, so weit wie möglich vom Fetus entfernt. Mit der Nadel entnimmt der Arzt eine kleine Menge Fruchtwasser, das abgeschilferte Zellen des Fetus enthält. Diese aus der Flüssigkeit gewonnenen Zellen geben dann definitiv Aufschluss über etwaige Chromosomenstörungen.

Die Chorionzottenbiopsie dient als Test für die meisten Fehlbildungen, über die auch die Amniozentese aussagt, sie liefert jedoch keinen Aufschluss über Spina bifida. Der Test kann früher als die Amniozentese vorgenommen werden, etwa ab der zehnten bis elften Woche. Ähnlich wie bei der Amniozentese wird auch hier mit Hilfe einer dünnen Punktionsnadel eine Gewebeprobe entnommen, allerdings handelt es sich hier um eine Entnahme von Chorionzotten aus der Plazenta. Die Nadel kann entweder durch die Bauchdecke oder vaginal eingeführt werden.

Beide Tests sind wohl eher unangenehm als schmerzhaft, auch wenn die Vorstellung, man bekommt eine Nadel in den Bauch geschoben, ganz in die Nähe des Fetus, ziemlich beunruhigend ist; dazu kommt die Sorge, was bei dem Test herauskommen könnte. Es ist gut, wenn Sie zu der Untersuchung jemanden mitnehmen, der sich um Sie kümmert und anschließend nach Hause bringt, wo Sie sich erst einmal hinlegen und einen oder zwei Tage ausruhen sollten, je nachdem, was Ihr Gynäkologe Ihnen rät.

Das Warten auf das Ergebnis kann bei beiden Tests im schlimmsten Fall bis zu drei Wochen dauern. Weil die Chorionzottenbiopsie bereits in einem früheren Stadium der Schwangerschaft ein Ergebnis liefert als die Amniozentese, ist sie oft hilfreicher für die Entscheidung, ob Sie eine Schwangerschaft mit einem missgebildeten Fetus fortsetzen wollen oder nicht. Für den Körper und für die Psyche der Schwangeren ist es einfacher, wenn die Schwangerschaft so früh wie möglich abgebrochen wird. Die meisten Frauen entscheiden sich für eine Abtreibung, wenn beim Fetus eine schwere genetische Störung erkannt wird, doch für einige kommt sie unter keinen Umständen in Frage.

Die Entscheidung über einen Schwangerschaftsabbruch ist in jedem Fall problematisch, selbst wenn Sie überzeugt sind, richtig gehandelt zu haben. Lassen Sie sich Zeit, bis Sie sich Ihrer Entscheidung absolut sicher sind. Gehen Sie zur genetischen Beratung, wo man Ihnen alle bekannten Informationen geben und Ihre Optionen mit Ihnen durchsprechen wird, ohne Sie in der einen oder anderen Richtung zu beeinflussen. Vielleicht kann man Ihnen dort auch helfen, indem man zwischen Ihnen und Ihrem Partner vermittelt, wenn Uneinigkeit herrscht.

Sie sollten auf jeden Fall die Art und Schwere der diagnostizierten genetischen Störung in Betracht ziehen, die wahrscheinliche Lebensfähigkeit oder Lebensqualität des Babys nach seiner Geburt, ethische oder religiöse Aspekte, Ihre Bereitschaft, sich um ein behindertes Kind zu kümmern, und Sie sollten überlegen, welche Auswirkungen Ihre Entscheidung auf Ihre Familie bzw. Ihre anderen Kinder hat.

Falls Sie sich für einen Schwangerschaftsabbruch entschieden haben und Ihr Gynäkologe ist nicht bereit, ihn vorzunehmen, wenden Sie sich an einen anderen Arzt, oder gehen Sie zu einer Familienberatungsstelle (weitere Informationen unter den Stichworten »Schwangerschaftsberatung«, »Schwangerschaftsverhütung und -abbruch« beziehungsweise »Behinderte und kranke Babys« im Kapitel »Hilfreiches«). Das Gleiche gilt, wenn Ihr Gynäkologe Ihnen dringend zu einem Abbruch rät, Sie jedoch unsicher sind oder auf keinen Fall einen Abbruch wollen.

Selbst wenn aus religiösen oder ethischen Gründen ein Schwangerschaftsabbruch für Sie nicht in Frage kommt, können diese Tests Ihnen und Ihrer Familie helfen, sich emotional und auch im Hinblick auf ganz praktische Dinge auf die besonderen Bedürfnisse dieses Babys bei seiner Geburt und späteren Versorgung einzustellen, oder auch auf die Möglichkeit einer Fehlgeburt.

Zur Zeit laufen Klinikversuche mit einer neu entwickelten Testmethode, die so akkurat wie die Chorionzottenbiopsie ist, aber bereits in der sechsten Schwangerschaftswoche durchgeführt werden kann, und zwar lediglich mit Hilfe einer Blutprobe der Schwangeren. Auch wenn sich dieses Verfahren als erfolgreich erweist, wird es wohl noch eine Weile dauern, bis dieser Test jeder Frau zur Verfügung steht.

Weitere Information zu Pränataldiagnostik

Ihre nächste Schwangerschaftsberatungsstelle, Frauenklinik oder Ihr Gynäkologe haben Mitarbeiter und Berater, die Ihnen helfen und Sie außerdem mit Broschüren über dieses spezielle Thema versorgen können. Es gibt Selbsthilfegruppen für Eltern mit behinderten Babys und älteren Kindern. Ihr Arzt oder Krankenhaus wird Ihnen die Adressen vermitteln. (Weitere Informationen finden Sie unter dem Stichwort »Behinderte und kranke Babys« im Kapitel »Hilfreiches«.)

Ihre Aufzeichnungen

Für welche pränatalen Tests haben Sie sich entschieden?

Wie kommen Sie mit der Wartezeit auf das Ergebnis zurecht?

Wie ging es Ihnen, als Sie Ihre erste Ultraschalluntersuchung hinter sich hatten? Was konnten Sie erkennen? Sie können auch hier Ihr Ultraschallbild einkleben.

1

2

3

4

5

6

7

8

9

10

11

12

13

14

15

16

17

18

19

Was passiert? Oftmals findet der erste Besuch beim Gynäkologen in dieser Woche statt. Vergessen Sie nicht, sich vorher eine Liste mit Ihren Fragen an den Arzt aufzuschreiben. Es ist gut möglich, dass Sie ständig furchtbar müde sind – schließlich sind Sie nicht mehr das raffinierte, schillernde kleine Biest von einst, sondern eine wandelnde Wirtspflanze.

Was tut sich in Ihrem Bauch? Ihr Fetus sieht jetzt schon eher wie ein Baby aus, sein Kopf ist immer noch nach vorn gebeugt. Sein Gesicht hat ein menschliches Profil, und im Kiefer verstecken sich zwanzig Zahnknospen. Seine Muskeln entwickeln sich, und er bewegt sich vermehrt, aber Sie können die Bewegungen noch nicht spüren, weil Ihr Fetus noch reichlich Platz hat und in seinem Fruchtwasser herumplanscht, ohne die Seitenwände der Fruchtblase zu berühren. Wie seit der fünften Woche schickt die Plazenta über die Blutgefäße der Nabelschnur sauerstoffreiches Blut und Nährstoffe zum Baby und entsorgt alle Abfallprodukte aus seinem Stoffwechsel, so auch seinen Urin. **Gewicht:** etwa 18 Gramm.

12. WOCHE

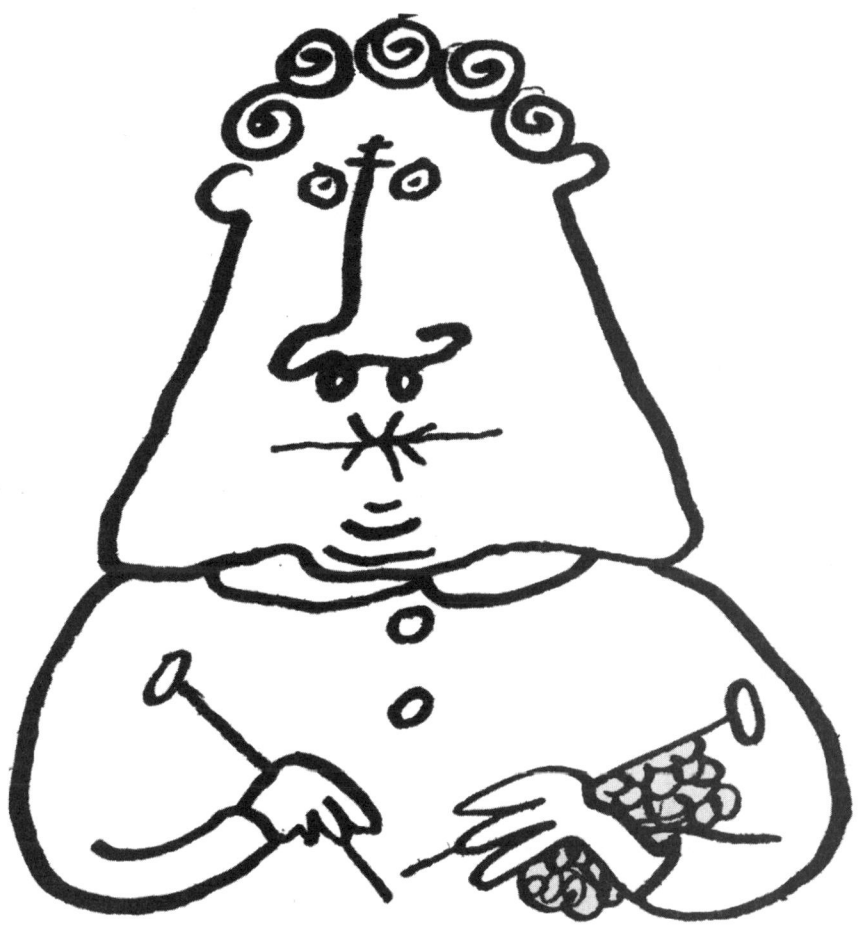

»Dir ist hoffentlich klar,
dass etwas ganz Schreckliches
passieren kann.«

Schwangerschaftshormone

Jedes Mal, wenn Sie ein Symptom Ihrer Schwangerschaft ansprechen – die vergrößerte Brust, die schlechte Laune, dass es Sie nach einem Eisbecher gelüstet, Sie unspezifische deprimierende Ängste haben, Sie aufs Hausdach klettern und schreien möchten –, wird irgendjemand wissend nicken und in bedeutungsvollem Ton erwidern: »Das sind die Schwangerschaftshormone.« Nun ja, was genau sind Schwangerschaftshormone, und wie wirken sie sich im Einzelnen aus? All diese Medizinprofessoren in der Universität und in den Krankenhäusern sitzen ja auch nicht bloß herum und sagen: »Ach wissen Sie, meine Liebe, das sind die Schwangerschaftshormone, wie auch immer die heißen.« Zumindest hoffe ich, dass sie das nicht tun.

Viele dieser Schwangerschaftshormone werden von der Plazenta produziert, dem Organ im Inneren der Gebärmutter, das den Fetus über die Nabelschnur versorgt. Das hat sich die Natur verdammt raffiniert ausgedacht, denn die Plazenta wird kurz nach der Geburt des Babys als Nachgeburt ausgeschieden, genau zu dem Zeitpunkt, an dem diese Hormone nicht mehr gebraucht werden.

▶ Das Hormon, das für die »dünne blaue Linie« in den Schwangerschaftstests verantwortlich ist, heißt humanes Choriongonadotropin (HCG). Dieses Hormon bewirkt ein positives Testergebnis. Ein hoher Spiegel während der ersten drei Monate ist einer der vermuteten Gründe für die Übelkeit. HCG regt die Eierstöcke zu einer vermehrten Produktion von Progesteron an, welches wiederum Ihre monatliche Regelblutung für die Dauer der Schwangerschaft verhindert.

○ Die »Oh-mein-Gott-schau-dir-diese-Möpse-an-Hormone«, die für die Milchproduktion wichtig sind, heißen HPL (die Abkürzung für den englischen Begriff »human placental lactogen«), Prolaktin, Östrogen und Progesteron. HPL sorgt dafür, dass sich die Brüste vergrößern und das Kolostrum abgesondert wird, die Erstmilch oder Vormilch, die für die ersten Lebenstage des Babys produziert wird und die die

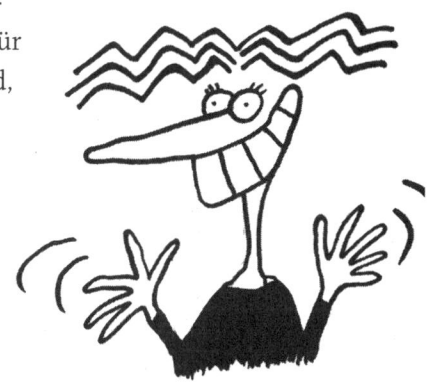

Glückshormone

Brüste unter Umständen bereits nach dem fünften Monat absondern (oder auch nicht).

○ Relaxin, das »Entspannungs«-Schwangerschaftshormon, macht die Bänder und Gelenke weich und elastisch, was wiederum – wichtig für die Entbindung – eine erhöhte Flexibilität der Beckengelenke und des Rückens bewirkt. Vielleicht trägt es auch zu dem »Watschelgang« in der späten Schwangerschaft bei. (Ferner trägt aber auch die Tatsache dazu bei, dass Sie sich in ein Nilpferd verwandelt haben.)

○ Oxytocin ist das »Kontraktions«-Hormon: Es stimuliert die Braxton-Hicks-Kontraktionen der Gebärmutter, eine Art Übungswehen gegen Ende des zweiten oder Anfang des letzten Schwangerschaftsdrittels, und die eigentlichen Wehen vor der Geburt. Injektionen dieses Hormons werden häufig eingesetzt, um die Wehen herbeizuführen und die Nachgeburt abzustoßen.

◐ Melanozyten stimulierendes Hormon (MSH) ist das »Pigment«-Hormon. Eine hohe Konzentration dieses Hormons in den letzten Monaten der Schwangerschaft ist dafür verantwortlich, dass Ihre Brustwarzen dunkler werden, Sie im Gesicht hellbraune bis braune Flecken bekommen und sich zwischen Ihrem Nabel und der Schambehaarung eine dunkle vertikale Linie bildet, die sogenannte Linea nigra.

◐ Progesteron ist eines der beiden wichtigen weiblichen Hormone und wirkt sich insgesamt auf alle Aspekte der Schwangerschaft aus. Wenn Sie nicht schwanger sind, wird es von den Eierstöcken produziert, doch während der Schwangerschaft übernimmt die Plazenta seine Produktion. Progesteron entspannt die glatte Muskulatur: beispielsweise in der Gebärmutter, damit das Risiko einer Kontraktion verhindert wird, die eine Fehlgeburt auslösen könnte; ferner in der Blase, in Dünn- und Dickdarm und den Blutgefäßen, damit sie elastischer sind, wenn die wachsende Gebärmutter einen immer größeren Druck auf sie ausübt. Progesteron lässt die Körpertemperatur ansteigen, beschleunigt die Atmung und weitet die Blutgefäße, was wiederum ein Absinken des Blutdrucks zur Folge haben kann, unter Umständen begleitet von Schwächeanfällen und Übelkeit. Außerdem bereitet es die Brust auf die Milchproduktion vor. Unmittelbar nach der Geburt sinkt der Progesteronspiegel und fällt auch in den kommenden Tagen kontinuierlich weiter ab.

◐ Das andere wichtige weibliche Hormon, Östrogen (korrekt müsste es heißen, Östrogene), wird ebenfalls von den Eierstöcken und dann, während der Schwangerschaft, von der Plazenta produziert. Östrogen wirkt insgesamt auf die Schwangerschaft und sorgt dafür, dass alles, was mit der Fortpflanzung zu tun hat, so funktioniert, wie es funktionieren soll; beispielsweise die Brüste (die Brustwarzen werden größer, die Bildung von Milchdrüsen wird angeregt), die Gebärmutter (sie wird gestärkt) und das Körpergewebe (es wird weich und elastisch). Viele Mediziner vermuten, dass für die Übelkeit in den ersten drei Monaten ein hoher Östrogenspiegel verantwortlich ist. Wie beim Progesteron sinkt auch der Östrogenspiegel unmittelbar nach der Geburt und fällt auch in den darauf folgenden Tagen kontinuierlich ab.

○ Endorphine sind morphinartig wirkende, die Empfindung von Schmerzen und Stress blockierende, körpereigene Substanzen, die von Ihrem Gehirn vor und während der Geburt produziert werden. Nach der Geburt fällt ihr Wert steil ab. In dieser Tatsache sehen einige den Auslöser für den vorübergehenden sogenannten Baby-Blues, an dem die meisten jungen Mütter leiden, und auch für die etwas länger anhaltende Depression, die manchmal in der Folge entsteht. Eine frisch gebackene Mutter klagte: »Die haben mir die Hormone abgedreht, die mich glücklich machen.«

cm
1
2
3
4
5
6
7
8
9
10
11
12
13
14
15
16
17
18
19

Was passiert? Allmählich wird Ihr Bauch runder. Bald wird er sich richtig vorwölben, und alle werden sehen, dass Sie schwanger sind. Wahrscheinlich hört nun die Übelkeit ganz auf oder tritt zumindest immer seltener auf.

Unten im Fetusland beginnt das Baby zu saugen und zu schlucken und trainiert die Muskeln, die es später zum Atmen braucht. Die Fruchtblase, die den Fetus umgibt, enthält etwa 100 Milliliter Fruchtwasser, es ist ein komplett ausgestattetes Appartement mit viel Platz zum Toben. Die Ohren sind nun voll ausgebildet, können aber noch nicht hören. Lunge, Leber, Nieren und das Verdauungssystem müssen noch weiter ausreifen. Der Kopf wächst nun seit der elften Woche langsamer als der Körper. Am Ende dieser Woche sollte eigentlich alles angelegt sein, sodass es nur noch zu wachsen braucht. Dennoch würde der Fetus sicher noch nicht selbstständig leben können, weil die Organe noch nicht richtig funktionieren. **Gewicht:** etwa 30 Gramm.

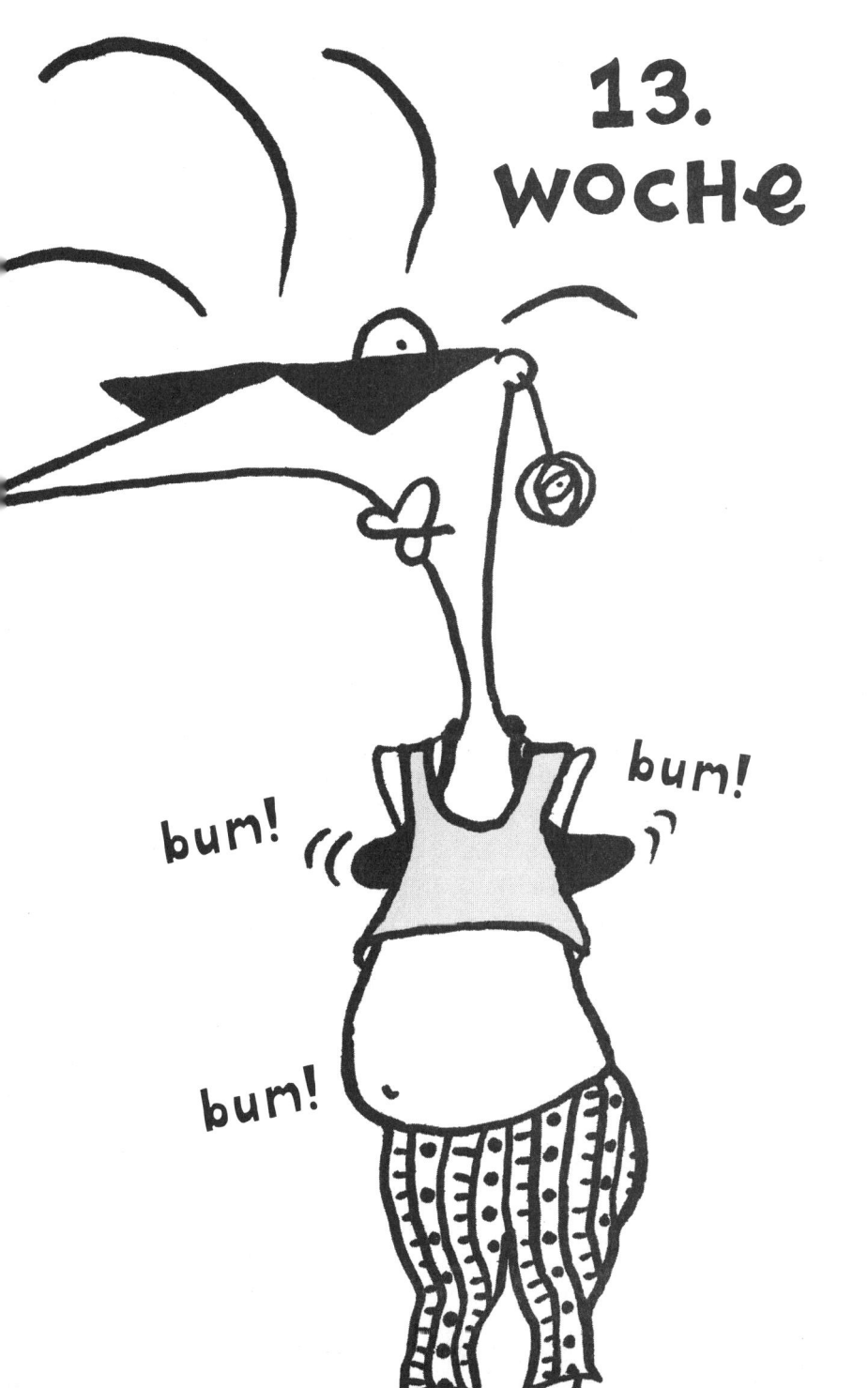

Stimmungsschwankungen

In der Schwangerschaft fühlen Sie sich manchmal euphorisch, beschwingt, wie eine archaische Liebes- oder Fruchtbarkeitsgöttin (nun ja, das ist vielleicht etwas übertrieben), zufrieden, zuversichtlich, optimistisch und entspannt. Dann wiederum gibt es Zeiten, wo Sie Unruhe, Depression und Panik befallen, wo Sie sich angespannt, griesgrämig, launisch fühlen und sich wie ein schwerfälliger Wasserbüffel vorkommen. Tränen sind dann an der Tagesordnung.

Manchmal scheint eine Kleinigkeit zu genügen, und schon geraten Sie in Panik oder sind zu Tränen gerührt: traurige Filme oder Nachrichtenbeiträge über schlimme Dinge, die Müttern oder Babys zugestoßen sind. Die restliche Welt geht einfach wie bisher weiter, trotz Ihrer Schwangerschaft, und wenn Sie richtig Pech haben, bricht ausgerechnet in dieser Zeit Ihre Partnerbeziehung auseinander, oder Sie werden mit anderen persönlichen Katastrophen oder einem Todesfall in der Familie konfrontiert.

Selbst ohne außergewöhnliche Belastungen fühlen Sie sich elend, besonders im ersten Schwangerschaftsdrittel, wenn Ihre Hormonproduktion ständig auf Hochtouren läuft. Vielleicht kennen Sie manche der Symptome aus den Tagen vor der Monatsblutung, falls Sie unter PMS (prämenstruelles Syndrom) litten. Etwa zehn Prozent aller Frauen entwickeln in der Schwangerschaft eine leichte bis mittelschwere Depression.

Ihre Stimmungsschwankungen äußern sich möglicherweise in einer permanenten schlechten Laune oder einer überkritischen Einstellung sich selbst oder anderen gegenüber; vielleicht geraten Sie auch plötzlich in Wut oder Panik über etwas, das eigentlich eine Lappalie ist; oder Sie fangen bei allen möglichen Gelegenheiten zu heulen an – es genügt, wenn Sie einen rührseligen Werbespot sehen.

Gedanken über die Schwangerschaft und darüber, dass man nun selbst Mutter wird, können der Auslöser dafür sein, dass plötzlich eine Menge ungelöster Probleme auf den Tisch kommen, die man mit den eigenen Eltern hat; oder man empfindet Traurigkeit oder Wut über Verletzungen in der eigenen Kindheit. Auch sind zwiespältige Gefühle gegenüber der Schwangerschaft etwas ganz Natürliches. Ebenso normal ist es, wenn viele Aspekte der Schwangerschaft und Mutterschaft Ihnen Angst machen oder Sie einem Lebensstil nachtrauern, der nun für immer verloren ist.

Zu Ihren Sorgen in der Schwangerschaft (die Liste ist noch viel länger) gehören vielleicht:

- Wird das Baby gesund und »normal« auf die Welt kommen? (Höchstwahrscheinlich.)

- Verdiene ich ein gesundes Baby? (Aber ja.)

- Wie werde ich Mutterschaft und Beruf unter einen Hut bekommen? (Das können Sie erst wissen, wenn es so weit ist, aber Sie können jetzt schon mit Frauen reden, die es geschafft haben, und überlegen, ob deren Strategien vielleicht auch Ihnen helfen können.)

- Wie werde ich mit der Entbindung zurechtkommen? (So gut, wie Sie können.)

- Schlafmangel? (Sorgen Sie dafür, dass Sie jetzt so viel Schlaf bekommen wie möglich.)

- Stillen? (Es gibt jede Menge Hilfe und Beratungsstellen, und außerdem kann Sie niemand auf der Welt zum Stillen zwingen.)

- Eingeschränkte Freiheit? (Sie bekommen ja etwas anderes dafür. Aber es stimmt natürlich. Nun ja, man kann eben nicht alles haben.)

- Kann ich nun nicht mehr selbstbestimmt handeln? (Das wird sich auch wieder ändern. Vielleicht in zwanzig Jahren oder so.)

- Werde ich auch »Mutterinstinkte« entwickeln? (Eine gute Mutter zeichnet sich doch dadurch aus, dass sie warmherzig, geduldig und lernbereit ist, und nicht durch irgendwelche »Instinkte«.)

- Werde ich eine stabile emotionale Bindung zu meinem Baby entwickeln? (Wahrscheinlich. Und falls nicht, gibt es die Möglichkeit, sich beraten und helfen zu lassen.)

- Wie wird sich das Kind auf die Beziehung zu meinem Partner auswirken? (Sie werden beide wahrscheinlich eine Zeitlang zu wenig Schlaf bekommen und entsprechend schlecht gelaunt sein. Haben Sie keine Hemmungen, offen über Ihre Ängste zu reden.)

- Wie wird mein Partner mit den Anforderungen der Vaterschaft fertig werden? (Keine Ahnung, aber es gibt Beratungsstellen, die helfen können.)

- Wird mein Baby darunter leiden, dass ich es allein erziehe? (Ein Kind braucht eine stabile, liebevolle Umgebung. Die können Sie ihm auch geben.)

▶ Werde ich meinen Körper je wieder erkennen? (Ja, und Sie sollten aufhören, sich Bilder von berühmten Schauspielerinnen und Models anzugucken, die Kinder geboren haben. Die haben nämlich auch siebenundvierzig Kindermädchen, persönliche Fitnesstrainer und eine ganze Horde von Friseuren und Kosmetikerinnen und Visagisten zur Verfügung.)

▶ Wie werde ich/werden wir mit einem geringeren Einkommen und steigenden Ausgaben zurechtkommen? (Entwickeln Sie eine Strategie.)

Kein Wunder, dass Sie gelegentlich in Panik geraten, wenn eine oder alle der oben angeführten Sorgen Ihnen bekannt vorkommen, einschließlich der Tatsache, dass sich Ihr Leben vollständig ändern wird und es kein Zurück mehr gibt.

Vielleicht müssen Sie sich einfach ab und zu gründlich ausheulen oder mit Ihrem Partner oder einem guten Freund oder einer Freundin über Ihre Gefühle reden. Wenn Ihnen ein bestimmter Aspekt wirklich schwer zu schaffen macht, wenn Sie sich die meiste Zeit deprimiert fühlen, könnte vielleicht professionelle Hilfe in Form einer psychologischen Beratung angebracht scin. Es ist bcsscr, bcstimmtc Problcmc jctzt anzugehen als später, wenn Sie ein höchst lebendiges, nicht theoretisches Baby zu versorgen haben.

Und nun kommt der Rat, über den sich alle auslassen, aber nur, weil er so wichtig ist: Wenn Sie in Panik geraten, schütten Sie auf keinen Fall Alkohol oder Koffein in sich hinein und stopfen Sie sich nicht mit Junk Food voll. Ernähren Sie sich gesund, bewegen Sie sich ausreichend an der frischen Luft und ruhen Sie sich so oft wie möglich aus.

Partnern und Freunden, die sich überlegen, wie sie Ihnen helfen könnten, sollten Sie den Auftrag geben, Sie aufzuheitern. Und pflegen Sie unbedingt den Umgang mit fröhlichen Leuten, die Kinder haben.

Wie andere auf die Neuigkeit reagieren

Denken Sie daran: Bei den Reaktionen auf Ihre Schwangerschaft geht es nicht um Sie persönlich, sondern um die Probleme der anderen. Wenn andere negative Dinge sagen oder gar unhöflich und taktlos sind, sind der Grund dafür deren Erfahrungen oder Charakter, deren Ängste oder Probleme mit ihrem Körper, mit Babys generell, mit ihrer Mutter, was auch immer. Jedes Mal, wenn Sie etwas hören, das Sie entmutigt (»Dein Leben ist vorbei«) oder was einfach nicht stimmt (»Eine Entbindung tut überhaupt nicht weh«), sollten Sie sich immer wieder vorsagen: »Es hat nichts mit mir zu tun, es geht um deren Probleme.«

Ihre Aufzeichnungen

Schreiben Sie Ihre Ängste und Hoffnungen während der Schwangerschaft auf.

Hautnah? wandert zum Kind

Keime, Bakterien ins Fruchtwasser

größte Angst: Totgeburt und

alles war umsonst

Hoffnung: [gesundes Baby]

Baby bekommt von dem "Drama" nix

mit, der Weg zahlt sich aus ?!?

cm
1
2
3
4
5
6
7
8
9
10
11
12
13
14
15
16
17
18
19

Was passiert?

In dieser Woche beginnt das zweite Schwangerschaftstrimenon. Wahrscheinlich fühlen Sie sich allmählich etwas tatkräftiger und unternehmungslustiger. Mit etwas Glück dürfte die Übelkeit vorbei oder fast vorbei sein. Vielleicht bildet sich eine dunkle Linie von Ihrem Nabel zu Ihrer Schamhaargrenze. Man bezeichnet sie als »Linea nigra« – Ärzte finden, der lateinische Ausdruck klingt gebildeter als einfach »schwarze Linie«. Auf weißer Haut ist diese Linie nicht schwarz: Sie reicht von einem blassen, puderigen Rosa bis hin zu einer Nuance von Braun. Auf dunkler Haut sieht sie entsprechend dunkler aus oder ist überhaupt nicht zu erkennen. Vielleicht sieht man Ihnen schon an, dass Sie ein Baby erwarten – Sie bekommen ein Bäuchlein. Die Freunde der Früchte-Metaphern würden sagen, Ihre Gebärmutter hat nun die Größe einer Grapefruit erreicht.

Zu diesem Zeitpunkt kann ein erfahrener Arzt bei der Ultraschalluntersuchung feststellen, ob der Fetus ein Junge oder ein Mädchen ist, und zwar am Vorhandensein beziehungsweise Fehlen eines Objekts, das verdächtig nach Pimmelchen aussieht. Die Knochen in den Armen, Beinen, im Brustkorb und Schädel bilden sich: Das Skelett Ihres Babys entsteht. **Gewicht:** etwa 45 Gramm.

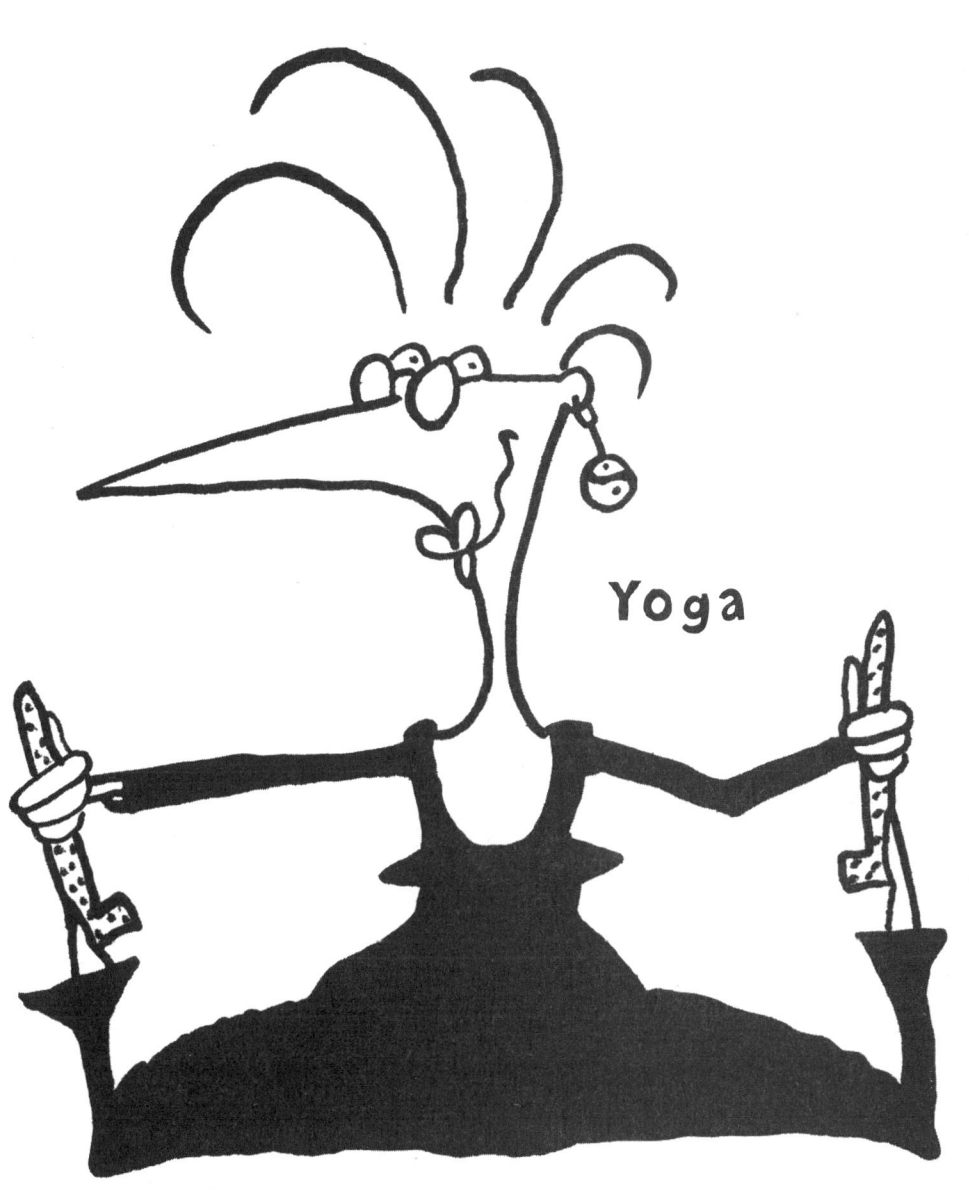

Yoga

14. WOCHE

Schwangerschaftsbeschwerden im zweiten Trimenon

Dies ist oft das angenehmste Drittel der Schwangerschaft. Bei den meisten Frauen hört die Übelkeit ganz auf oder tritt zumindest nur noch sehr selten auf. Sie haben wieder mehr Energie, und die Stimmungsschwankungen pendeln sich auf ein moderates Maß ein. Wahrscheinlich müssen Sie jedoch mit mindestens einer der folgenden Beschwerden rechnen:

Gerötetes Zahnfleisch, Zahnfleischbluten

Vielleicht leiden Sie an einer Schwangerschaftsgingivitis – Ihr Zahnfleisch verdickt sich, wird wund, und Sie haben häufig Zahnfleischbluten, besonders beim Zähneputzen. Ursache sind die erhöhten Progesteron- und Östrogenwerte im Blut, die das Zahnfleisch weicher werden lassen. Es schwillt besonders an den Zahnrändern an. Nahrungsreste sammeln sich in den Vertiefungen, sodass Bakterien wachsen und Entzündungen verursachen können, und weil der Mund insgesamt empfindlicher ist, können Sie sich auch beim Zähneputzen leichter verletzen.

Reinigen Sie Ihre Zahnzwischenräume regelmäßig mit Zahnseide. Putzen Sie die Zähne häufig, aber behutsam mit einer weichen Bürste (nach Möglichkeit nach jedem Imbiss oder jeder Mahlzeit), und gehen Sie während der Schwangerschaft mindestens einmal zum Zahnarzt, um Ihre Zähne professionell reinigen zu lassen. (Vergessen Sie nicht, dem Zahnarzt zu sagen, dass Sie schwanger sind, damit keine Röntgenaufnahmen gemacht oder Medikamente verschrieben werden, die dem Fetus schaden können. Viele Zahnärzte behaupten, eine örtliche Betäubung während der Schwangerschaft sei unbedenklich, aber wenn Sie damit warten, bis Sie nicht mehr schwanger sind, gehen Sie definitiv kein Risiko ein.)

Achten Sie auf eine angemessene Versorgung mit Kalzium, Vitamin C und anderen Nährstoffen. Außerdem sollten Sie Toffees und andere karamellisierte Lebensmittel meiden, da diese sich in den Taschen des Zahnfleisches sammeln und Entzündungen verursachen können.

Verstopfte Nase

Ein weiteres Problem, das Sie möglicherweise mit Ihren schwangeren Mitschwestern gemein haben, ist eine verstopfte oder ständig laufende Nase. Vielleicht bekommen Sie auch Nasenbluten. Diese Nasenprobleme haben dieselben hormonellen Ur- 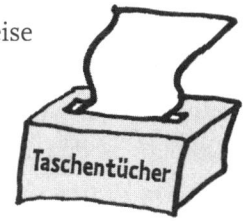 sachen wie die Probleme mit dem Zahnfleisch, denn durch die vermehrte Blutmenge in der Schwangerschaft wird die Nasenschleimhaut weicher und schwillt an, es wird vermehrt Schleim produziert, und Sie bluten leicht aus kleinen Blutgefäßen in der Nase. In der Folge können auch Erkältungen und generell Erkrankungen der oberen Atemwege länger als normal dauern.

Nasenbluten kann durch heftiges Naseputzen ausgelöst werden oder auch durch trockene Raumluft, die die Schleimhaut austrocknet und die kleinen Blutgefäße in der Nase für Verletzungen anfälliger macht. Versuchen Sie, Allergene zu meiden. Ein Befeuchten der Raumluft und Inhalationen mit Wasserdampf können die Symptome lindern. Sie können auch vor dem Einschlafen die Nasenwände innen mit einer Nasensalbe befeuchten.

Um Nasenbluten zu stoppen, drücken Sie sanft auf den Nasenflügel des betroffenen Nasenlochs, beugen Sie den Kopf dabei nach vorn. Teilen Sie Ihrem Arzt mit, wenn Sie unter häufigem oder starkem Nasenbluten leiden. Verwenden Sie Nasensprays oder -tropfen nur nach vorheriger Rücksprache mit Ihrem Arzt. Und – ich fürchte, jetzt klinge ich wie Ihre Oma – bohren Sie nicht in der Nase.

Vaginaler Ausfluss

Ein Thema für eine Dinnerparty ist das Folgende nicht gerade, das ist mir durchaus klar, es wird Sie dennoch freuen, zu hören, dass der ständig feuchte Slip etwas ganz Normales ist. Ihre Scheide produziert in der Schwangerschaft mehr Schleimhautsekrete, und ich denke, es ist an der Zeit, sich dafür einen etwas gefälligeren Namen einfallen zu lassen. Vielleicht »Lady's Lotion«. Oh Gott. Lieber nicht. Vergessen Sie es.

Auch dafür ist die gemeinsame Wirkung von Progesteron und Östrogen verantwortlich: Das Anschwellen der Schleimhäute führt dazu, dass vermehrt Sekrete produziert werden. (In der nüchternen Sprache der Mediziner heißt das, es kommt zu einer »Verstärkung des normalen vaginalen Ausflusses« – so ähnlich würde es der Techniker für Spezialeffekte am Drehort eines *Critters*-Films auch ausdrücken.)

Dieser vaginale Ausfluss, »Fluor alba« genannt, wenn Sie der medizinische Ausdruck interessiert, ist im Normalfall durchsichtig oder weißlich. Sie können starken Ausfluss haben, der im Verlauf der Schwangerschaft weiter zunimmt.

Einige Tipps, wie Sie vermehrten vaginalen Ausfluss besser in den Griff bekommen:

- Vermeiden Sie zu eng sitzende Slips oder Hosen.

- Tragen Sie Slips und Hosen aus natürlichen Fasern wie Baumwolle oder Wolle – vermeiden Sie Nylon und Polyester.

- Verwenden Sie Slipeinlagen und wechseln Sie sie mehrmals täglich.

- Verzichten Sie auf Tampons, weil in der Schwangerschaft das Risiko einer Unterleibsinfektion erhöht ist.

- Führen Sie nach Möglichkeit in Ihrer Handtasche mehrere Slips zum Wechseln mit. (Sie glauben, Sie müssen nun jedes Mal, wenn Sie aus dem Haus gehen, eine große Tasche dabei haben? Sie werden staunen, was Sie alles mitschleppen müssen, wenn das Baby erst mal da ist!)

- Eine erhöhte Durchblutung der Genitalien kann bedeuten, dass Ihre Klitoris empfindlicher als gewohnt ist (ein weiterer Grund, auf eng sitzende Unterwäsche oder Hosen zu verzichten). (Oder auch nicht.)

Scheideninfektion

Wenn Ihr vaginaler Ausfluss gelblich oder grünlich wird oder Sie einen üblen Geruch bemerken, haben Sie wahrscheinlich eine Scheideninfektion bekommen, die behandelt werden muss. Ein unausgewogenes Verhältnis nützlicher und schädlicher Bakterien und eine erhöhte Östrogenmenge in der Scheide können zu einer verstärkten Anfälligkeit für Hefepilzinfektionen führen, auch als Candida-Mykose bekannt. Sie muss von einem Arzt behandelt werden, der weiß, dass Sie schwanger sind. Zu den Symptomen gehört ein dicker weißlich-bröckeliger Ausfluss, begleitet von Juckreiz und Brennen.

Denken Sie daran, sich nach dem Toilettengang von der Scheide zum After zu säubern, vor allem wenn Sie eine Scheideninfektion haben. Hefepilze, die sich im Darm befinden, können sonst in die Scheide gelangen. Bei einer Hefepilzinfektion sollten Sie Lebensmittel mit einem hohen Gehalt an raffiniertem Zucker meiden und reichlich Joghurt mit lebenden Lactobacillus-acidophilus-Kulturen essen. Sie können den Joghurt auch innen in der Scheide auftragen.

Lassen Sie möglichst viel Luft an die untere Körperregion. Das erreichen Sie, indem Sie entweder nackt herumlaufen und die Beine schwenken oder indem Sie zum Schlafen keinen Schlafanzug, sondern ein kurzes Nachthemd oder gar nichts tragen. Wenn Sie Glück haben und Ihre Hefepilzinfektion im Sommer bekommen, können Sie einen Sarong oder Rock ohne etwas darunter anziehen.

Ihre Aufzeichnungen

Wie fühlen Sie sich, jetzt, wo Sie das zweite Trimenon erreicht haben? Kreuzen Sie die entsprechenden Antworten an.

☐ Besser.

☐ Rundherum glücklich!

☐ Aus dem Weg, ich muss mich gleich übergeben!

☐ Es ist faszinierend zu erleben, wie sich mein Körper verändert.

☐ Als hätte ich beim Anziehen nur noch die Wahl zwischen einem einzigen Ensemble und einem übergroßen Schlafsack.

☐ Wie ein Sack Bohnen.

☐ Völlig erschöpft, jetzt, da Sie es ansprechen.

1

2

3

4

5

6

7

8

9

10

11

12

13

14

15

16

17

18

19

Was passiert? Ihr Herz muss jetzt viel

mehr arbeiten, als es gewohnt ist, und es muss eine viel größere Menge Blut durch Ihren Körper pumpen. (Dass Ihr Herz sich in der Schwangerschaft vergrößert, ist jedoch ein Ammenmärchen.) Die Übelkeit könnte zurückkehren, wenn Sie zulassen, dass Sie allzu müde oder hungrig werden. Womöglich sehen Sie jetzt noch umwerfender aus als früher, weil Ihre Haare nicht mehr in der gewohnten Anzahl ausfallen und Ihre Frisur folglich mehr Volumen bekommt und weil Ihre Haut glatt und prall aussieht und die erhöhte Durchblutung ihr den typischen »rosigen Schimmer« verleiht.

Die Fingernägel des Fetus entwickeln sich, und die Gesichtszüge sind klar zu erkennen. Der Fetus lutscht vielleicht sogar am Daumen (Und jetzt alle zusammen: Oooooh!). Die neu gebildete Haut ist immer noch sehr dünn, wenn also eine winzige Kamera aus Ihrer Gebärmutter Bilder nach draußen schicken könnte, könnten Sie die Blutgefäße durchschimmern sehen. Der Fetus nimmt nun schneller an Gewicht zu. Bald wird er seine Arm- und Beinbewegungen besser koordinieren können – stellen Sie sich träge fetale Aerobicübungen vor. **Gewicht:** etwa 80 Gramm.

15. WOCHE

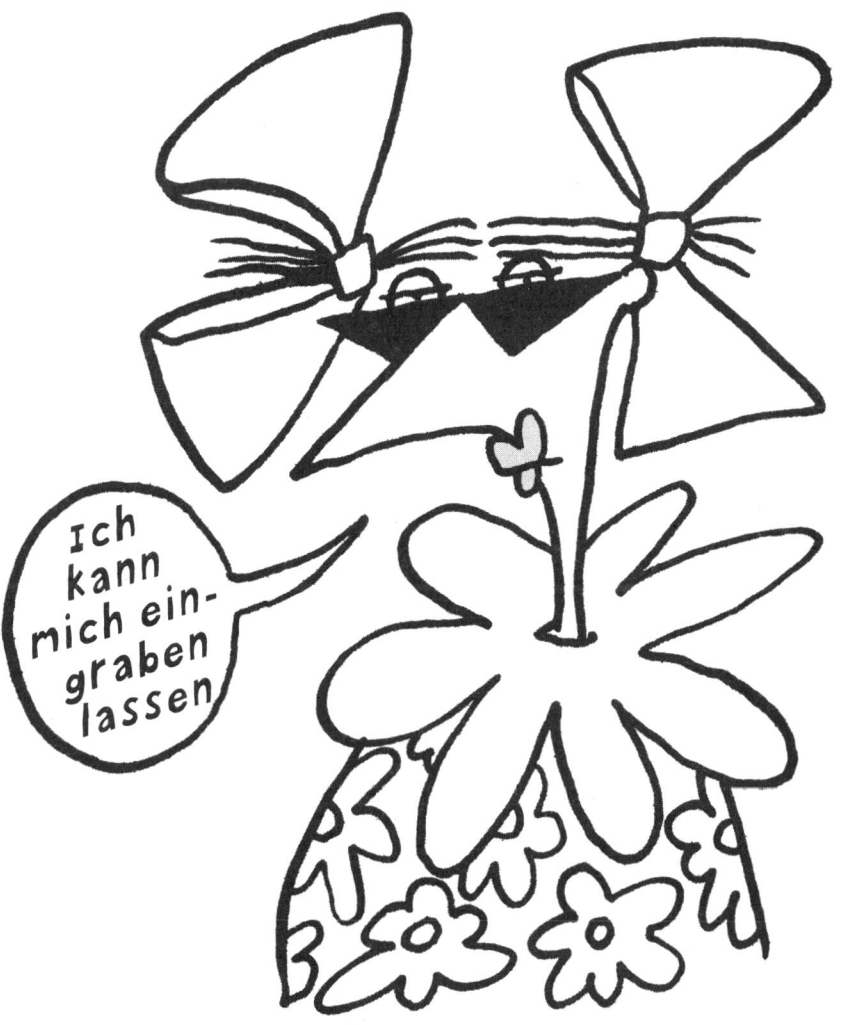

Bemühungen um ein
weiblich-attraktives Äußeres

Sport

Gemäßigter Sport in der Schwangerschaft tut Ihnen und Ihrem Nachwuchs gut. Mit »gemäßigt« meinen wir, dass Sie nicht wie eine vom Gymnastikwahn besessene Nicht-Schwangere herumhüpfen sollen, die es in der Mittagspause nach einem Marathonlauf verlangt. Ein vernünftiges Maß an Bewegung ist gut für Ihren Kreislauf, dient zur Entspannung und hilft, Verstopfung, Krämpfe und Rückenschmerzen zu vermeiden.

Wenn Ihre körperliche Fitness schon vor der Schwangerschaft zu wünschen übrig ließ, ist jetzt nicht der richtige Zeitpunkt, ein rigoroses Trainingsprogramm aufzustellen. Probieren Sie lieber leichte Sportarten wie Walking, sanftes Yoga und Dehnübungen, Schwimmen, Tanzen, Schwangerschaftsgymnastik und Wassergymnastik. Halten Sie Ausschau nach Sportvereinen und Freizeitzentren, die Kurse speziell für Schwangere anbieten und deren Übungsleiter dafür ausgebildet wurden. Zumindest sollten Sie sicherstellen, dass Ihr Kursleiter weiß, dass Sie schwanger sind. Sprechen Sie mit Ihrem Frauenarzt, ob die sportlichen Übungen, die Sie machen oder vorhaben, unbedenklich für Sie sind.

Viele Übungsleiter sind sich der besonderen Risiken und veränderten Kräfte in der Schwangerschaft nicht bewusst. Der Ausstoß des Hormons Relaxin, das Ihre Bänder und Gelenke weicher und elastischer macht, kann auch Ihre Anfälligkeit für Verletzungen erhöhen. Sit-ups während der Schwangerschaft sollte man generell vermeiden, weil sich dadurch Ihre Bauchmuskeln teilen können, ähnlich wie bei einem Bruch.

Yoga kann Ihnen helfen, sensibler dafür zu werden, welche Haltung beim Stehen, Sitzen oder Liegen am bequemsten für Sie ist. Die damit verbundenen Atem- und Meditationsübungen ver-

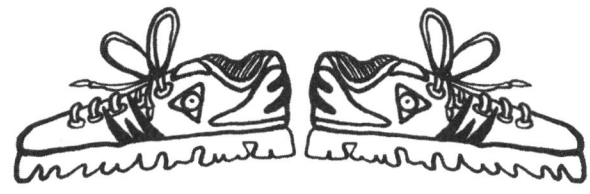

helfen Ihnen wahrscheinlich zu einer besseren Entspannung, vor allem auch später während der Wehen. Spezielle Yogaübungen für Schwangere sind hilfreich bei einer Reihe von Schwangerschaftsbeschwerden und machen darüber hinaus Ihren Körper für die Geburt geschmeidig und stark. Gerade Yoga mit seinem ganzheitlichen Prinzip kommt Frauen in der Schwangerschaft besonders entgegen, da sie in dieser Zeit erleben, wie sich sowohl der Körper als auch die Psyche verändert.

Auch wenn Sie vor der Schwangerschaft sehr sportlich und topfit waren, werden Sie Ihr gewohntes Trainingsprogramm wohl etwas einschränken müssen. Sprechen Sie mit Ihrem Trainer oder Fitnesstrainer, sobald Sie erfahren haben, dass Sie schwanger sind, und lassen Sie sich von einem Experten ein paar Tipps geben, wie Sie Ihre gewohnten sportlichen Aktivitäten abändern könnten. Schließen Sie sich einem Sportteam an, dessen Leistungsniveau etwas niedriger liegt, und trainieren Sie nur mit Gewichten unter einem halben Kilo.

Wenn Sie vor der Schwangerschaft regelmäßig in einer Mannschaft gespielt haben, können Sie normalerweise bis zum letzten Trimenon weitermachen, es sei denn, es handelt sich um eine Sportart wie Fußball, wo es zu Zusammenstößen mit dem gegnerischen Spieler kommen kann, oder Rollerblading, bei dem die Sturzgefahr sehr hoch ist, oder Tennis, wo Ihnen ein wütender Gegner den Schläger auf den Kopf hauen kann.

Zu den anderen sportlichen Aktivitäten, die man in der Schwangerschaft nicht empfehlen kann, zählen Reiten, Skifahren, Trekkingtouren, das Heben von Gewichten und schwere körperliche Belastungen. Jogging, Laufen und andere Leichtathletiksportarten können für die Gelenke, die Brüste und das Baby zu belastend sein, deshalb sollten Sie Ihr sportliches Programm unbedingt mit Ihrem Arzt absprechen.

Besser ganz auf Sport in der Schwangerschaft verzichten sollten Sie, wenn Sie bereits mehrere Fehlgeburten hinter sich haben oder während der Schwangerschaft eine der folgenden Komplikationen aufgetreten ist: Plazenta praevia, Zervixinsuffizienz, Präeklampsie oder Herzbeschwerden. Bei Diabetes, Schilddrüsenerkrankungen und Anämie wird der Arzt Ihnen unter Umständen ebenfalls raten, auf Sport zu verzichten.

Wenn Sie sich sportlich betätigen:

○ Tragen Sie Schuhe, die das Fußgelenk stützen, und einen gut sitzenden, festen Sport-BH.

○ Trinken Sie reichlich Wasser vorher, während und danach und halten Sie immer ein paar gesunde Snacks griffbereit.

○ Bedenken Sie, dass sich Ihr Körperschwerpunkt in der Schwangerschaft verschiebt, was Auswirkungen auf Ihr Gleichgewicht und Ihre Bewegungskoordination hat, also alles etwas sachter und vorsichtiger angehen.

○ Hören Sie in sich hinein und achten Sie auf die Signale Ihres Körpers. Hören Sie auf, wenn eine Sportart oder Bewegung Ihnen unangenehm oder zu anstrengend wird, Ihr Körper überhitzt, Sie sich schwach oder schwindlig fühlen oder Sie Krämpfe bekommen.

- Machen Sie sich keine Sorgen, wenn Ihr Ruhepuls in der Schwangerschaft höher liegt als gewohnt, selbst wenn Sie sich im Moment nicht sportlich betätigen. Das bedeutet nicht, dass Sie dabei sind, Ihre Fitness zu verlieren. Es ist lediglich eine Reaktion auf die vermehrte Blutmenge, die in der Schwangerschaft durch Ihren Körper zirkuliert.

- Achten Sie auf Ihre Körpertemperatur – wenn Sie über eine längere Zeit höher ist als normal, könnte das schädlich für den Fetus sein, besonders im ersten Schwangerschaftsdrittel.

- Messen Sie Ihren Puls während der Work-outs; der Puls des Fetus bleibt normal, wenn Sie sich maßvoll sportlich betätigen und Ihr Puls nicht über 140 pro Minute ansteigt; wenn Sie jedoch einen Puls von 180 erreichen, kann dies den Fetus in eine Stresssituation bringen und seinen Herzschlag absenken. Sie können, während Sie Sport treiben, ein Pulsmessgerät anlegen und Ihren Puls kontrollieren.

- Wenn Sie walken, leicht schnaufen müssen oder einen Puls von 140 erreichen, können Sie diese Intensität fünfzehn bis zwanzig Minuten beibehalten. Work-outs, bei denen Sie sich mehr verausgaben, sollten Sie höchstens alle zwei Tage machen, zudem sollten sie Ihrer Fitness angepasst werden.

- Seien Sie vorsichtig mit Bauchgymnastik. Stützen Sie Ihren Bauch dabei mit verschränkten Händen. Bei etwa 30 Prozent der Frauen kommt es zu einem Auseinanderklaffen der vertikalen Bauchmuskeln. Falls dies passiert, müssen Sie unbedingt mit allen Übungen aufhören, die diesen Bereich betreffen.

◗ Schränken Sie rigoros alle Übungen, bei denen Sie flach auf dem Rücken liegen müssen, auf ein Maximum von zwei bis drei Minuten ein, besonders ab dem Beginn des zweiten Schwangerschaftsdrittels, und meiden Sie sie gänzlich nach der zwanzigsten Woche. Das Gewicht der Gebärmutter kann auf die Vena cava inferior drücken, die untere Hohlvene, die das Blut aus Ihrem Bauch zurück zum Herzen transportiert. Eine Unterversorgung mit Blut sowohl Ihres Kopfes als auch des Babys kann die Folge sein. Wenn Sie sich also in Rückenlage plötzlich schwindlig und schwach fühlen, drehen Sie sich auf die linke Seite und bleiben Sie eine Weile ruhig liegen.

◗ Vergessen Sie nicht Ihre Beckenbodenmuskeln zu trainieren (sogenannte Kegel-Übungen, nach dem amerikanischen Arzt Dr. Kegel). Stellen Sie sich diese Muskeln wie eine Hängematte vor, die sich unterhalb Ihrer inneren Organe befindet und die an den Körperöffnungen mit Löchern versehen ist. Spannen Sie Ihre Beckenbodenmuskeln an, als wollten Sie sich das Wasserlassen verkneifen. Machen Sie diese Übung möglichst oft und rasch aufeinander, bis Sie ermüden, und zwar drei-, viermal am Tag. In jedem Schwangerschaftsvorbereitungskurs wird man Ihnen erklären, wie wichtig die Beckenbodengymnastik ist. Wenn Sie Ihre Übungen regelmäßig machen, wird sich der Beckenboden nach der Entbindung viel schneller erholen, und Sie können vermeiden, dass ungewollt Urin abgeht, wenn Sie niesen müssen, husten oder lachen (Stressinkontinenz).

◗ Etwas leichte Bauchgymnastik ist wahrscheinlich nötig, um auszugleichen, dass die Wirbelsäule vom Gewicht des Babys nach vorn gezogen wird und es zu einer Veränderung der

Rückgratkrümmung kommt. Sprechen Sie mit einer Gymnastiklehrerin, die in der Schwangerschaftsgymnastik erfahren ist.

Ihre Aufzeichnungen

Welchen Sport haben Sie vor der Schwangerschaft getrieben?

Wie sehen Ihre sportlichen Aktivitäten jetzt aus?

cm
1
2
3
4
5
6
7
8
9
10
11
12
13
14
15
16
17
18
19

Was passiert? Vielleicht spüren Sie bereits die ersten Kindsbewegungen – es ist ein Gefühl, als hätten Sie »Schmetterlinge« im Bauch. Sie merken es etwas früher, wenn Sie wissen, worauf Sie achten sollen, aber es ist durchaus normal, wenn sich mehrere Wochen noch gar nichts tut.

Sie haben jetzt etwa 180 Milliliter Fruchtwasser. Stellen Sie sich Ihre Gebärmutter als einen mit gelblichem Wasser gefüllten Luftballon vor. Die Gelenke und Glieder des Fetus sind nun voll ausgebildet und funktionieren, die Finger und Zehen beugen und strecken sich. Nun beginnen sich allmählich die Zehennägel auszubilden. Der Kopf ist immer noch verhältnismäßig groß, aber allmählich holt der Körper auf, und die Proportionen werden harmonischer. Der typische weiche, haarige Flaum, der den Fetus bedeckt, »Lanugo« genannt, erscheint nun allmählich am ganzen Körper (»Lanugo« ist ein Wort aus irgendeiner alten Sprache und bedeutet »Wolle«). Es gibt verschiedene Meinungen über den Zweck des Lanugo: Vielleicht hält es den Fetus warm, oder es fungiert als Unterlage für das schmierige Zeug, das den Fetus am Ende der Schwangerschaft bedeckt. Vielleicht versucht der Fetus ja auch nur, ein Gespür für modische Kleidung zu entwickeln. **Gewicht:** etwa 110 Gramm.

Gewinn
Sie einen

US-VOGUE

16. WOCHe

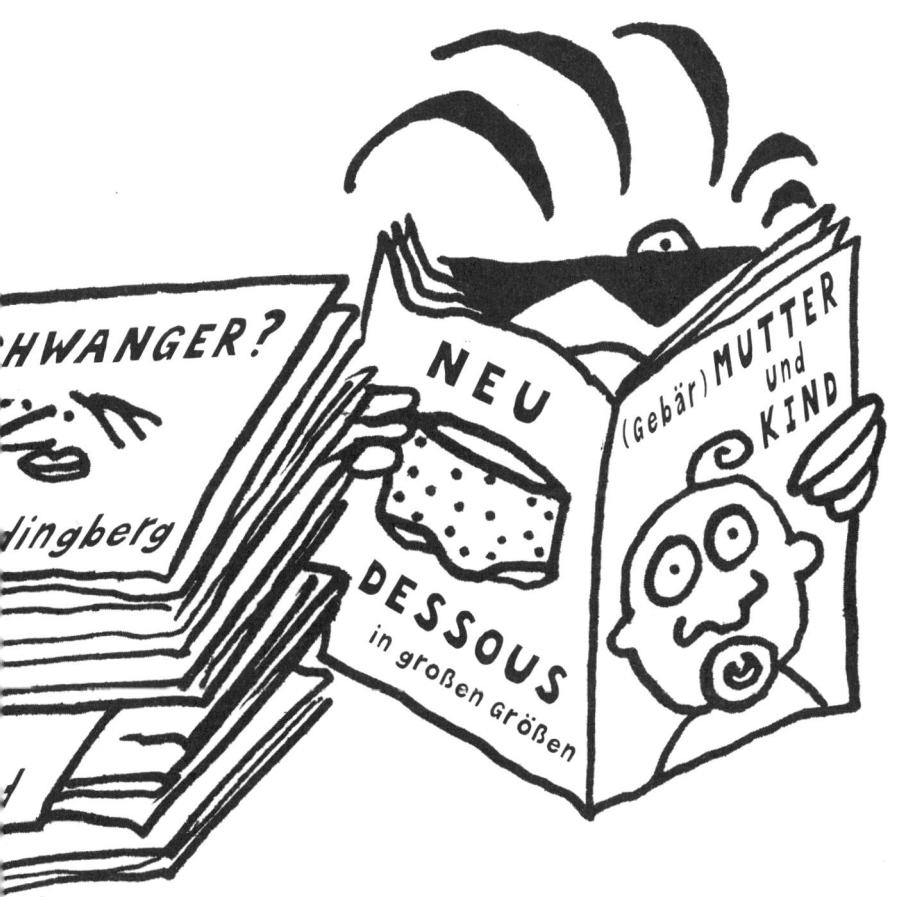

Bekennen Sie sich zu Ihrer Schwangerschaft

Alles geht Ihnen langsamer von der Hand, Sie sind immer müde, Sie sind dusseliger als vor der Schwangerschaft (vor allem in den ersten drei Monaten, und angeblich erwartet uns ein neuer Schub in den letzten drei Monaten. Das bedeutet, dass das mittlere Drittel, in dem uns alle versichern, wie umwerfend und fantastisch wir aussehen, als die Ruhe vor dem Sturm zu betrachten ist). Sagen Sie anderen Leuten ruhig, dass Sie müde sind. Lassen Sie sich helfen. Und lassen Sie zu, dass die anderen Zugeständnisse machen. Sie haben vergessen die Telefonrechnung zu bezahlen? Tja, weil Sie schwanger sind. Sie mussten sich während einer Besprechung auf den Boden legen, die Füße auf einem Stuhl, und haben dabei allen Ihren Slip gezeigt? Weil Sie schwanger sind. Sie mussten unbedingt diese roten Schuhe kaufen? Schwanger. Sehen Sie? So macht man das.

Die Truppe der Kopfschüttler

Nicht verheiratet? Verheiratet, aber Sie tragen enge Kleidung, die Ihre schwangere Figur betont? Sie wollen wieder zu arbeiten anfangen, bevor das Baby siebzehn geworden ist? Irgendwo, irgendwie wird immer jemand missbilligend über Sie den Kopf schütteln. Gewöhnen Sie sich daran. Wenn Sie zu Hause beim Kind bleiben, wird irgendein Idiot fragen: »Und was *tun* Sie dann den lieben langen Tag?« Als würden Sie nur die ganze Zeit vor der Glotze hocken und Schokoriegel futtern (ähem). Wenn Sie wieder arbeiten gehen, werden die Leute sagen: »Sie haben doch

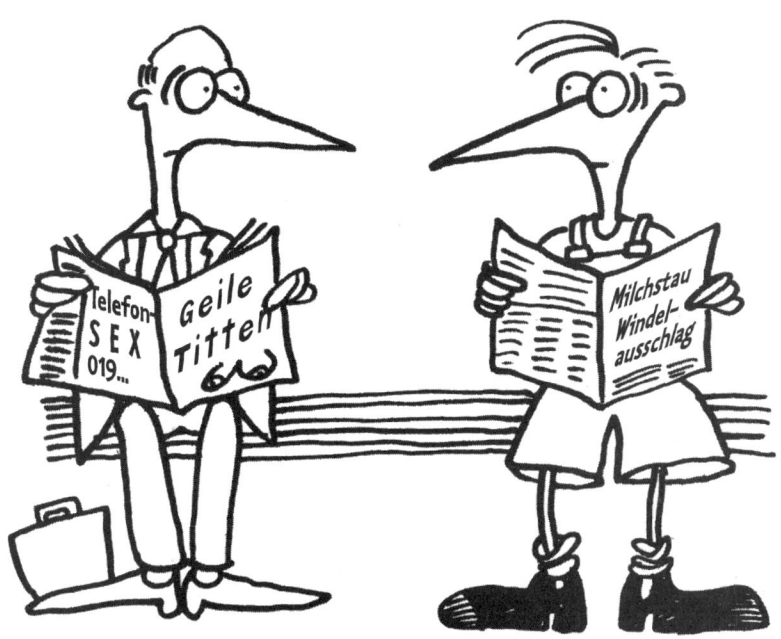

Lektüre für werdende Väter

nicht etwa Ihr Kind in einen Hort gegeben oder jemand Fremdes engagiert?« Im selben Tonfall, als würden sie sagen: »Sie haben doch nicht etwa Ihr Baby wie ein Paket verschnürt und für acht Stunden in einen Baum gehängt?« Wenden Sie für diese Leute die gleiche Logik an wie für jene, die Sie mit ungebetenen Ratschlägen überhäufen: Es geht dabei nicht um Sie, sondern um deren Probleme.

Dinge, die Sie vorher nicht wussten

1 Die Muttermilch kommt aus der Brust heraus wie Wasser aus einem Rasensprinkler – es gibt nicht eine einzige Öffnung, sondern eine Vielzahl winziger Löcher. Und es ist möglich, dass eine Brust mehr Milch produziert als die andere.

2 Wie Ihr Nabel innen aussieht.

3 Es *ist möglich*, zu essen und gleichzeitig zu erbrechen.

4 Es *ist möglich*, dass Sie die ganze Zeit auf die Toilette laufen und Pipi machen müssen, während sich gleichzeitig Wasseransammlungen im Körper bilden.

5 Die Zeit, in der Sie nicht genügend Schlaf bekommen, beginnt lange, bevor das Baby da ist.

Dinge, die andere Leute nicht wissen

Die anderen sind viel netter zu Ihnen, wenn sie Folgendes wissen:

- Sie schleppen ein um 25 Prozent erhöhtes Blutvolumen mit sich herum.
- In der zweiten Schwangerschaftshälfte tritt das Baby ständig gegen Ihre inneren Organe, und das ist beileibe nicht immer ein leises, zartes Klopfen – manchmal kann es richtig unangenehm werden, bisweilen sogar wehtun.
- Ihre Füße schwellen auf die doppelte Größe an (nun ja, zumindest fühlt es sich so an).
- Sie bekommen nie ausreichend Schlaf, weil Sie die ganze Nacht immer wieder aufs Klo rennen müssen – als würde Sie jemand aufwecken, kaum dass Sie wieder eingeschlafen sind.

Wissenswertes für die Kerle

Warnung: In den folgenden Abschnitten gehen wir davon aus, dass Ihr Partner ein Kerl ist.

Wenn Ihr Partner partout nichts über die Entbindung lesen oder erfahren will, sagen Sie ihm zumindest Folgendes:

a) Es wird eine Menge Blut fließen.

b) Es gibt nicht viel, was er gegen Ihre Schmerzen tun kann, und das ist auch nicht seine Aufgabe.

c) Der Gynäkologe oder die Hebamme kann zu der Ansicht kommen, dass es medizinisch notwendig ist, die Hand tief in Sie reinzustecken – Ihr Partner solle doch dies bitte nicht als Einsatzzeichen verstehen für den Satz: »He, nun mal langsam!«

d) Wenn er befürchtet, schlapp zu machen, soll er den Kopf zwischen die Knie nehmen oder sich auf Zehenspitzen stellen oder nach draußen gehen und frische Luft schnappen. (Ich meine, eine Kombination dieser drei Dinge ist eventuell angezeigt.)

Die meisten der auf dem Markt befindlichen Bücher für junge Väter taugen nicht viel als Ratgeber für Hausmänner, die zu Hause bleiben und das Baby versorgen, während die Frau arbeiten geht. Doch Männer können im Grunde die allgemeinen Bücher über  Babypflege lesen, die auf junge Mütter ausgerichtet sind (siehe Stichwort »Säuglingspflege/Umgang mit dem Kleinkind« im Kapitel »Hilfreiches«). Schließlich sind die Probleme und folglich auch die Ratschläge die gleichen (siehe auch Stichwort »Väter« im Kapitel »Hilfreiches«).

cm
1
2
3
4
5
6
7
8
9
10
11
12
13
14
15
16
17
18
19

Was passiert? Möglicherweise schwitzen

Sie häufig, der Speichelfluss ist stärker als normal, Ihre Nase läuft ständig, und Sie haben noch dazu diesen lästigen vaginalen Ausfluss. Im Grunde sind Sie ein Fass mit verschiedenen Körpersekreten, das an mehreren Stellen leckt. Verzeihung, aber so ist es nun mal. Schaffen Sie Ordnung in Ihrer Handtasche und finden Sie zwischen Lippenstiften, Taschenmesser und Slip-Einlagen noch Platz für Papiertaschentücher, Deo, Unterwäsche zum Wechseln, ein paar Schwammtücher und eventuell ein Handtuch (ganz so schlimm ist es nicht).

Inzwischen sind die Geschlechtsorgane des Babys vollständig entwickelt. Die fetalen Nieren produzieren reichlich Urin: Der Fetus gibt etwa alle 40 bis 45 Minuten Urin ins Fruchtwasser ab (wenigstens müssen Sie ihn jetzt noch nicht wickeln.) Auch wenn es vielleicht eklig klingt – der Fetus nimmt eine bestimmte Menge seines Urins wieder auf, wenn er Fruchtwasser schluckt. Die meisten Abfallprodukte des fetalen Stoffwechsels jedoch gehen durch die Plazenta in Ihren eigenen Stoffwechsel über, wo Ihr Körper genau so mit ihnen verfährt wie mit Ihren eigenen. **Gewicht:** etwa 150 Gramm.

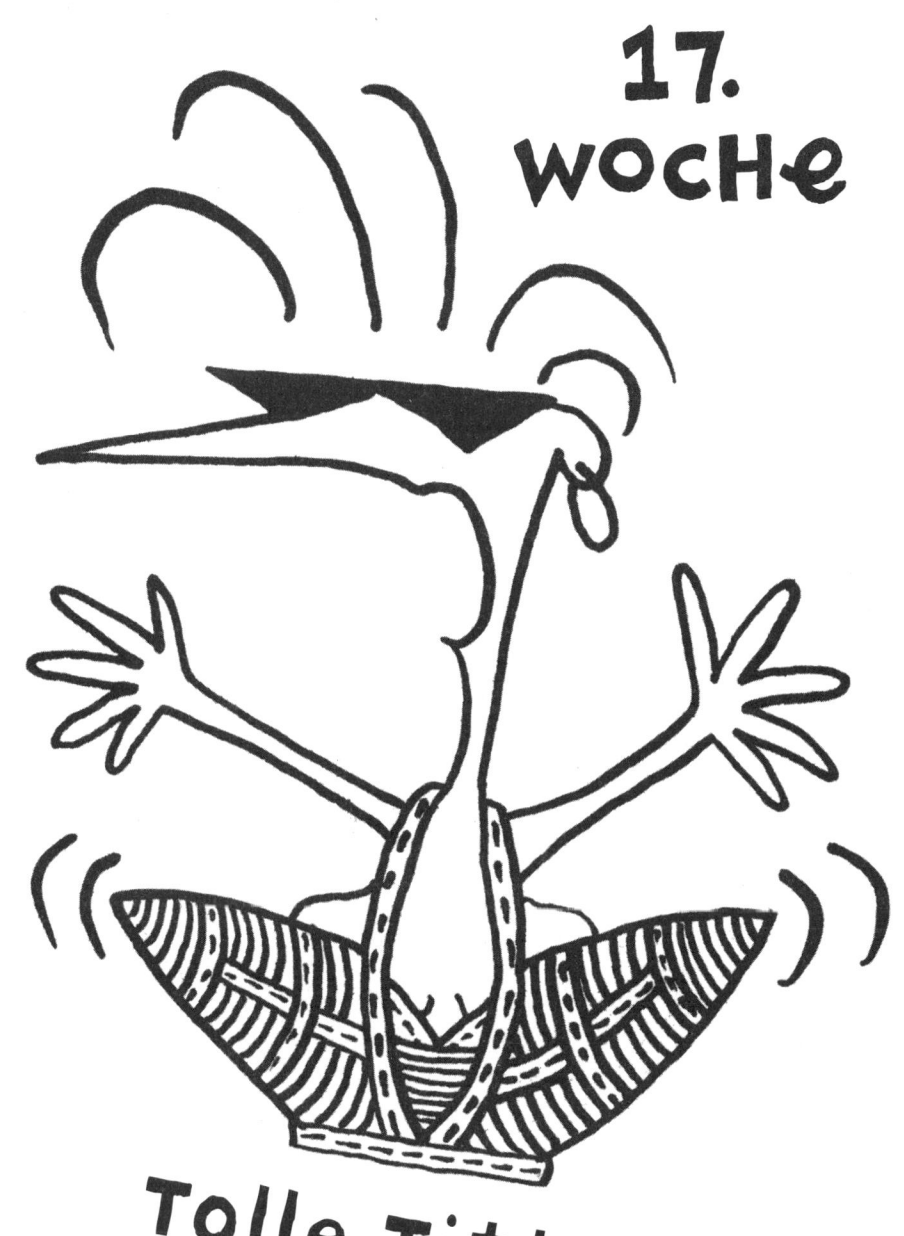

17. WOCHE

Tolle Titten

Die Brüste

Ach ja, die Brüste. Die Reaktionen sind zweigeteilt. Die einen kommentieren sie mit einem bewundernden »waaaauuu«, und die anderen huldigen ihnen als geheiligte Gefäße Leben spendender, wenn auch aufgezwungener Nahrung. Mann! Bleiben Sie auf dem Teppich. Es sind nur Brüste.

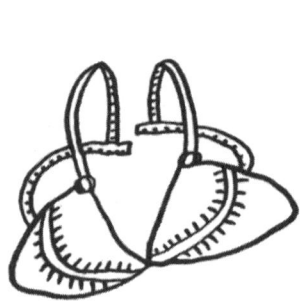
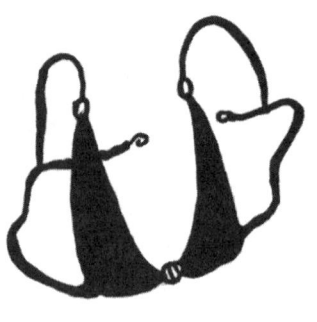

Als eine der ersten körperlichen Veränderungen der Schwangerschaft ist Ihnen wahrscheinlich aufgefallen, dass Ihre Brüste größer und empfindlicher geworden sind. Sie werden noch weiter wachsen, doch die starke Empfindlichkeit legt sich gewöhnlich nach dem ersten Schwangerschaftstrimenon. Von diesem Zeitpunkt an stimulieren die Hormone Östrogen, Progesteron und Prolaktin das weitere Wachstum und die Produktion der Vormilch, des sogenannten Kolostrums.

In jeder Brust besteht der Drüsenkörper aus etwa zwanzig Drüsenlappen, von denen jeder mit traubenförmig angeordneten Milchbläschen (Alveolen) besetzt ist, die direkt mit den Milch produzierenden Drüsen verbunden sind. Während der Schwangerschaft wächst die Brust, weil sich die Milch produzierenden

Drüsen und Milchgänge nicht nur vergrößern, sondern vom Körper auch neue produziert werden. (Ihre ursprüngliche Brustgröße sagt nichts über die spätere Milchproduktion aus!)

Die Veränderungen

Die Veränderungen der Brust sind bei Frauen, die zum ersten Mal schwanger sind, erheblich ausgeprägter. Vielleicht fühlen sich Ihre Brüste knotig, warm, geschwollen und schwer an. Sie sind womöglich so empfindlich, dass es richtig schmerzhaft ist. Außerdem können ein prickelndes Gefühl und sogar gelegentlich stechende Schmerzen auftreten.

Möglicherweise bemerken Sie vermehrt große, oftmals bläuliche Blutgefäße nahe unter der Hautoberfläche, die für die vermehrte Blutzufuhr zu den Brüsten sorgen. Sie sind besonders auffällig bei Frauen mit heller Haut.

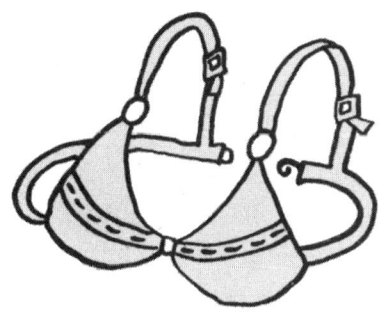

Die Brustwarzen und der Warzenhof (der runde Bereich um die Brustwarzen) werden größer und dunkler, besonders bei Frauen, die von Natur aus einen eher dunklen Hautton haben. Der Farbton ändert sich bei den meisten Frauen hin zu einer Nuance von Braun, auch wenn Brustwarze und Warzenhof vorher rosa waren. Die Farbveränderung kann allmählich den ganzen Bereich erfassen, es können aber auch bräunliche Flecken entstehen.

Jeder Warzenhof ist mit Talgdrüsen besetzt, den sogenannten Montgomery-Drüsen (die bereits erwähnten kleinen Knubbel), die ein Sekret absondern, das die Brustwarze geschmeidig hält. Diese Talgdrüsen treten im Verlauf der Schwangerschaft immer deutlicher hervor und bewirken, dass die Oberfläche nicht mehr so glatt aussieht wie früher.

Vielleicht sondern Ihre Brustwarzen gegen Ende der Schwangerschaft, oder auch schon früher, eine kleine Menge Kolostrum ab – eine dünne, gelbliche Flüssigkeit –, doch ist dies nicht bei allen Frauen der Fall. Feuchte Stellen auf Ihrer Bluse können Sie verhindern, indem Sie sogenannte Stilleinlagen tragen; diese sind in der Drogerie oder im Supermarkt in der Abteilung Babypflege erhältlich. Die richtige Milchproduktion setzt erst ein, wenn das Baby geboren ist.

Der Büstenhalter

Das Tragen eines gut sitzenden Büstenhalters ist in der Schwangerschaft zu empfehlen. Wundern Sie sich nicht, wenn Sie mindestens eine Nummer größer als gewohnt kaufen müssen. Oft verändern sich sowohl Unterbrustumfang als auch Körbchengröße, wenn Sie insgesamt mehr an Gewicht zunehmen oder Ihre Brust plötzlich einen Wachstumsschub macht. (Es ist zum Beispiel möglich, dass Sie von Größe 75 B auf 85 C springen). Sie müssen damit rechnen, dass Sie in der Schwangerschaft mehrere BH-Größen durchlaufen und somit mehrere Male einen neuen BH kaufen müssen. Sie brauchen jedoch noch keinen Still-BH (der sich vorne schließen lässt, damit man leicht an die Brust herankommt) oder eine neue Größe, solange Ihr gegenwärtiger BH gut sitzt, bequem ist und ausreichend stützt.

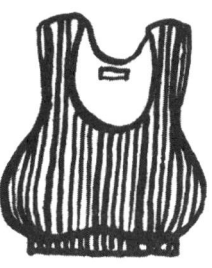

Ein guter Schwangerschafts-BH zeichnet sich dadurch aus, dass er breite, bequeme Träger hat und ein breites Stützband unter den Körbchen, außerdem sollte er vorwiegend aus Baumwolle sein. Alles, was in die Haut einschneidet, können Sie nun noch weniger ertragen als sonst, also achten Sie darauf, dass er wirklich gut sitzt und bequem ist.

Still-BHs sind meist vorne zwischen den Körbchen zu öffnen oder an der Stelle, an der die Träger am Körbchen ansetzen; es gibt auch verschlusslose, sehr elastische Modelle aus Stretchmaterial, die Bustiers ähneln und die man beim Stillen einfach hochschiebt. Kaufen Sie das Modell, das Ihnen am besten zusagt. Wenn Sie bereits vor der Schwangerschaft einen großen Busen hatten, brauchen Sie wahrscheinlich besseren Halt, als ein Stretchbustier bieten kann.

Nach der Schwangerschaft

Gehen Sie nicht der Werbung für ästhetische Chirurgie auf den Leim, die suggeriert, der Busen werde durch das Stillen »deformiert« und müsse mit Silikon oder Kochsalzlösung wieder »aufgepolstert« werden. Es gibt unter den Schönheitschirurgen eine

185

Reihe schwarzer Schafe, die sich im Grunde nicht für Ihre Brust, sondern lediglich für Ihr Geld interessieren. Außerdem riskieren Sie zahlreiche grässliche Begleiterscheinungen wie Rupturen, Schmerzen, Narbenbildung, Taubheitsgefühl in den Brustwarzen und die Unfähigkeit, je wieder stillen zu können.

Hüten Sie sich gleichermaßen vor der blödsinnigen Werbung der Kosmetikbranche, die Ihnen Brustcremes und Körperlotionen mit viel versprechenden Namen andrehen will, die angeblich die Brust und das Körpergewebe straffen. Diese Produkte werden nicht verhindern, dass Ihre Brust ihre Form verändert oder schlaffer wird. Die Cremes wirken nicht auf das Bindegewebe im Inneren der Brust, und viele sind eine reine Zeitverschwendung, eine sündteuere obendrein. Eine preiswerte Körpercreme oder Lotion, die angenehm duftet, leistet gute Dienste, spendet Ihrer Hautoberfläche Feuchtigkeit und trägt genauso dazu bei, Ihren Busen straff zu halten – nämlich gar nicht.

Oft haben diese Cremes und Öle Inhaltsstoffe, die auf der Haut prickeln oder Ihnen das Gefühl geben, die Haut würde sich zusammenziehen – den gleichen Effekt können Sie erzielen, indem Sie Eiweiß auf Ihren Brüsten verteilen und warten, bis es antrocknet. Lassen Sie sich nicht zum Narren halten – diese Kosmetikprodukte haben keine dauerhafte Wirkung auf Ihren Busen, und ganz gewiss sind sie kein Gegner für Frau Schwerkraft, sobald diese einmal beschlossen hat, Präsenz zu zeigen.

Ihre Aufzeichnungen

Machen Sie eine kleine Zeichnung, wie Ihr Busen einst ausgesehen hat und wie er jetzt aussieht. Ach, was sage ich: Zeichen Sie gleich Ihren ganzen Körper oder kleben Sie ein Foto ein.

cm
1
2
3
4
5
6
7
8
9
10
11
12
13
14
15
16
17
18
19

Was passiert? Viele Schwangerschaftsrat-

geber erzählen Ihnen, Sie würden in dieser Woche zum ersten Mal die Bewegungen Ihres Babys spüren. Erwarten Sie nicht zu viel: Es kann noch Wochen dauern, bis Sie zum ersten Mal Kindsbewegungen wahrnehmen, ohne dass irgendetwas mit dem Baby nicht in Ordnung wäre. Babys bewegen sich meistens, während Sie nachts schlafen: im Grunde nach zwanzig Uhr und vor acht Uhr morgens. Wenn Sie sich tagsüber bewegen, wiegen Sie dadurch das Kind in den Schlaf. Stützen Sie beim Schlafen Ihren wachsenden Bauch mit Kissen ab.

Gemäß einer Reihe von Schwangerschaftsexperten kann in dieser Woche der Fetus zum ersten Mal seine Mimik ausprobieren. Ach ja? Was kann er denn zum Beispiel ausdrücken? Verwunderung? »Igitt, igitt, dieses Fruchtwasser schmeckt aber scheußlich«? Wie dem auch sei, der Fetus ist jetzt jedenfalls definitiv in der Lage, sich lebhaft zu bewegen, er strampelt und macht Purzelbäume um die Nabelschnur (so sieht es jedenfalls aus), nuckelt an seinen Fingerchen oder bohrt in der Nase, wenn ihm danach ist. Sein ganzer Körper ist mit einem weichen haarigen Flaum bedeckt (Lanugo), und in seinem Knochenmark bilden sich Blutzellen. Außerdem entwickelt er Geschmacksknospen.
Gewicht: etwa 200 Gramm.

18. WOCHE

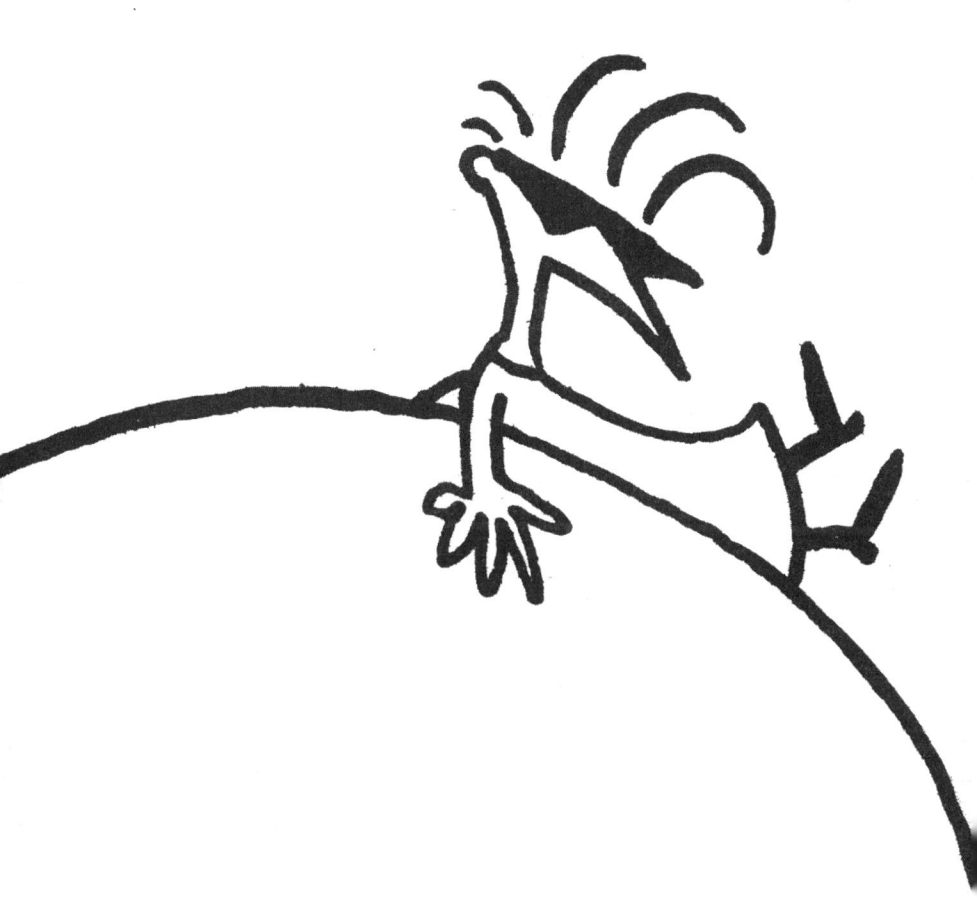

Wie man sich gegen ungewollte Ratschläge und Kommentare zur Wehr setzt

Wenn andere Ihnen mit Entschiedenheit raten: »Sie *müssen* ein Kindermädchen haben«, »Sie *müssen* sich unbedingt selbst um Ihr Kind kümmern«, »*Männer* können nicht auf Babys aufpassen«, »Sie *müssen* Wegwerfwindeln benützen« – sollten Sie stets daran denken, dass es dabei nicht um Sie geht, sondern um die Probleme der anderen. Die Leute sagen einem nur, wie *sie selbst* gehandelt haben, und drängen darauf, dass Sie es ihnen gleichtun, vielleicht, weil sie es nicht besser wissen, vielleicht auch, weil es ihnen ein besseres Gefühl verschafft, wenn andere sich ebenso verhalten. Vergessen Sie nicht: Ihre Erfahrungen werden wieder ganz anders aussehen. Hören Sie sich an, was andere zu sagen haben, aber folgen Sie nicht automatisch deren Ratschlägen.

Es geht los, sobald Sie Ihre Schwangerschaft publik machen, und wird Ihr ganzes Leben als Mutter andauern. Ein Baby zu bekommen ist eine so universelle Erfahrung, dass jeder irgendeinen Rat oder irgendeine Meinung dazu abgeben kann, ob es Sie nun interessiert oder nicht.

Man wird Ihnen erzählen, ob man voraussagen kann, ob es ein Junge oder Mädchen wird, abhängig davon, wie stark Sie unter Übelkeit leiden, wie lebhaft sich Ihr Baby bewegt oder welche Form Ihr Bauch hat; warum Sie nur zu einem Gynäkologen oder nur zu einer Hebamme gehen sollten; warum Sie unbedingt/ keinesfalls ein Schmerzmittel während der Entbindung nehmen sollten; wie man einen Dammschnitt/Kaiserschnitt/entzündete Brustwarzen vermeidet; warum Sie stillen/nicht stillen sollten; warum Sie unbedingt Stoffwindeln verwenden/sich nicht die Mühe mit Stoffwindeln machen sollten; wie man erreicht, dass

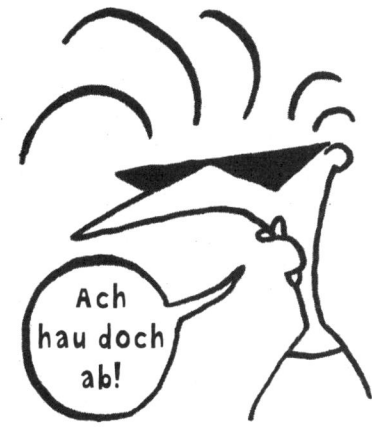

das Baby nachts durchschläft (es hochnehmen/es ignorieren/ ihm einen doppelten Whisky verabreichen); wie man Windelausschlag verhindert; warum Sie unbedingt gleich wieder arbeiten/ nie wieder arbeiten sollten; welche(r) Hort/Kindergarten/Schule am besten ist; was Sie tun sollten, wenn Ihr Kind Mitte dreißig von der Polizei festgenommen wird. Die Liste ist endlos.

Manche Ratschläge werden Ihnen klug und vernünftig erscheinen, manche nicht. Lesen Sie Bücher, deren Philosophie Ihnen zusagt, und suchen Sie sich ein paar gute Freunde aus, auf deren Meinung Sie etwas geben. Am Ende werden Sie feststellen, dass die beste Informationsquelle Ihr eigenes reales Baby ist, mit dem Sie tagaus, tagein zurechtkommen müssen.

Es gibt noch etwas, das Sie in den Wahnsinn treibt – wenn andere, manchmal wildfremde Leute Ihren Bauch betatschen wollen, bisweilen sogar, ohne Sie um Erlaubnis zu fragen. Damit können Sie leichter fertig werden als mit ungewollten Ratschlägen. Es genügt, wenn Sie sagen: »Das möchte ich lieber nicht« oder die Hand, die Ihren Bauch berühren will, wegschieben.

Am Arbeitsplatz oder auf Partys

Bisweilen reden andere Leute vor versammelter Mannschaft über diverse Schwangerschaftsprobleme und machen auch vor Themen wie Zervixschleim nicht Halt. (Achten Sie darauf, dass nicht Sie diejenige sind.) Aus diesen entsetzlich peinlichen Situationen können Sie wieder herauskommen, indem Sie freundlich, aber bestimmt sagen: »Halten wir uns doch lieber an die Tagesordnung, nicht wahr?« Oder Sie versuchen es mit einer Notlüge: »Oh, ich habe es mir zur Regel gemacht – keine Gespräche über Schwangerschaft während der Arbeit/auf einer Party/wo auch immer«, worauf Sie sich freundlich von Ihrem Gesprächspartner lösen und diskret den Rückzug antreten. Sie können auf die Toilette flüchten und nach einer angemessenen Zeitspanne zurückkehren, wenn Sie annehmen können, dass man in der Zwischenzeit das Thema gewechselt hat.

Fremde Leute

Ratschläge können um so schwieriger zu handhaben sein, wenn Sie zum ersten Mal schwanger sind, weil die anderen glauben, Sie interessieren sich brennend für ihre Meinung, und weil Sie zumeist noch keine Munition zur Verfügung haben, um sich dagegen zu wehren. Fremden gegenüber können Sie ein vages Lächeln aufsetzen und ansonsten schweigen. Viele wildfremde Leute fangen plötzlich an, mit Ihnen über Schwangerschaft oder Babys zu plaudern, weil sie sich schlicht die Zeit vertreiben wollen. Mit denen werden Sie leicht fertig: »Was? Es ist schon so spät? Jetzt muss ich aber schleunigst weiter.«

Freunde

Ratschläge von Freunden werden oft mit den besten Absichten dargeboten – sie ermöglichen Ihnen wertvolle Einblicke und ersparen Ihnen unter Umständen viele Umwege. Speichern Sie alles, was Ihnen nützlich erscheint, und ignorieren Sie, was Ihnen nicht so gut gefällt. Oder aber Sie können Ihren Freunden erklären, Sie würden auf sie zukommen, wenn Sie Rat brauchen oder Fragen haben. Oder Sie sagen ehrlich, dass Sie diese ewigen Ratschläge satt haben, Ihre Freunde sollen gefälligst den Mund halten, bevor Sie ihnen eine kleben.

Die ältere Generation

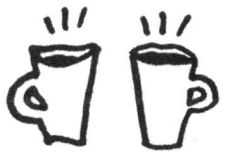

Nehmen Sie Ratschläge Ihrer Eltern oder Schwiegereltern mit dem Gedanken hin, dass wahrscheinlich etwas Wahres daran ist, auch wenn sie inzwischen längst überholt sind. Es ist sinnvoll, frühzeitig ein taktvolles Gespräch darüber zu führen, wie Sie die Rolle der Großeltern Ihres Babys sehen. Ohne dass Sie zu sehr darauf herumreiten, müssen jene begreifen, dass Sie der Boss sind, was das Baby angeht.

Leider haben einige aus der älteren Generation, die Großeltern von Babys eingeschlossen, recht starre Vorstellungen, wie die Dinge gehandhabt werden sollen (so, wie sie es früher gemacht haben). Im Folgenden finden Sie einige Behauptungen und Ideen, die überholt sind und daher von Ihnen nicht akzeptiert werden können – Letzteres werden Sie wahrscheinlich mit allem Nachdruck erklären müssen.

Vor der Geburt:

○ »Innereien, vor allem Leber vom Lamm, sind gut für eine Schwangere.« – Nein, zu viel Vitamin A kann dem Fetus schaden.

○ »Die Morgenübelkeit ist ein Ammenmärchen.« – Ist sie nicht.

○ »Du solltest deinen Bauch etwas mehr kaschieren.« – Bloß nicht!

Nach der Geburt:

○ »Stillen/Flaschenernährung ist nicht gut für das Baby.« – Das ist allein Ihre Entscheidung.

○ »Es ist nicht nötig, dass man bei jeder Fahrt, vor allem, wenn es nur ein paar Meter sind, das Baby in den Kindersitz setzt.« – Damit setzen Sie Ihr Kind einer tödlichen Gefahr aus oder riskieren ernste Verletzungen.

○ »Leg das Kind zum Schlafen auf den Bauch«. – Damit erhöhen Sie – laut Statistik – das Risiko für plötzlichen Kindstod.

○ »Es schadet nicht, das Baby mal hochzuwerfen.« – Doch, denn dadurch können Gehirn und Augen des Babys Schaden nehmen, genauso, wie wenn man es schüttelt.

○ »Streich ein bisschen Honig auf den Schnuller.« – Während des ersten Lebensjahres kann Honig zu der sehr seltenen, aber sehr schweren und manchmal tödlich endenden Krankheit Säuglingsbotulismus führen. Außerdem verursacht Honig Karies und erzeugt Abhängigkeit von Süßigkeiten.

○ »Ein Klaps auf den Po, eine Ohrfeige und die Androhung von Schlägen sind gute disziplinarische Maßnahmen.« – Damit lehren Sie das Kind, andere Kinder und Lebewesen, die kleiner sind, zu schlagen.

◉ »Dieses Kind ist ›böse‹.« – Damit treffen Sie die Person des Kindes, nicht sein Verhalten.

◉ »Natürlich ist es okay, wenn man mal kurz vorbeischaut, ohne vorher anzurufen.« – Aaaargghhh!

◉ »Man soll kleinen Kindern zur Belohnung und auch sonst hin und wieder einen Lutscher oder eine Limonade geben. Und gegen Milch oder Saft im Fläschchen während der Nacht ist auch nichts einzuwenden.« – Aus all diesen Gründen müssen Kindern bisweilen später unter Narkose alle Milchzähne gezogen werden.

◉ »Man soll ein Baby ruhig mal schreien lassen/nie schreien lassen, auch nicht für dreißig Sekunden.« – Beides sind extreme Ansichten.

◉ »Man soll auf einem festen Schlafrhythmus bestehen/sich weigern, einem zu folgen.« – Was auch immer für Sie funktioniert, ist okay.

Manche Großeltern von Babys werden sagen: »Aber bei dir haben wir es doch auch so gemacht, und es hat dir bestimmt nicht geschadet.« Entgegnen Sie nicht: »Da hab ich/habt ihr aber verdammtes Glück gehabt, nicht wahr?«, sondern sagen Sie lieber, wenn es um die Sicherheit Ihres Babys geht: »Für damalige Verhältnisse habt Ihr richtig gehandelt, aber inzwischen hat man herausgefunden, dass man jetzt besser ...« Wenn es Ihre Eltern trotzdem nicht einsehen wollen, sagen Sie einfach: »Ich muss wirklich darauf bestehen, dass es so gemacht wird.« Wenn es um die Sicherheit Ihres Babys geht und Sie befürchten müssen, dass ein Freund oder Verwandter Ihre Wünsche ignorieren wird, ist es am besten, im Zimmer zu bleiben, wenn jene Ihr Baby oder Ihre größeren Kinder besuchen.

Erbetene Ratschläge

Ratschläge von Experten und Autoren von Schwangerschaftsbüchern sind oft widersprüchlich, was zu Verwirrung führen kann. Wie breit die Ansichten auch des medizinischen Personals auseinandergehen, können Sie an den Schwestern der Säuglingsstation erleben, wenn Sie gerade Ihr Kind geboren haben und lernen wollen, wie man es am besten stillt. Die verschiedenen Ansichten zu filtern, ist bisweilen schwierig, und wie stets müssen Sie dabei Ihr Gegenüber richtig sehen und einschätzen können, sei es nun eine Physiotherapeutin, die einen Schwangerschaftsgymnastikkurs leitet, oder eine Stillberaterin oder einen Kinderarzt.

Suchen Sie sich Frauen, zu denen Sie Vertrauen haben, die schwanger sind oder schon – vor nicht allzu langer Zeit – Kinder geboren haben. Fragen Sie sie alles, was Sie wissen wollen, und hören Sie sich deren Erfahrungen an. Doch bedenken Sie dabei, dass Sie nur recherchieren – Ihre Erfahrungen werden nicht identisch sein, obwohl Sie sicher einiges erzählt bekommen, was Sie auf den richtigen Weg weist. Junge Mütter haben sicher ein paar nützliche Tipps parat, wie man Babys beruhigt oder welche Windel die beste ist und dergleichen nützliche Dinge. Mütter mit größeren Kindern haben vielleicht die Details schon wieder vergessen.

Ihre Aufzeichnungen

Schreiben Sie alle ungewollten und erbetenen Ratschläge auf, die Sie bekommen.

NÜTZLICH	NICHT NÜTZLICH

cm
1
2
3
4
5
6
7
8
9
10
11
12
13
14
15
16
17
18
19

Was passiert? Ihre Taille ist verschwun-

den. Sie haben eventuell Rückenschmerzen, Pigmentveränderungen der Haut und die Neigung, Dinge zu
vergessen ... was war es gleich wieder? Der Fetus hat
in seiner Fruchtblase immer noch reichlich Bewegungsfreiheit, aber so viel Platz wie eine, sagen wir mal, Birne
in einem Eimer Wasser hat er wiederum nicht – deshalb spüren Sie wahrscheinlich demnächst seine Bewegungen, wenn es nicht bereits der Fall ist.

Seine Muskeln sind jetzt so weit entwickelt, dass er
einen Looping fliegen und sich in seiner Nabelschnur
verheddern und wieder befreien kann. An seinem Körper bilden sich allmählich bräunliche Fettablagerungen,
die ihn warm halten. **Gewicht:** etwa 260 Gramm.

19. WOCHE

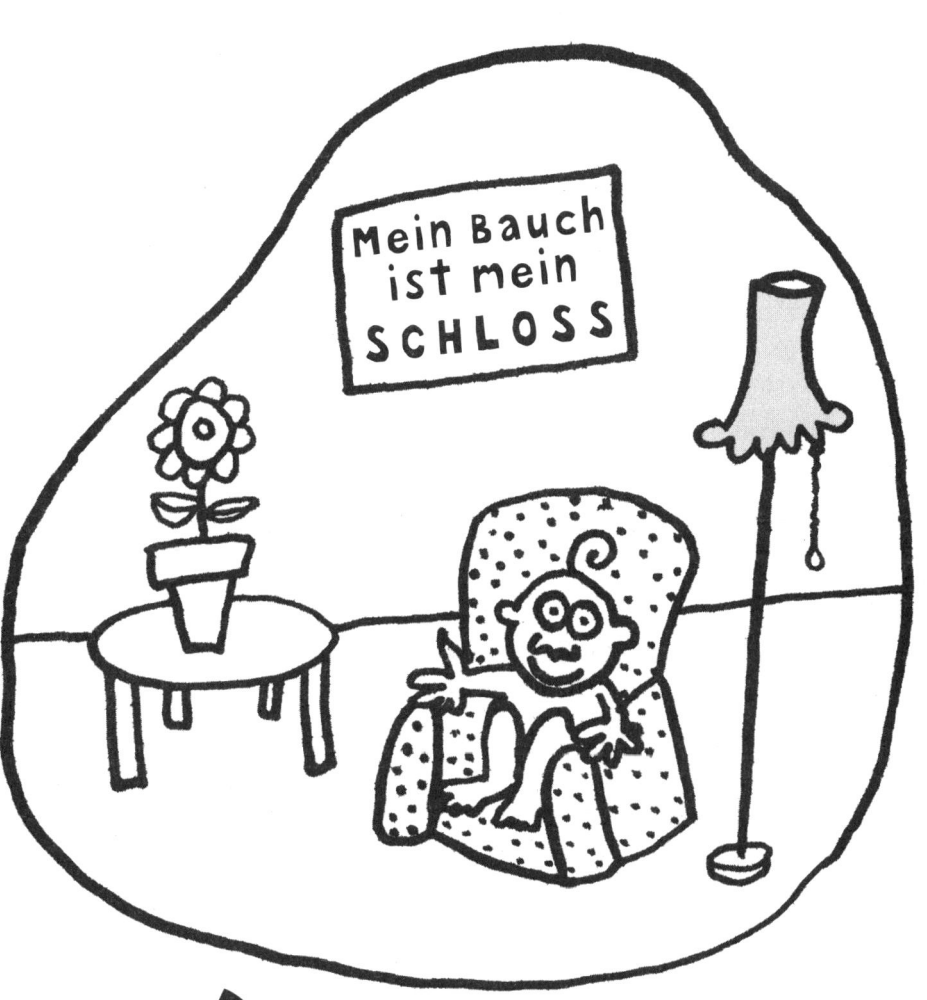

Reichlich Platz

Tipps für Ihre Umstandskleidung

○ Die Länge spielt nun einmal eine Rolle. Wenn Sie vor der Schwangerschaft nicht der Typ waren, der mit Miniröcken herumläuft, gibt es eigentlich keinen Grund, jetzt als Schwangere einen anzuziehen. Doch bis auf ein paar Kleider und Röcke, die den Knöchel umspielen, bieten die Hersteller von Umstandskleidung meist Modelle an, die wirklich zu kurz sind – offensichtlich, um Stoff und damit Geld zu sparen. In den Zeitschriften und Modemagazinen sieht man schwangere Models in Minikleidern und Strümpfen bis übers Knie, die ein Stück Oberschenkel frei lassen. Auf der ganzen Welt gibt es wahrscheinlich nur drei Frauen, die sich in hochschwangerem Zustand so anziehen möchten. Wenn Ihnen ein schlichtes Kleid vorschwebt, das in der Nähe Ihrer Knie endet und nicht des Schritts oder der großen Zehe, müssen Sie es sich, so erstaunlich das ist, von jemandem nähen lassen oder sich selber an die Nähmaschine setzen.

○ Denken Sie daran: Umstandskleidung tragen Sie nur eine kurze Zeit. Geben Sie kein Vermögen dafür aus, es sei denn, Sie sind die Erbin einer Diamantenmine, in diesem Fall sollten Sie dieses Kapitel überblättern und sich einer nützlicheren Beschäftigung zuwenden.

○ Borgen Sie sich nach Möglichkeit Umstandskleidung von einer Freundin, die ihre Schwangerschaft bereits hinter sich hat, aber nur solche Teile, die Sie auch mit Sicherheit tragen werden. Stopfen Sie nicht Ihren Schrank voll mit Sachen, die nicht passen oder die Ihnen eigentlich nicht gefallen. Schreiben Sie auf, wer Ihnen welche Stücke geliehen hat – nebst

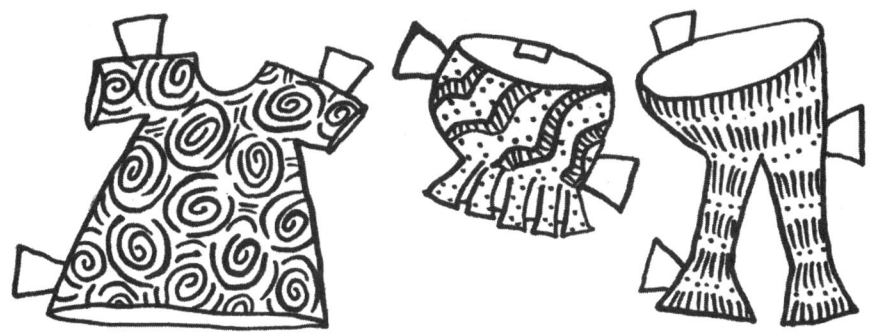

kurzer Beschreibung und Hersteller – damit Sie alles zurückgeben können. (Manche Freundinnen verleihen ihre Sachen mit dem Hinweis, sie sollen nach dem Gebrauch an andere Schwangere weitergegeben werden.)

- Borgen Sie sich nichts aus, was wirklich extravagant und teuer ist, wenn das Kleidungsstück anschließend zurückgegeben werden soll. Wie leicht kann so ein gutes Stück ruiniert sein. Wenn Sie es ersetzen müssen, kann es teuer für Sie werden, selbst wenn Sie ein identisches Teil auftreiben, was unwahrscheinlich ist.

- Halten Sie nach passender Kleidung auch in folgenden Abteilungen der Kaufhäuser Ausschau: Sport- und Freizeitmode, besonders Kleidung für Tanz und Gymnastik, Herrenmode, Mode für große Größen. Beachten Sie, dass in den letzten beiden Monaten der Schwangerschaft »Large« wahrscheinlich nicht mehr ausreicht. Sie brauchen mindestens ein oder zwei Teile, die um den Bauch herum speziell für Schwangere zugeschnitten sind, und die bekommen Sie nur in der Abteilung Umstandsmode.

○ Machen Sie sich keine Gedanken, wenn Ihre gesamte Umstandsgarderobe nur aus schwarzen oder dunkelblauen Teilen besteht oder Ihnen auf die eine oder andere Weise unglaublich langweilig vorkommt. Wenigstens können Sie dann alle Stücke problemlos miteinander kombinieren. Bis zum Entbindungstermin haben Sie den Anblick all dieser Sachen ohnehin so satt, dass es im Grunde keine Rolle spielt.

○ Manche Diktatoren der Umstandsmode behaupten, bestimmte Kleidungsstücke wie Overalls und Steghosen seien für eine Schwangere denkbar unkleidsam. Dazu möchte ich bemerken, dass Sie ab der zweiunddreißigsten Woche genauso gut einen Panzer tragen könnten: Es gibt nichts, was kleidsam wäre.

○ Um das morgendliche Wühlen im Kleiderschrank einzuschränken, sollten Sie einmal, und zwar jetzt, Ihre gesamte Garderobe durchsehen. Hängen Sie alle potentiellen Umstandsteile auf die eine Seite des Schranks und räumen Sie ein Fach aus für die Kleidungsstücke, die man nicht auf Bügel hängen kann, und für die Unterwäsche. Da Ihnen über kurz oder lang Ihre normalen Kleidungsstücke nicht mehr passen werden, sollten Sie sie aussortieren und in die andere Schrankhälfte hängen oder in andere Fächer legen.

○ Überlegen Sie, wie das Wetter in den letzten vier Monaten Ihrer Schwangerschaft sein wird, und planen Sie entsprechend.

Winter

Fragen Sie Ihre Freundinnen, ob diese vielleicht einen etwa knie-langen, in A-Linie geschnittenen Mantel haben, den Sie sich bor-gen könnten und mit dem Sie gut über den Winter kommen. Wenn Sie unbedingt auf dicke Socken bestehen, müssen Sie sich für die Zeit ein Paar extra große Schuhe zulegen. Eine Basis-Um-standsgarderobe für den Winter könnte so aussehen:

ein gutes Kleid • ein Rock • zwei schwarze Hosen • vier Paar schwarze blickdichte Strumpfhosen • ein langer wei-ter Pullover • Umstands-Jeans • zwei Schwangerschafts-BHs (vielleicht ein heller und ein dunkler) • geräumige baumwollene Unterhosen.

Sommer

Bitte vergessen Sie, dass Polyester erfunden wurde. Greifen Sie zu Baumwolle oder Mikrofaser oder Rayon, wenn das Gewebe kühl und fließend ist. Schnappen Sie sich einen hünenhaften Kerl und konfiszieren Sie alle seine T-Shirts und Hemden. Eine Basis-Um-standsgarderobe für den Sommer könnte so aussehen:

ein gutes Kleid • ein bis zwei weite Kleider für jeden Tag • lange weite T-Shirts • große Herrenhemden • zwei Schwan-gerschafts-BHs (vielleicht ein heller und ein dunkler) • weite Umstandshosen • geräumige Baumwollunterhosen • Schal, Tuch oder langer weiter Pullover für kühle Abende – Sie können notfalls auch eine Pferdedecke nehmen.

Unterwäsche

◉ Der wichtigste Begriff zum Thema Unterwäsche lautet: Baumwolle.

◉ Slips können Sie unter dem Bauch tragen, wenn Sie den Bikinistil mögen; wenn Sie taillenhoch geschnittene Wäsche bevorzugen, kommen Sie wahrscheinlich auch zurecht, wenn Sie Ihr gewohntes Modell einfach in größeren Größen kaufen – falls diese dann wirklich nicht mehr ausreichen, müssen Sie wohl in richtige Schwangerschaftsunterwäsche investieren.

◉ Frauen, die Rückenprobleme haben, übergewichtig sind oder Zwillinge austragen, wird der Arzt wahrscheinlich raten, für mehr Halt und Stütze in der späten Phase der Schwangerschaft ein Bauchband oder spezielles Mieder zu tragen. Das Mieder sollte nicht so geschnitten sein, dass es Ihren Bauch kleiner aussehen lässt.

◉ Normale Strumpfhosen passen in der Regel mit fortschreitender Schwangerschaft überhaupt nicht mehr. Warum nur sind kaum mattschwarze blickdichte Umstandsstrumpfhosen auf dem Markt, deren Zwickel nicht auf halbe Höhe des Oberschenkels rutschen? Bis Sie so ein Modell finden, könnten Sie sich ein Beispiel an Superman nehmen und zum Zweck einer besseren Passform Ihre Unterhose über die Strumpfhose anziehen.

Schuhe

Ja, Ihre Füße werden größer – zum einen sind sie wahrscheinlich geschwollen wegen der Flüssigkeitsansammlung im Körper (und wenn Sie sich in ein Flugzeug setzen, schwellen sie an wie Kugelfische), und zweitens werden sie oft auch breiter und platter wegen des zusätzlichen Gewichts, das sie tragen und weil die Bänder in Ihren Füßen weicher und elastischer sind als sonst. Gut sitzende, bequeme Schuhe sind unerlässlich.

○ Möglich, dass Ihre Füße auf Dauer größer bleiben und Sie in Zukunft Ihre Schuhe eine Nummer größer kaufen müssen. Warten Sie lieber ab und sehen Sie, wie sich das Ganze entwickelt, ehe Sie haufenweise neue teure Schuhe kaufen.

○ Wenn Sie Socken tragen, kaufen Sie möglichst dünne oder Füßlinge aus dem gleichen Material wie Strumpfhosen.

○ Kaufen Sie ein Paar gute bequeme, flache Schuhe für alle Gelegenheiten, in denen Sie die nächste Zeit »wohnen« werden. Viele Schwangere bevorzugen Turnschuhe. Sie können aber auch gleich Ihre Füße in Kähne stecken.

Was passiert?

Wahrscheinlich haben Sie inzwischen die ersten Bewegungen Ihres Kindes gespürt, vielleicht auch noch nicht. In der Regel lachen oder weinen die Frauen in diesem Moment. Gleichzeitiges Lachen und Weinen ist ebenfalls gestattet. Bis andere die Bewegungen von außen spüren können, dauert es in der Regel noch eine ganze Weile. Dieses Gefühl der Verbundenheit mit Ihrem Baby bleibt eine Zeitlang Ihr ganz privates kleines Geheimnis.

Der Fetus legt immer mehr Muskelmasse zu und probiert seine neuen Muskeln mit lebhaften Bewegungen aus. Laut einem Schwangerschaftsbuch ist Ihr Baby nun so schwer wie eine mittelgroße spanische Gemüsezwiebel (Bitte lassen Sie es mich wissen, wenn Sie eine Gemüsezwiebel auftreiben, die 320 Gramm wiegt). Die Talgdrüsen in der Haut (die man braucht, damit man später Pickel produzieren kann) werden aktiv und produzieren die dicke, weiße, schmierige Substanz, Vernix caseosa genannt, die den Fetus von Kopf bis Fuß bedeckt. Es ist eine Art selbst fabrizierter Wetsuit des Fetus, der, igitt, aus Körperfett und abgestorbenen Hautzellen besteht. (Wenn Ihnen jetzt noch nicht schlecht ist, wie wäre es damit: Diese Substanz wird auch Käseschmiere genannt.) Die Käseschmiere schützt die Haut des Babys vor den Einwirkungen des Fruchtwassers und verhindert, dass sich der Fetus verletzt, wenn er gegen die Gebärmutterwand stößt. **Gewicht:** etwa 320 Gramm.

20. WOCHE

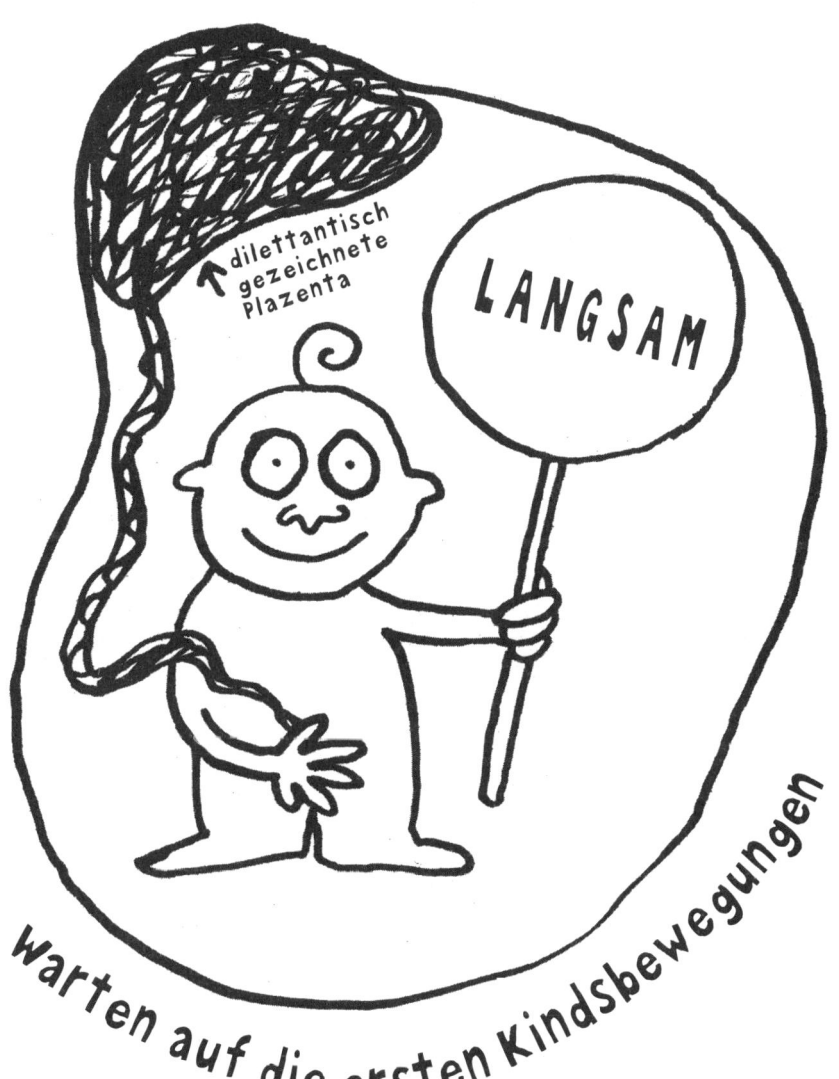

Gewichtszunahme

Die Gewichtszunahme ist ein wichtiger Bestandteil einer gesunden Schwangerschaft. Wie Sie feststellen werden, lauern allüberall Schwangerschafts-»Experten«, die zu wissen glauben, wie viel Sie an Gewicht zunehmen dürfen. Die richtige Gewichtszunahme für Sie kann sich erheblich von der für eine andere Frau unterscheiden. (Wie Sie wissen, hängt sie von Ihrer Körpergröße, Ihrem Körperbau und Ihrem ursprünglichen Gewicht ab und davon, wie viel Sie sich um die ganze Sache scheren.) Der Normbereich für die Gewichtszunahme bei einer Schwangerschaft mit einem Fetus reicht von zwölf bis sechzehn Kilo. Viele schlanke Frauen legen in der Schwangerschaft zwanzig bis dreißig Kilo zu und verlieren das Gewicht anschließend wieder.

Etwa ein Drittel des Gewichts geht auf das Konto des Babys, der Plazenta und des Fruchtwassers; den Rest machen neue Teile von Ihnen aus – erhöhtes Blutvolumen, größere Brust, Wasseransammlungen und Körperfett. Der Körper muss während einer Schwangerschaft Fettreserven anlegen, die er später für das Stillen braucht. Das Gewicht, das Sie zulegen, verteilt sich in etwa folgendermaßen:

- Baby, Plazenta, Fruchtwasser: 4,5 Kilo

- Vergrößerter Uterus: 1 Kilo

- Vergrößerte Brust: 0,5 bis 1 Kilo

- Vermehrtes Blutvolumen: 1 Kilo

- Wassereinlagerungen: 3 Kilo

- Vermehrte Fett- und Eiweißreserven: 3 Kilo

Die größte Gewichtszunahme erfolgt im vierten bis siebten Monat der Schwangerschaft.

Bei der Geburt können Sie bis zu zwölf Kilo auf einmal verlieren, das überschüssige Wasser wird in den folgenden Tagen in Form von Schweiß und Urin ausgeschieden.

Bei den Vorsorgeuntersuchungen beim Arzt oder der Hebamme werden Sie regelmäßig gewogen. Wenn diese der Meinung sind, Sie nehmen zu stark zu, bekommen Sie sicherlich Ratschläge, wie Sie sich ernähren sollen. Falls Sie zu wenig zunehmen und der Arzt oder die Hebamme sich wegen des Wachstums des Fetus Sorgen macht, wird man Ihnen eine Ultraschalluntersuchung anbieten, um die fetale Entwicklung zu überprüfen. Womöglich wird man Ihnen eine kalorienreichere Kost verordnen.

Ihr Arzt oder Ihre Hebamme wird sorgsam überprüfen, ob Sie in den letzten zehn Schwangerschaftswochen plötzlich stark an Gewicht zunehmen, was ein Hinweis für eine Präeklampsie sein kann (siehe »31. Woche«). Andere Komplikationen in Zusammenhang mit einer allzu starken Gewichtszunahme sind Schwangerschaftsdiabetes, Bluthochdruck, Krampfadern, Hämorrhoiden und eine unkontrollierbare Sucht nach Eis.

Lesen Sie zu diesem Thema auch »2. Woche«: »Ernährung und Nahrungsergänzung« und »15. Woche«: »Sport«.

cm
1
2
3
4
5
6
7
8
9
10
11
12
13
14
15
16
17
18
19

Was passiert? Vielleicht leiden Sie hin

und wieder an Sodbrennen und Verdauungsstörungen. Gewöhnen Sie sich daran, dass die Leute Ihren Umfang kommentieren: »Sie haben ja kaum zugelegt, wenn man bedenkt, wie weit Sie schon sind«, oder »Ach du liebe Güte, Ihr Bauch ist ja riesig!« – solche Sätze werden Sie von nun an zu hören bekommen, manchmal an einem einzigen Tag. Jetzt ist eine gute Zeit, einmal einen ganzen Tag mit einer Freundin oder der Freundin einer Freundin zu verbringen, die ein neugeborenes Baby zu versorgen hat, damit Sie ein Gefühl dafür bekommen, was Sie erwartet.

Die Augenlider des Fetus sind noch geschlossen (bis zur siebenundzwanzigsten Woche), aber er kann bereits Geräusche aus Ihrem Körper und von außen hören. Das Gehirn wächst nun rasch, seine Oberfläche ist aber immer noch sehr glatt, ganz anders als das Gehirn eines Erwachsenen, wie wir es von den Bildern aus dem Biologiebuch kennen. **Gewicht:** etwa 390 Gramm.

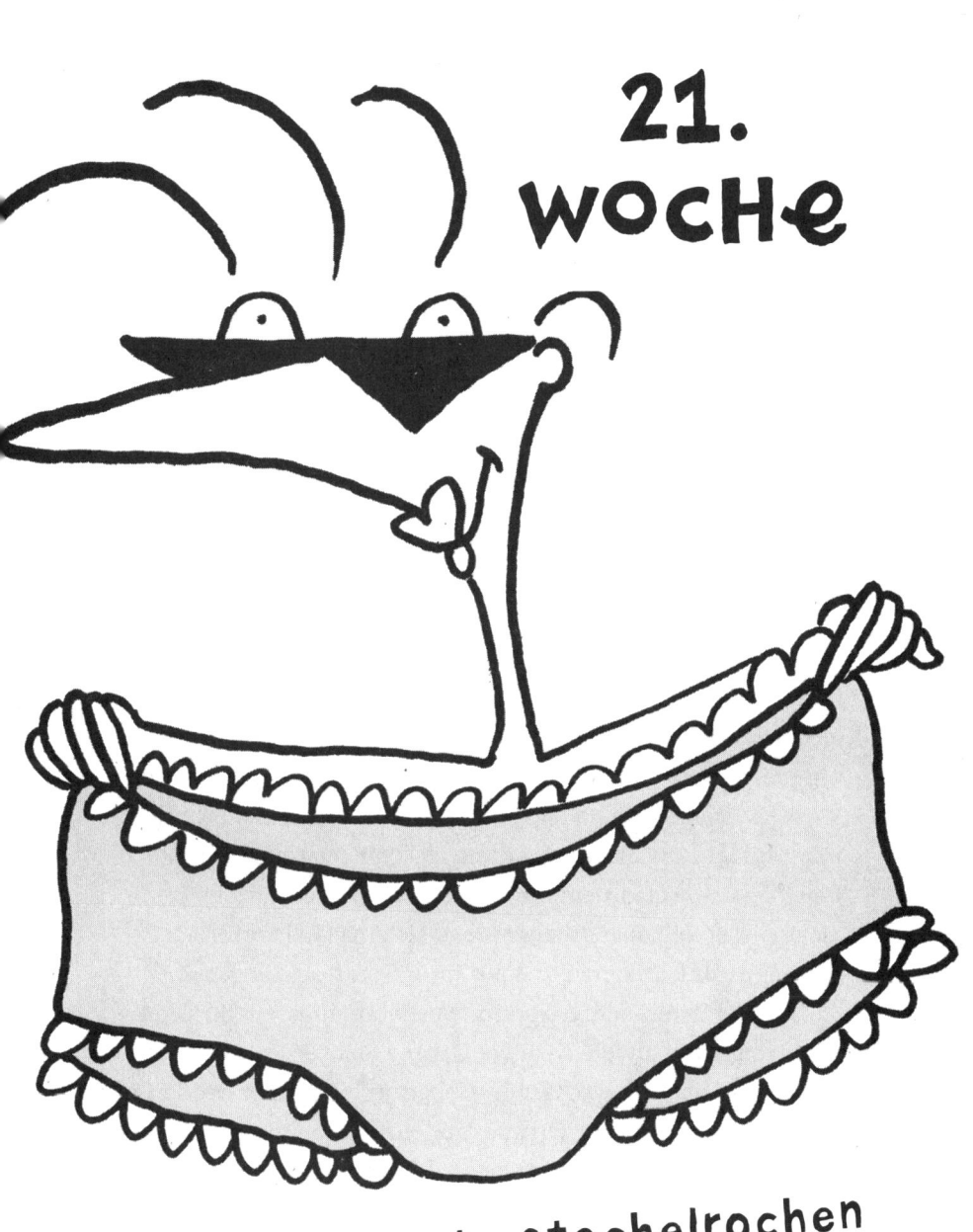

21. WOCHE

Man könnte Stachelrochen
in meinen Unterhosen fangen

Am Arbeitsplatz

Wenn Ihre Schwangerschaft normal verläuft und Sie an Ihrem Arbeitsplatz keinen Gesundheitsrisiken ausgesetzt sind, gibt es keinen Grund, warum Sie nicht so lange berufstätig bleiben sollen, wie Sie wollen und wie Ihr Arzt es für angemessen hält. Die gesetzliche Schutzfrist für werdende Mütter beginnt in Deutschland sechs Wochen vor dem errechneten Geburtstermin. Sollte es vorher zu ernsteren Komplikationen in Ihrer Schwangerschaft kommen, wird Ihr Arzt Ihnen unter Umständen raten, früher Ihre Berufstätigkeit einzuschränken oder ganz aufzugeben, und Sie krankschreiben.

Die meisten Frauen schätzen es, wenn sie ein bisschen Zeit für sich allein haben, ehe der Horror beginnt. Der Horror! Verzeihung. Ich wollte sagen, das unvergleichlich großartige, innige Erlebnis der Geburt und die überaus bereichernde Erfahrung, sich um ein neugeborenes Baby kümmern zu dürfen. In den letzten Wochen vor der Entbindung werden Sie sich wahrscheinlich sehr müde fühlen, und Sie werden Ihren dicken Bauch als zunehmend lästig und unbequem empfinden. Es schadet sicher nicht, wenn Sie in dieser Zeit ausreichend ruhen, sich maßvoll körperlich betätigen, gesund ernähren und positiven Gedanken hingeben.

Von der zweiunddreißigsten Woche an müssen Ihr Herz, Ihre Lunge und andere wichtige Organe Schwerstarbeit leisten. Außerdem übt die wachsende Gebärmutter immer größeren Druck auf Ihre inneren Organe aus. Ihre Wirbelsäule, Gelenke und Muskeln werden immer stärker belastet, zudem ist es durchaus möglich, dass Sie noch vergesslicher und schusseliger werden. Ganz zu schweigen davon, dass ab der sechsunddreißigsten Woche der Kopf des Babys immer wieder auf den Muttermund

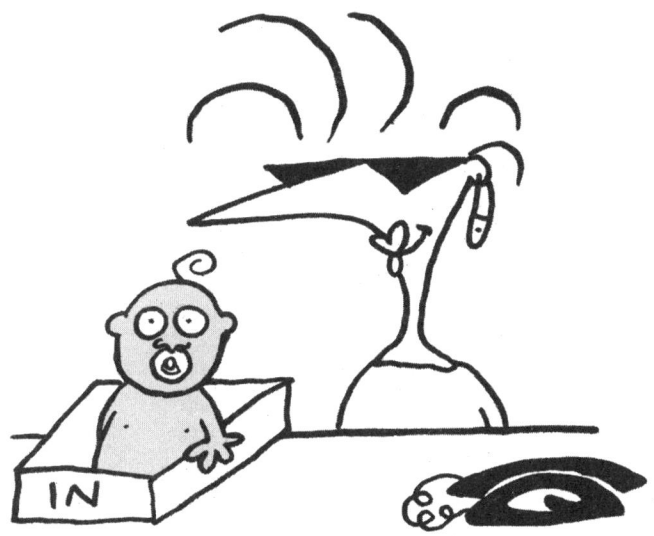

drückt, manchmal so stark, dass Sie am liebsten fluchen würden und das Gesicht verziehen, als würden Sie plötzlich an nervösen Zuckungen leiden – ein nicht gerade vorteilhafter Anblick während einer Besprechung im Büro.

Wenn Sie einen Job haben, bei dem Sie viel stehen müssen, kann die Arbeit in den letzten Wochen wirklich schwierig werden. Selbst eine Schreibtischtätigkeit ist dann oft anstrengend genug. Wahrscheinlich würden Sie am liebsten die ganze Zeit auf der Couch liegen und Zeitschriften oder DVDs anschauen.

Manche Ärzte empfehlen, nach der vierundzwanzigsten Woche mit der Arbeit aufzuhören, wenn Sie dabei mehr als vier Stunden ununterbrochen stehen müssen, beziehungsweise nach der zweiunddreißigsten Woche, wenn Sie pro Arbeitsstunde eine halbe Stunde stehen müssen.

Auch müssen Sie mit Ihrem Arzt sprechen, wenn Sie fürchten, am Arbeitsplatz Teratogenen ausgesetzt zu sein – Substanzen oder Arbeitsbedingungen, die Ihrem Baby schaden können (siehe »4. Woche«: »Wie Sie Ihren Embryo und Fetus schützen können«). Dazu gehören Tätigkeiten, die schweres Tragen oder Heben oder häufiges Bücken erfordern oder Schichtarbeit, die den Schlaf- und Essrhythmus empfindlich durcheinanderbringen kann.

Für das Verhältnis zu Ihren Arbeitskollegen gilt: Handhaben Sie persönliche Dinge so wie sonst im Leben auch – vertrauen Sie nicht alles jedem x-Beliebigen an, vor allem, wenn die Person klatschsüchtig ist oder wenn Ihre Schwangerschaft sie völlig kalt lässt oder ihr bei der bloßen Erwähnung des Wortes Schwangerschaft schon die Augen zufallen. Wenn Sie dies beherzigen, werden Sie sich in der Zeit, bis der Mutterschutz in Kraft tritt, und auch später, wenn Sie an Ihren Arbeitsplatz zurückkehren, professioneller und selbstbewusster fühlen.

Sie sollten Ihren Arbeitgeber möglichst frühzeitig von Ihrer Schwangerschaft unterrichten. Damit ist er verpflichtet, die Schutzvorschriften des Mutterschutzgesetzes auf Ihre Person und Ihren Arbeitsplatz anzuwenden. Wenn dem Arbeitgeber die Schwangerschaft bekannt ist, darf er Ihnen nicht mehr kündigen, außerdem muss er Ihnen ohne finanzielle Einbuße frei geben, wenn Sie Arzttermine haben oder zur Vorsorgeuntersuchung gehen wollen. Arbeitgeber reagieren sehr unterschiedlich auf Schwangerschaft und Mutterschutzregelungen. Die einen sind entgegenkommend und erleichtern auch nach der Geburt den Frauen die Rückkehr an den Arbeitsplatz mit flexibler Arbeitszeit, weil sie Kosten-Nutzen-Rechnungen angestellt und gemerkt haben, dass sie damit im Endeffekt billiger davonkommen, als wenn sie immer wieder neue Mitarbeiterinnen ausbilden müssen (die ebenfalls nach einiger Zeit schwanger werden können). Andere Arbeitgeber wiederum versuchen ungeachtet der gesetzlichen Bestimmungen Ihnen zu kündigen, sobald sie von der Schwangerschaft erfahren.

Wahrscheinlich sind Sie vollauf damit beschäftigt, weiterhin so verlässlich und professionell zu arbeiten wie vorher. Es kann gut sein, dass Sie tatsächlich ganz anders fühlen, dass Sie Ihre Gefühle verbergen müssen, weil Sie sich Sorgen machen, Sie könnten etwas übersehen. Es folgen einige Tipps, die Ihnen vielleicht helfen.

- Halten Sie an Ihrem Arbeitsplatz stets einen kleinen Vorrat an gesunden Snacks bereit, damit Sie immer etwas zu essen haben, wenn der Hunger Sie überkommt. Außerdem können Sie damit verhindern, dass Ihr Blutzuckerspiegel absinkt und die Übelkeit überhandnimmt (vor allem im ersten Schwangerschaftsdrittel).

- Machen Sie es sich bequem. Legen Sie so oft wie möglich die Füße hoch. Erledigen Sie, wenn möglich, Arbeiten eher im Sitzen als im Stehen. Gönnen Sie sich öfter kleine Pausen, in denen Sie ein paar Gymnastikübungen machen oder in die Hocke gehen, als Vorbereitung auf die Wehen. Wenn Sie die meiste Zeit am Schreibtisch sitzen, unterbrechen Sie Ihre Arbeit des Öfteren, gehen Sie ein paar Schritte, machen Sie Dehnübungen. Trinken Sie viel Wasser. Wenn Sie wirklich sehr müde sind, nutzen Sie die Mittagspause für ein kleines

Schläfchen, warum nicht in einem Büroraum, der gerade nicht benutzt wird, wobei Sie organisieren sollten, dass jemand Sie rechtzeitig wieder aufweckt. Vergessen Sie über dem Schlafen das Essen nicht.

○ Schalten Sie einen Gang zurück. Nehmen Sie sich nach Möglichkeit Arbeit mit nach Hause, oder gehen Sie rechtzeitig heim, um sich auszuruhen.

○ Wenn Ihre Arbeit sehr viel Stress verursacht, versuchen Sie es mit Yoga oder Meditation und eignen Sie sich ein paar gute Entspannungstechniken an.

○ Zeichnen Sie sich alles auf, was Ihre Arbeit betrifft, führen Sie darüber eine Art Tagebuch und werfen Sie jeden Morgen einen Blick hinein. Schreiben Sie Listen. Verwenden Sie Haftetiketten als Gedächtnisstützen. Kennzeichnen Sie Ihre Akten übersichtlich, vielleicht mit Farbe. Beauftragen Sie einen Kollegen oder Mitarbeiter, Sie an Dinge zu erinnern, einschließlich: »Gehen Sie in die Mittagspause und essen Sie etwas.«

Wenn Sie das Gefühl haben, dass man Sie wegen Ihrer Schwangerschaft diskriminiert, wenden Sie sich an Ihren Betriebsrat, Ihre Gewerkschaft, die Gewerbeaufsicht oder einen Rechtsanwalt.

Ihre Aufzeichnungen

Beeinträchtigt die Schwangerschaft Ihre Arbeit? Falls ja, in welcher Weise?

Beschreiben Sie Ihre berufliche Tätigkeit oder was Sie den ganzen Tag lang tun. (Ihr Kind wird sich einmal dafür interessieren.)

cm
—1
—2
—3
—4
—5
—6
—7
—8
—9
—10
—11
—12
—13
—14
—15
—16
—17
—18
—19

Was passiert? Möglicherweise haben Sie

Rückenschmerzen, Beinkrämpfe, Krampfadern, wilde Träume und fühlen sich unerklärlich ruhig und gelassen. Jetzt erfolgt die stärkste Gewichtszunahme im zweiten Trimenon. Bei all den Kilos, die Sie nun zulegen, macht der Gewichtsanteil des Babys nur einen relativ kleinen Teil aus. Der Rest geht auf das Konto anderer Dinge, die Sie nun dringend brauchen, beispielsweise Blut, Fruchtwasser, größere Brüste, notwendige Fettreserven und, ähem, Käsekuchen.

In der unteren Etage werden nun möglicherweise bereits bühnenreife Salti gesprungen. Das innere Ohr des Fetus ist ausgewachsen. Seine Augenbrauen sind zu erkennen, ebenso das Kopfhaar (sofern Ihr Baby nicht kahl ist). Die Lungenbläschen beginnen mit der Produktion einer Substanz namens Surfactant, die, ähnlich einem Geschirrspülmittel, die Oberflächenspannung senkt und verhindert, dass die Lungenbläschen beim Ausatmen zusammenfallen. **Gewicht:** etwa 460 Gramm.

22. WOCHE

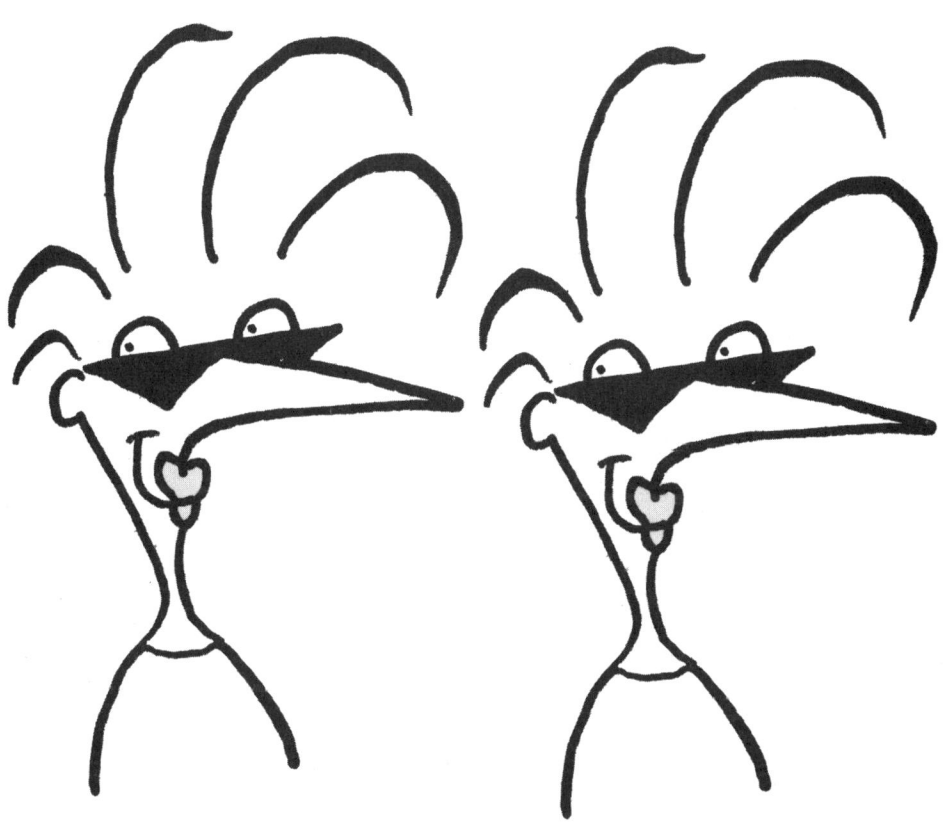

Abb. a:
Sie macht
Beckenboden-
gymnastik

Abb. b:
Sie macht keine
Beckenboden-
gymnastik

Die Haut

Eine Menge Dinge passieren in der Schwangerschaft mit Ihrer Haut. Alle Organe machen Überstunden, mit der Folge, dass mehr Talg, Schweiß und Pigmente produziert werden. Blut fließt vermehrt und dichter an der Hautoberfläche, wodurch die Temperatur der Haut ansteigt; die gesteigerten Absonderungen der Talgdrüsen machen die Haut glänzender und verleihen ihr den typischen rosigen Schimmer schwangerer Frauen. Wasseransammlungen sorgen dafür, dass die Haut elastischer und praller wirkt. Die notwendigen Fettreserven, die der Körper bildet, können bewirken, dass sich am Gesäß und den Oberschenkeln vorübergehend verstärkt Zellulite ansiedelt.

Es hängt von der individuellen Veranlagung ab: Obwohl viele Frauen finden, dass ihre Haut in der Schwangerschaft merklich schöner aussieht, bekommen andere plötzlich Pickel oder gar Akne oder leiden an trockener, schuppiger Haut. Das Östrogen verlangsamt die Produktion der Talgdrüsen, doch das Proges-

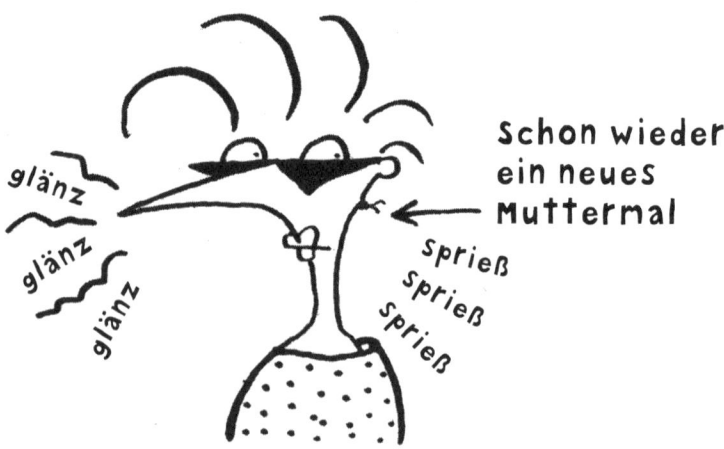

glänz glänz glänz

Schon wieder ein neues Muttermal

sprieß sprieß sprieß

teron regt sie an – und beide Hormone sind sehr aktiv in der Schwangerschaft. Die meisten Hautveränderungen, auch die sogenannten Fibroepitheliome (skin tags), sind nur vorübergehend, aber einige bleiben Ihnen für den Rest Ihres Lebens erhalten: Vielleicht sind Ihre Brustwarzen von nun an dunkler als früher, möglicherweise verschwinden auch ein paar Muttermale und Schwangerschaftsstreifen nicht mehr, sie verblassen jedoch mit der Zeit und sind dann nur noch deutlicher zu sehen, wenn Sie bei Neonlicht nackt herumlaufen.

Pigmentveränderungen

Pigmentveränderungen treten auf, wenn sich verstärkt Melanin in die Haut einlagert. Ursache ist eine erhöhte Produktion des Hormons MSH (Melanozyten stimulierendes Hormon), das auf die Zellen wirkt, die für die Farbe Ihrer Haut verantwortlich sind. Bei Frauen mit dunkler Haut sind diese Farbveränderungen in der Regel deutlicher zu sehen. Eine mögliche Erklärung für diese Veränderungen wäre, dass dunkle Brustwarzen für Babys deutlicher zu erkennen sind. Wenn Sie helle Haut und rötliches Haar haben, sind diese Veränderungen gewöhnlich weniger ausgeprägt.

Linea nigra

Die dunkle Linie, Linea nigra genannt, die in der Mitte Ihres Unterbauchs vom Nabel abwärts bis zur Schamhaargrenze verläuft, erscheint oft in der vierzehnten Woche, manchmal erst mehrere Wochen später. (Diese Linie ist eigentlich schon vor einer

Schwangerschaft vorhanden – sie wird phantasievoll und fälschlich als Linea alba bezeichnet, »weiße Linie« – obwohl sie kaum sichtbar ist, egal, ob die Frau einen hellen oder dunklen Hautton hat.)

Die Haut um und in Ihrem Nabel kann ebenfalls dunkler werden. Auch vorher existierende Muttermale, Leberflecken und Sommersprossen können sich dunkel verfärben, desgleichen die Haut unter den Augen, den Armen, an den Innenseiten der Oberschenkel und um die Geschlechtsteile. Manche Schwangerschaftsexperten behaupten, die Scheide färbe sich violett. Aber wer traut sich schon, das nachzuprüfen? Es spielt keine Rolle, welche Farbe sie hat. (Lügen Sie einfach. Nun ja, wenn sie sich hellgrün verfärben würde, müsste man sich vielleicht Sorgen machen.) Ach, glauben wir's ihnen einfach.

Pigmentflecken

Unregelmäßige, fleckige Verfärbungen, Chloasmen genannt, können in Ihrem Gesicht auftreten; die »Zorro«-Fans unter den Ärzten sagen dazu auch »Schwangerschaftsmaske«. Diese Flecken sind dunkel bei Frauen mit heller Haut und hell bei Frauen mit dunkler Haut. Man geht davon aus, dass starke Farbveränderungen der Haut mit einem Mangel an Folsäure zusammenhängen. Sonneneinwirkung verstärkt diese Flecken, vor allem im Gesicht. Tragen Sie eine Kopfbedeckung und verwenden Sie Sonnencreme mit einem Schutzfaktor von mindestens 15.

Schwangerschaftsstreifen

Die meist als Schwangerschaftsstreifen bezeichneten Dehnungs-
streifen – dünne rosafarbene, rötliche bis violette Streifen auf
heller Haut und eher bräunliche Streifen auf dunkler Haut – entstehen, wenn die Kollagenfasern in der Haut überdehnt werden
und reißen. Sie können am Busen, Bauch, an den Oberschenkeln und Hüften auftreten. (Dasselbe Hormon, das die Bänder
während der Schwangerschaft elastischer macht, Relaxin, ver-
mindert auch den Kollagengehalt in den Hautfasern und lässt
sie so fragiler werden.) Nach der Schwangerschaft verblassen die
Dehnungsstreifen zu perlmuttfarbenen Streifen, die normalerweise kaum mehr auffallen.

Sie können Schwangerschaftsstreifen weder aufhalten noch
heilen, aber da sie entstehen, wenn die Haut gezwungen wird,
sich in relativ kurzer Zeit stark zu dehnen, treten sie vermehrt
und massiver auf, wenn man sehr schnell sehr stark an Gewicht
zunimmt. Wie viele Streifen Sie bekommen und wie rasch sie
wieder verblassen, hängt von Ihrem Hauttyp und Körperbau ab
und ist Veranlagung. Bei manchen Frauen sind der Elastin- und
Kollagengehalt der Haut höher als bei anderen.

Eine allmähliche und maßvolle Gewichtszunahme kann dazu
beitragen, dass sich die Anzahl der Dehnungsstreifen in Grenzen
hält. Eine gute Ernährung mit reichlich Eiweiß und Vitamin C
ist hilfreich, damit Ihre Haut insgesamt gesund bleibt. Manche
Frauen schwören auf eine Vitamin-E-haltige Hautcreme, doch
die Wirksamkeit von Vitamin E ist wissenschaftlich nicht nach-
gewiesen, und viele Frauen, die eine Vitamin-E-haltige Creme
verwenden, bekommen dennoch Schwangerschaftsstreifen.

Fibroepitheliome (Skin Tags)

Fibroepitheliome sind kleine warzenähnliche Hautanhängsel, die bisweilen in der Schwangerschaft an Stellen erscheinen, an denen die Haut durch Reibung gereizt wird, etwa entlang des unteren Stützbandes des Büstenhalters oder unter den Armen. Ursache ist eine Überaktivität kleiner Hautstellen. Manchmal verschwinden sie ein paar Monate nach der Geburt von selbst, manchmal behält man sie ein Leben lang. (Sie können sie jedoch vom Hautarzt entfernen lassen.) Warten Sie einfach ab, wie sich Ihre Fibroepitheliome entwickeln.

Sichtbare Blutgefäße

Bei manchen Frauen erscheinen im Gesicht, besonders auf den Wangen, kleine spinnenförmige Äderchen. Sie entstehen, wenn sich durch den vermehrten Blutfluss in der Schwangerschaft ein Blutgefäß erweitert und kleinste Blutadern von diesem Gebiet ausgehen. Blaue Linien unter der Hautoberfläche, auf den Brüsten und am Bauch sind ein Zeichen der vermehrten Blutmenge, die jetzt durch Ihren Körper zirkuliert. In der Regel verschwinden diese Erscheinungen nach der Geburt wieder. Dicke Krampfadern an den Beinen können schmerzhaft sein. Ihr Arzt wird Ihnen erklären, wie man sie vermeiden kann (in der Regel: Beine so oft wie möglich hochlegen und Stützstrumpfhosen tragen). Oft bilden sich die Krampfadern nach der Schwangerschaft von allein zurück. In schweren Fällen müssen sie operativ entfernt werden.

Hautausschlag, Flecken

Wenn in der Schwangerschaft die vermehrte Blutzirkulation mit einer erhöhten Körpertemperatur, Schwitzen und Hautreizung durch Reiben zusammentrifft, kann es zu einem Hautausschlag kommen, der oftmals mit lästigem Jucken verbunden ist. Hilfreich ist luftdurchlässige Kleidung aus Baumwolle und die Verwendung eines seifenfreien Duschgels oder Ölbades bei der Körperpflege. (Fragen Sie Ihren Apotheker.)

Rote Flecken erscheinen bisweilen im Gesicht, am Oberkörper, an den Armen, Handflächen und Fußsohlen. Ursachen sind wiederum eine erhöhte Durchblutung und erweiterte Blutgefäße. Die Flecken gehen in der Regel nach der Schwangerschaft zurück.

Manche Medikamente gegen Akne oder Schuppenflechte können die Entwicklung des Fetus erheblich gefährden. Sprechen Sie mit Ihrem Arzt über alternative Behandlungsmethoden. Hautleiden wie Ekzeme oder Schuppenflechte bessern sich oft in der Schwangerschaft.

Was passiert?

Ihre Gebärmutter drückt immer stärker auf die Blase, folglich wird der Harndrang noch häufiger. Vielleicht spüren Sie erstmals leichte und kurze Wehen, sogenannte Braxton-Hicks-Kontraktionen (sie treten bei manchen Frauen auch erst in einigen Wochen auf oder bleiben ganz aus).

Bei Ihrem Fetus geht richtig die Post ab, was sein Wachstum und die Ausreifung seines Gehirns angeht. Einige Forscher sind der Ansicht, der Fetus fange in diesem Stadium bereits zu denken an. Andere wiederum sind zurückhaltender und meinen, dieser Zeitpunkt lasse sich nicht mit Sicherheit bestimmen, womöglich setze das Denken erst viel später ein. (Wahrscheinlich ist es ohnehin nur so belangloses Zeug wie »Klasse, am Finger nuckeln macht wirklich Spaß« oder »La, la, la, was auch immer« oder »Ziemlich feucht hier drinnen, wie?«.) Die Haut wächst nun sehr rasch, doch in der Schicht darunter hat sich noch kaum Fett gebildet, um sie schön prall zu machen, deshalb sieht sie noch ziemlich schrumpelig aus. **Gewicht:** etwa 540 Gramm.

Die durchschnittliche Länge Ihres Fetus vom Kopf bis zum Steiß in dieser Woche

| cm | 1 | 2 | 3 | 4 | 5 | 6 | 7 | 8 | 9 | 10 | 11 | 12 |

23. WOCHE

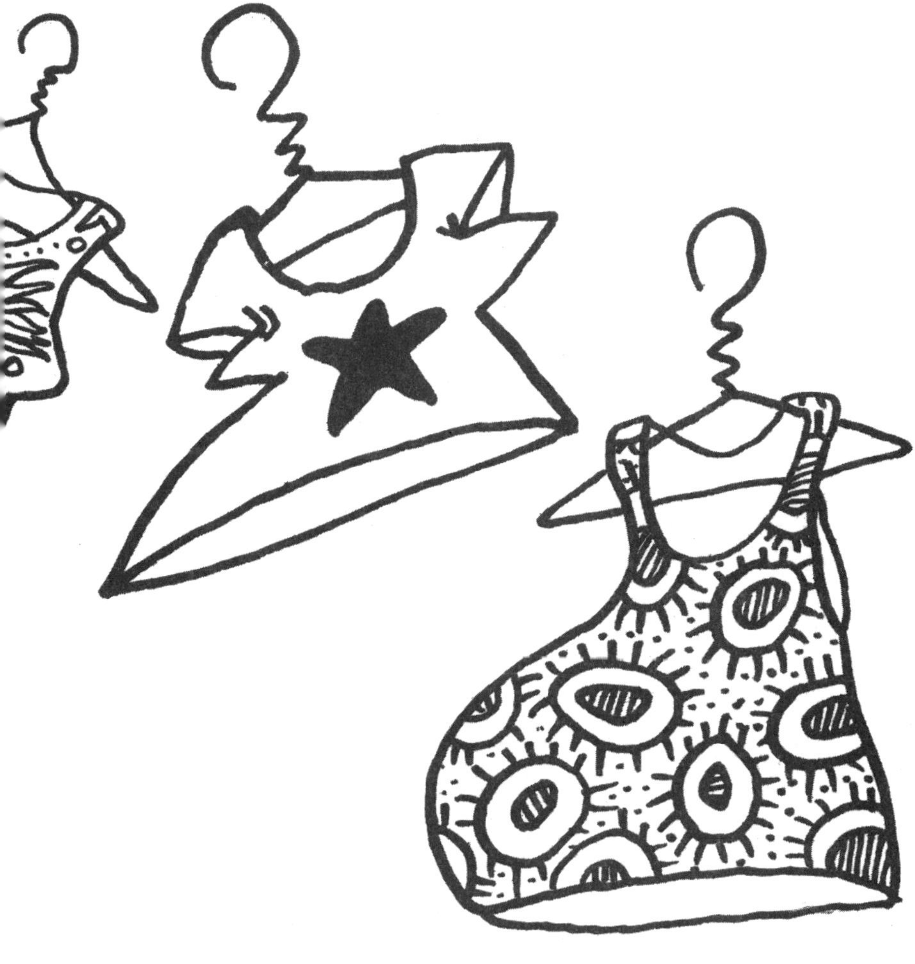

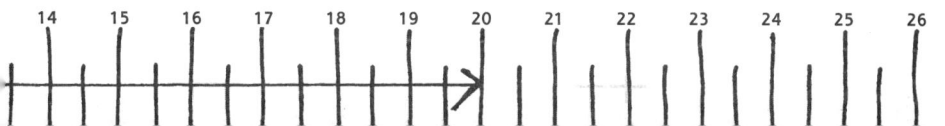

Reisen

Die beste Zeit für Ferienreisen ist das zweite Schwangerschaftstrimenon – Ihnen ist nicht übel, das Risiko, dass Wehen einsetzen könnten, ist gering, Sie haben Schwung und Energie, Ihr Bauch ist noch nicht so groß und behindert Sie kaum, und es ist noch ziemlich unwahrscheinlich, dass man Sie im Dunklen mit einem wilden Tier verwechseln könnte.

Falls es Sie in Gefilde zieht, wo es heiß und feucht ist und die Moskitos ausgelassene Feste feiern, denken Sie lieber noch einmal über Ihr Reiseziel nach. Durch die Schwangerschaft ist Ihre Körpertemperatur ohnehin höher als normal. Auch Ziele im Hochgebirge, die über 2000 Meter liegen, sind nicht zu empfehlen, weil Sie und Ihr Baby unter Sauerstoffmangel leiden könnten.

Suchen Sie sich ein Urlaubsziel aus, wo Sie gut und gesund essen können und Ruhe und Entspannung finden, doch ehe Sie fest buchen, sollten Sie sich auf jeden Fall grünes Licht von Ihrem Arzt oder Ihrer Hebamme geben lassen. Jetzt ist eine denkbar ungünstige Zeit für die Trekkingtour in der Mongolei auf dem Rücken einer Ziege, die Sie vor zwei Jahren geplant haben.

Wenn Sie das Glück haben, in einem entwickelten Land zu leben, sollten Sie nicht auf die Idee kommen, ausgerechnet jetzt in ein Entwicklungsland zu reisen. In Ihrem Zustand können Sie sich womöglich nicht die empfohlenen Impfungen geben lassen, Sie setzen sich und Ihr Baby Krankheitsrisiken aus und überlassen sich jener Art medizinischer Versorgung, über die man beängstigende Dokumentarfilme dreht. Wenn Sie partout in ein Gebiet fahren wollen, in dem Probleme mit dem Magen-Darm-Trakt wahrscheinlich sind, sollten Sie sich für Ihre Reiseapotheke von Ihrem Arzt Medikamente gegen Durchfall geben lassen, die auch Schwangere einnehmen können. Achten Sie unbedingt darauf, dass Ihr Körper nicht zu viel Flüssigkeit verliert.

Wenn Sie eine Fernreise anvisieren, sollten Sie sich vorher informieren, welche Leistungen Ihre Reisekrankenversicherung übernimmt. In den USA, dem höchst entwickelten Land der Welt, ist das Gesundheitssystem auf einem erschreckend niedrigen Niveau. Fragen Sie Ihren Arzt, wie Sie an Ihrem Reiseziel einen Arzt ausfindig machen können, der Ihre Sprache spricht – im wortwörtlichen Sinn. Verreisen Sie nie ohne Ihren Mutterpass und einer Liste mit Telefonnummern, unter denen Ihr Arzt in seiner Praxis und privat zu erreichen ist. Wenn Sie ein Problem haben, rufen Sie Ihren Arzt in Ihrem Heimatland an, selbst wenn Sie sich in Burkina Faso befinden. Wegen der hohen Telefonkosten sollten Sie sich erst Sorgen machen, wenn Sie wieder daheim sind.

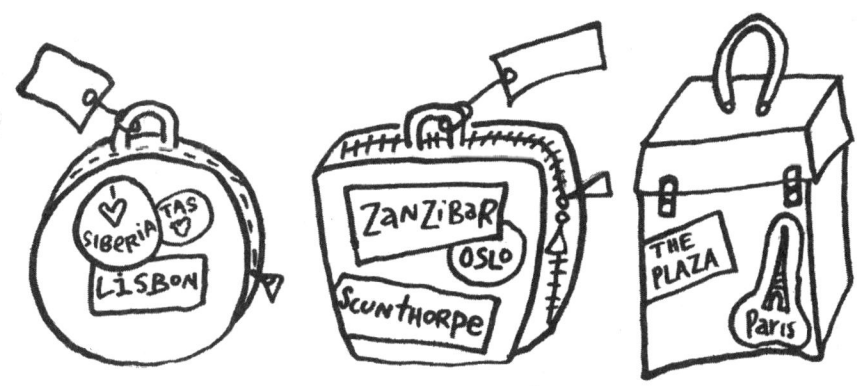

Mit dem Auto

Sie können während Ihrer gesamten Schwangerschaft Auto fahren, solange Sie sich nicht selbst aus dem Verkehr ziehen, weil Sie zu schusselig geworden sind.

○ Nehmen Sie sich für längere Fahrten etwas zu essen und zu trinken mit und ein Kissen, mit dem Sie Ihren Rücken abstützen (das Gleiche gilt für längere Zugfahrten). Die einzigen Snacks, die Sie an den meisten Raststätten kaufen können, haben den Nährwert eines zerdrückten Mars-Riegels und dreimal so viele Kalorien.

○ Legen Sie Pausen ein, in denen Sie Dehnübungen machen und sich ausruhen; gehen Sie jedes Mal, wenn Sie anhalten, auf die Toilette, damit Sie nicht während der Fahrt Ihren Harndrang unterdrücken und verzweifelt nach der nächsten Raststätte Ausschau halten müssen.

○ Legen Sie den Beckengurt unter Ihren Bauch und den Schultergurt zwischen Bauch und Brust.

○ In den beiden letzten Wochen der Schwangerschaft können Sie sich sicherheitshalber auf ein gefaltetes Handtuch setzen, damit die Polsterung nicht ruiniert wird, falls während der Fahrt Ihre Fruchtblase platzt.

Mit dem Flugzeug

Die meisten Fluggesellschaften weigern sich, eine Schwangere nach der sechsunddreißigsten Woche mitzunehmen, aus Sorge, es könnte während des Fluges zu einer Frühgeburt kommen. Welche Einschränkungen es gibt und ob die Vorlage eines ärztlichen Attests notwendig ist, hängt von den einzelnen Fluggesellschaften ab. Glauben Sie nicht, dass Sie bluffen können, indem Sie einfach am Check-in-Schalter aufkreuzen – wenn Sie keine ärztliche Bestätigung für den Entbindungstermin vorlegen können, kann es passieren, dass man Ihnen den Mitflug verweigert.

In einer Maschine ohne Druckausgleich zu fliegen, ist riskant. Die großen Maschinen haben alle Druckkabinen, aber bei kleineren Flugzeugen ist das nicht immer der Fall, deshalb müssen Sie sich vorher in Ihrem Reisebüro erkundigen. Selbst in Maschinen mit Druckausgleich kann sich der Sauerstoffgehalt der Luft manchmal verringern – wenn Sie plötzlich eine leichte Benommenheit verspüren, sollten Sie die Stewardess um Sauerstoff bitten.

- Nehmen Sie für einen Kurzurlaub oder kurzen Flug nur Handgepäck mit, damit vermeiden Sie bei der Ankunft lange Wartezeiten an der Gepäckausgabe.

- Wenn Sie Ihren Flug buchen, sagen Sie, dass Sie schwanger sind, und bitten Sie um einen Platz am Mittelgang (damit Sie bequem die Toilette erreichen und die Beine ausstrecken können), und zwar im vorderen Bereich der Maschine (so können Sie als Letzte an Bord und als Erste von Bord gehen, außerdem ist dort die Luft besser).

◗ Fragen Sie, ob bei der Menüauswahl vegetarische oder fett-reduzierte Speisen angeboten werden, weil diese unter Umständen schmackhafter und bekömmlicher sind.

◗ Erkundigen Sie sich bei Ihrem Arzt nach Ihrem individuellen Risiko, auf dem Flug eine Thrombose zu bekommen.

◗ Trinken Sie bei längeren Flugreisen viel – Wasser, verdünnte Fruchtsäfte oder Milch –, aber keinen Alkohol, Tee oder Kaffee. Nehmen Sie gesunde Snacks mit an Bord.

◗ Gehen Sie so oft wie möglich ein paar Schritte und machen Sie zwischendurch Dehnübungen. Während Sie sitzen, sollten Sie immer wieder die Füße strecken, beugen und kreisen, damit die Blutzirkulation angeregt wird.

◗ Tragen Sie bequeme Schuhe und dicke Socken, denn Ihre Füße werden während eines längeren Flugs noch mehr anschwellen als in nichtschwangerem Zustand. Tragen Sie Stützstrumpfhosen, wenn Sie an Krampfadern leiden. Gut möglich, dass Ihre Knöchel nach dem Flug noch ein bis zwei Tage lang geschwollen bleiben (siehe »28. Woche«: »Schwellungen und Wasseransammlungen im Körper«).

◗ Um die Wasseransammlungen leichter wieder loszuwerden, können Sie auf die Reise einen Teezubereiter, getrocknete Löwenzahnblätter und getrocknete Pfefferminze mitnehmen – im Handgepäck, damit diese Dinge nicht versehentlich in Botswana landen, wenn Sie nach Fangataufa wollen. (Nehmen Sie nicht die getrockneten Wurzeln des Löwenzahns oder »Ersatzkaffee« aus dieser Pflanze. Getrocknete Löwenzahnblätter sehen aus wie Dope – ohne angemessene Etikettierung wird sich unter Umständen der Zoll damit beschäftigen.) Geben Sie zwei oder mehr Teelöffel Löwenzahnblätter und einen Teelöffel Pfefferminze in den Teezubereiter und gießen Sie mit heißem Wasser auf; lassen Sie das Ganze über Nacht ziehen und trinken Sie den Tee zum Frühstück.

Unterwegs

▶ Nehmen Sie Ihr eigenes Kopfkissen mit (in einem dunklen oder gemusterten Bezug, damit Sie es nicht vergessen und zurücklassen). Auf diese Weise haben Sie noch ein zweites Kissen zur Verfügung, mit dem Sie Ihren Bauch stützen oder das Sie zwischen die Beine legen können.

▶ Führen Sie in Ihrer Handtasche Wichtiges für unterwegs mit, etwa Papiertaschentücher (möglich, dass plötzlich Ihre Nase läuft oder Sie Toilettenpapier brauchen), Ohrstöpsel und eine Schlafmaske.

▶ Denken Sie nicht einmal im Traum daran, Schuhe mit hohen Absätzen einzupacken.

▶ Reisen Sie mit leichtem Gepäck. Einige Kosmetikfirmen bieten zu diesem Zweck Körperpflegeprodukte in Reisegrößen an. Raffiniert, aber teuer – es geht auch billiger. Füllen Sie Cremes, Shampoo und dergleichen in kleine Plastikbehälter (erhältlich in Drogerien und Kaufhäusern) oder sammeln Sie Kosmetikpröbchen, und nehmen Sie nur so viel mit, wie Sie während Ihres Aufenthalts brauchen.

▶ Packen Sie unkomplizierte, vielseitige Kleidungsstücke ein. Für eine drei-, viertägige Geschäftsreise etwa kommen Sie wunderbar zurecht mit einem schwarzen Kleid aus Mikrofaser (Mikrofaser braucht man nicht zu bügeln, und Schwarz wird nicht so schnell schmuddelig), zwei Paar Strumpfhosen, einer schwarzen Hose (Mikrofaser oder Baumwolle), zwei kurz- oder langärmeligen T-Shirts oder Blusen, zwei Paar Socken, vier Slips, zwei BHs und ... äh ... einem Blazer. Wenn Sie niemanden zur Seite haben, der die ganze Zeit Ihr Gepäck trägt, sollten Sie so planen, dass Sie alles in einem Bordcase als Handgepäck mit ins Flugzeug nehmen können (sofern die Fluggesellschaft dies zulässt). Oder Sie nehmen einen kleinen Rollenkoffer und bitten einen Mitreisenden, ihn für Sie vom Gepäckband zu heben.

Sie sind nun für jedermann sichtbar schwanger. Wenn Sie vermeiden wollen, dass Ihre Mitreisenden Sie im Zug, Bus oder Flugzeug mit Fragen nerven, lesen Sie irgendein erotisches Buch mit einem schaurigen Einband. Sie werden überrascht sein, wie sehr die Leute Sie plötzlich in Ruhe lassen.

Ihre Aufzeichnungen

Erstellen Sie ein Zeitdokument für Ihr Kind:
Welche Themen erscheinen in den Nachrichten dieser Woche?

Welches sind die derzeit beliebtesten Songs?
(Namen der Gruppen und Sänger)

Welches sind die beliebtesten Kinofilme?
(Namen der Schauspieler)

Was ist in der Mode derzeit total »in«?

Was passiert? Möglich, dass Sie nun häufig an Verstopfung leiden.

Unregelmäßigkeiten in der Blutzirkulation können dazu führen, dass Ihr Blutdruck absinkt und Sie sich schwach und schwindlig fühlen. Dies passiert leicht, wenn Sie flach auf dem Rücken liegen, denn dann drückt das Gewicht der Gebärmutter auf die große dicke Vene (die untere Hohlvene), die das Blut aus der unteren Körperregion zurück zum Herzen führt. Wenn Ihnen irgendwie komisch zumute wird, ändern Sie Ihre Liegeposition, und es wird Ihnen bald wieder besser gehen.

Viele Babys, die in diesem Stadium geboren werden, überleben dank intensiver medizinischer Versorgung, aber eine Garantie dafür gibt es keinesfalls. Das größte Problem ist die Lunge des Fetus, die noch nicht ganz ausgereift ist; wenn also Ihr Baby zum jetzigen Zeitpunkt auf die Welt käme, müsste es künstlich beatmet werden. Der Fetus sieht immer noch recht mager aus, verglichen mit den molligen Wonneproppen, die wir von den Fotografien von Anne Geddes kennen, aber allmählich wird er rundlicher. **Gewicht:** etwa 630 Gramm.

Die durchschnittliche Länge Ihres Fetus vom Kopf bis zum Steiß in dieser Woche

| cm | 1 | 2 | 3 | 4 | 5 | 6 | 7 | 8 | 9 | 10 | 11 | 12 |

24. WOCHE

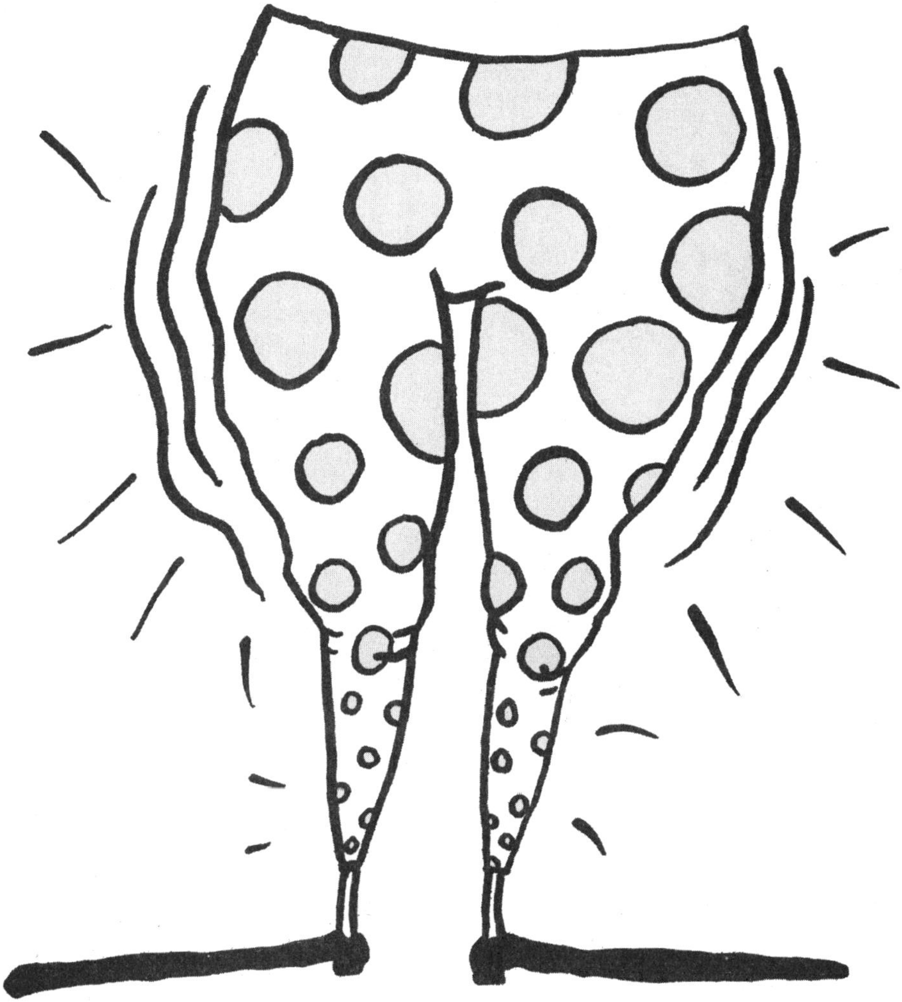

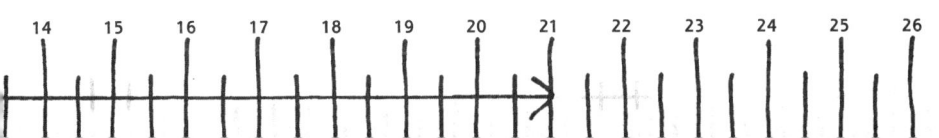

stretchhosen

14 15 16 17 18 19 20 21 22 23 24 25 26

Der Geburtsvorbereitungskurs

Fragen Sie Ihren Arzt oder Ihre Hebamme, welchen Geburtsvorbereitungskurs sie Ihnen empfehlen können. Melden Sie sich so früh wie möglich für einen Kurs an, damit Sie einen bekommen, der Ihnen auch zeitlich zusagt. Angeboten werden Kurse von allgemeinen Krankenhäusern, Geburtskliniken und Geburtshäusern sowie Hebammenpraxen, Mütterschulen und Familienberatungsstellen.

Die Krankenkassen übernehmen in der Regel die Kosten für zwölf Kursstunden. Meistens jedoch müssen Sie hinzuzahlen, da nicht jede Art der Geburtsvorbereitung erstattungsfähig ist und auch die Kosten für Ihren Partner nicht übernommen werden.

Mann beim Betrachten eines Geburtsvideos

Warum?

Ziel dieser Kurse ist es, Sie und Ihren Partner oder Ihre andere Begleitperson psychologisch und praktisch auf die Wehen und die Entbindung vorzubereiten. Nun ja, wie gut man sich eben vorbereiten kann auf etwas, das man noch nie erlebt hat. Folglich sitzen in diesen Kursen vor allem Erstgebärende und ihre Partner. (Jene, die bereits Kinder haben, nutzen wahrscheinlich die Zeit, um sich zu Hause auf der Couch auszuruhen.) Ein Teil des Kursprogramms umfasst meist praktische Fragen, die Sie als frisch gebackene Eltern beschäftigen werden – Stillen, Säuglingspflege, die richtige Babyausstattung.

Was?

Geburtsvorbereitungskurse, auch bekannt unter der Bezeichnung Horror-Video-Club, umfassen meist fünf bis acht Übungsabende im letzten Schwangerschaftstrimenon. Fragen Sie nach der Art des Vorbereitungskurses, ehe Sie sich fest anmelden. Manche laufen in Form von Vortragsreihen ab, andere haben einen weniger festen Rahmen und bieten Raum für Fragen und Gespräche. In anderen Kursen werden Atem-, Entspannungs- und Massagetechniken vermittelt, oder es stehen Gruppengespräche im Mittelpunkt, in denen die Kursteilnehmer sich über ihre Gefühle austauschen, was Schwangerschaft und Entbindung betrifft, auf klumpigen braunen Cord-Sitzsäcken herumliegen und wildfremden Menschen ihre intimsten Empfin-

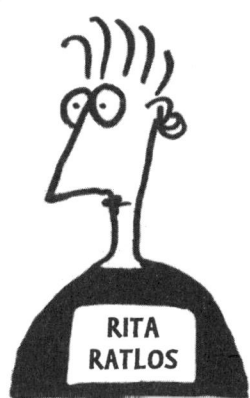

RITA RATLOS

dungen preisgeben sollen. Manche dieser Kurse legen ihren Schwerpunkt auf die körperliche Fitness während der Schwangerschaft und nach der Entbindung und bieten Gymnastikübungen oder Yoga an. Erkundigen Sie sich bei Ihrer Geburtsklinik oder auch bei örtlichen Sportvereinen oder Yogazentren.

Im Idealfall wird Ihnen Ihr Kursleiter ganz objektiv die Vor- und Nachteile verschiedener Aspekte wie etwa Medikamente gegen den Wehenschmerz darlegen – und sich dabei Sätze verkneifen wie: »Jede, die ihr Kind mit einer Periduralanästhesie auf die Welt bringt, ist ein weibliches Weichei«, oder: »Jede, die ihr Kind ohne Periduralanästhesie auf die Welt bringt, ist eine verwilderte Spät-Hippie-Frau.«

Wenn der Kursleiter eine Richtung einzuschlagen beginnt, die Sie nicht gutheißen, sollten Sie den Kurs wechseln. Ein guter Geburtsvorbereitungskurs zeichnet sich dadurch aus, dass er den Teilnehmerinnen eine realistische Vorstellung vermittelt, was es heißt, Wehen zu haben, dass er zwar die Entbindung als freudiges, wunderbares Ereignis hervorhebt, aber auch die Dinge erwähnt, die dabei schiefgehen können oder Ihrer Idealvorstellung einer Geburt nicht entsprechen. Stellen Sie viele Fragen: Die Kurse sind dazu da, Ihnen all die Informationen zu geben, die *Sie* haben wollen.

In einem typischen Geburtsvorbereitungskurs erfahren Sie, woran man erkennt, dass die Wehen eingesetzt haben, wann der richtige Zeitpunkt ist, ins Krankenhaus oder ins Geburtshaus zu gehen oder das Geburtshelferteam für die Hausgeburt anzufordern; er informiert Sie über Schmerzlinderung, verschiedene hilfreiche Körperhaltungen während der Wehen und Gebärpositionen. Manchmal bekommen Sie Videos einer Geburt gezeigt, und fast immer werden Sie durch die Räume der Entbindungsstation oder die Räume in dem Geburtshaus geführt, in denen Sie Ihr Kind auf die Welt bringen werden. Außerdem bekommen Sie Ratschläge und Informationen zu diversen Themen wie Schwangerschafts- und Rückbildungsgymnastik, Kaiserschnitt, Geburtseinleitung, die Rolle des Partners während der Geburt, Stillen, ständig schreiende Babys, plötzlicher Kindstod und postnatale Depression.

Wer?

Sie werden feststellen, dass in den Büchern zu Schwangerschaft und Geburt häufig von verschiedenen Theorien und Methoden die Rede ist, etwa Sheila Kitzingers psychosexueller Ansatz, wonach die Geburt weniger ein medizinischer Vorgang als vielmehr eine psychosexuelle Erfahrung ist (eine Weiterentwicklung früherer Theoretiker wie Dick-Read und Lamaze) oder Janet Balaskas Modell von der aktiven Geburt. In der Praxis stellen die Geburtsvorbereitungskurse meist eine Kombination jener Elemente der verschiedensten Schulen vor, die mit den Erfahrungen und der Philosophie der jeweiligen Geburtsklinik oder des Geburtshauses zu vereinbaren sind.

Sie können diesen Vorbereitungskurs natürlich allein besuchen, aber es macht viel mehr Sinn, wenn Sie sich dazu von der Person begleiten lassen, die Ihnen bei der Entbindung beistehen wird. Sonst könnte es passieren, dass später, wenn es ernst wird, Ihre Begleitung Fragen stellt wie: »Was passiert jetzt?«, oder: »Kann ich auch was von dem Schmerzmittel haben?«

Was passiert? Jetzt beginnt die Zeit, in der der Fetus

zunehmend auf Ihre Rippen und auch auf Ihr Verdauungssystem drückt. Vielleicht quälen Sie im seitlichen Bauchbereich hin und wieder Schmerzen, weil die Gebärmutter sich immer weiter ausdehnt. Der Fetus sieht schon fast aus wie ein Baby bei der Geburt. Er hat seinen eigenen Schlafrhythmus entwickelt: Wenn Sie schlafen, ist er gewöhnlich wach, und umgekehrt, weil Ihre Bewegungen ihn beruhigen und er einschläft. (Deshalb können Sie auch später Ihr Kind erfolgreich in den Schlaf wiegen.) Bisweilen schreckt der Fetus richtig zusammen, etwa, wenn er laute Musik hört, oder er fängt wild zu strampeln an, wenn er eine bestimmte Melodie hört. Vielleicht tanzt er sogar dazu. Jetzt ist eine gute Zeit, ihm Musik vorzuspielen und mit ihm zu reden. Vielleicht bekommen Sie sogar eine Reaktion. **Gewicht:** etwa 720 Gramm.

Die durchschnittliche Länge Ihres Fetus vom Kopf bis zum Steiß in dieser Woche

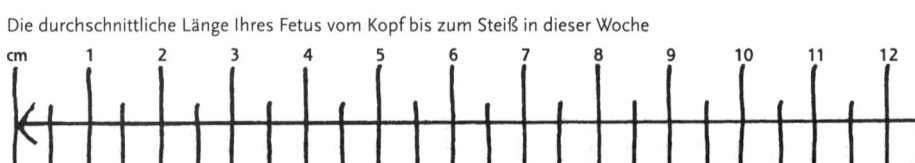

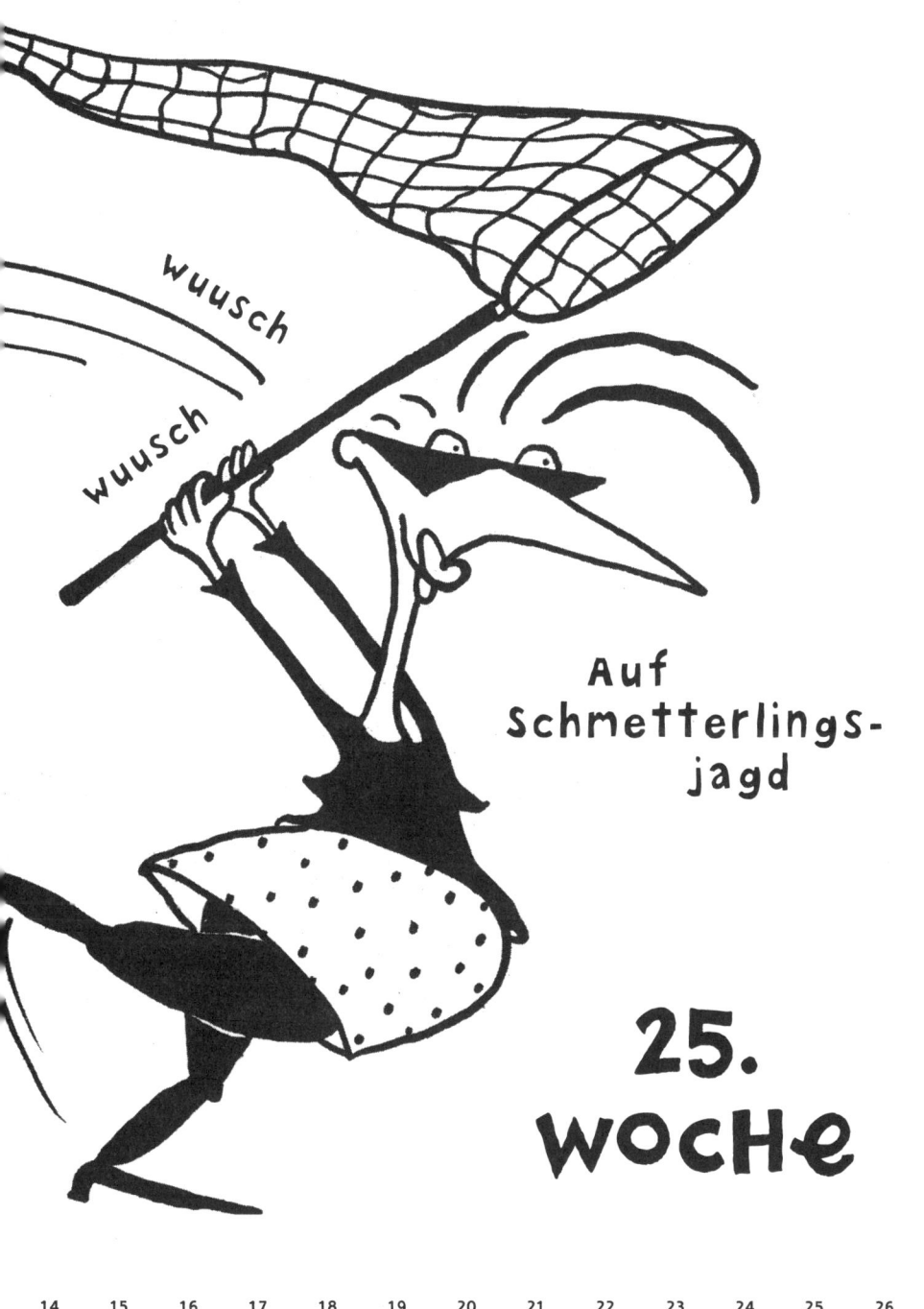

wuusch

wuusch

Auf
Schmetterlings-
jagd

25.
WOCHe

14 15 16 17 18 19 20 21 22 23 24 25 26

Babykleidung und Windeln

Wie viel Kleidung Sie für Ihr Baby benötigen, hängt davon ab, ob es häufig sabbert und spuckt, wie oft Sie waschen wollen und ob Sie Stoffwindeln oder Wegwerfwindeln verwenden möchten. (Bei Stoffwindeln muss man in der Regel häufigere Wäschen einkalkulieren, weil sie nicht so viel »aufnehmen« können wie Wegwerfwindeln.)

Es ist von Vorteil, wenn Sie die Babykleidung besorgen, bevor Ihr Bauch zu groß und die Suche nach günstigen Angeboten zu beschwerlich wird. Es folgt eine Aufstellung der Erstausstattung Ihres Babys.

Windeln

Ein Neugeborenes muss pro Woche bis zu sechzig Mal frisch gewickelt werden. Später braucht das Baby deutlich weniger Windeln, dafür kommt aber auch mehr hinein. (Habe ich das nicht dezent ausgedrückt?)

Stoffwindeln Die genaue Menge hängt davon ab, wie oft Sie vorhaben zu waschen. Zu empfehlen sind etwa sechsunddreißig Windeln. Ungebleichte Mull- oder Strickwindeln in Kombination mit einem Strick- oder Schafwollwindelhöschen verwendet man in der Regel, wenn das Baby noch sehr klein ist. Nach einiger Zeit kann man zu gut waschbaren Windelhöschen übergehen. In jedem Fall müssen Sie in die Windel eine saugfähige Vlieseinlage legen, die in 100-Stück-Packungen im Handel erhältlich sind. Die schmutzigen Windeln werden in einem Windeleimer mit Deckel bis zur nächsten Wäsche aufbewahrt. Später brauchen Sie zu den Mullwindeln beziehungsweise dem Windelhöschen noch zusätzlich eine gut sitzende feuchtigkeitsdichte Überhose, am besten mit Klettverschluss.

Wenn Sie die Stoffwindeln nicht selber waschen wollen, gibt es in vielen Städten die Möglichkeit, einen Windelservice in Anspruch zu nehmen, der saubere Windeln liefert und die schmutzigen abholt, egal, wie viele Sie brauchen. Bestellen Sie die erste Lieferung rechtzeitig, damit Sie am Tag Ihrer Entlassung aus der Klinik nicht ohne Windeln für das Baby dastehen.

Wegwerfwindeln Wenn möglich, kaufen Sie Markenwindeln in Neugeborenengröße, die trotz der höheren Kosten mehr fürs Geld bieten, weil sie einfach besser ihren Zweck erfüllen. Selbst wenn Sie vorhaben, ausschließlich Wegwerfwindeln zu benutzen, sollten Sie sich trotzdem zusätzlich zehn bis zwölf Baumwollwindeln zulegen: Sie sind ideal, um Ihre Schulter zu schützen, wenn das Baby Bäuerchen macht oder wenn es zwischendurch schnell etwas abzuwischen gibt. Ab und zu werden Sie auch mit einem Babypopo konfrontiert werden, der so fürchterlich verschmiert ist, dass Sie mit Papiertüchern nichts mehr ausrichten können. Tauchen Sie eine saubere Stoffwindel in warmes Wasser, drücken Sie sie aus und machen Sie sich beherzt ans Werk. Legen Sie auf die Wickelauflage immer eine Stoffwindel, damit Ihr Baby nicht auf dem blanken kalten Plastik liegen muss.

Die schlechteste Wahl bei Windeln sind billige Wegwerfwindeln, weil sie einfach nichts taugen.

Grundausstattung für das Neugeborene

● Sechs Hemdchen mit Höschen oder Wickel-Bodys aus Baumwolle.

● Sechs Erstlingsjäckchen aus Baumwolljersey.

● Zwei bis vier Schlafanzüge.

● Sechs Strampelhosen/Overalls.

● Zwei bis drei Paar Erstlingssöckchen oder waschbare Söckchen aus Stretchmaterial – vergessen Sie Gestricktes und alles, was Schleifchen hat, außer, Sie brauchen etwas zum Angeben. Auf Söckchen können Sie verzichten, wenn es draußen sehr heiß ist oder Sie ausschließlich Strampler mit Füßlingen verwenden möchten.

● Acht Flanellwindeln – sie sind leicht zu waschen und ideal, um das Baby schnell mal einzuwickeln oder zuzudecken oder als provisorische Wickelunterlage.

● Lätzchen brauchen Sie erst später. Die Anzahl hängt davon ab, ob Ihr Baby häufig sabbert oder spuckt. Um ehrlich zu sein, alle Babys sabbern viel. Kaufen Sie große Frotteelätzchen ohne plastifizierte Rückseite, weil diese sehr steif und ungeeignet zum Mundabwischen sind. Lätzchen mit Klettverschluss sind einfacher als solche zum Umbinden oder solche, die Sie dem Baby über den Kopf ziehen müssen. Sie brauchen etwa acht Lätzchen, sobald das Baby feste Kost bekommt. (Vielleicht sollten Sie sich dann auch eine Schaufel und neun Badehandtücher zulegen). Solange das Baby gestillt wird, haben Mütter gern als Spucktuch eine Mullwindel bereitliegen.

Das Sommerbaby Das Baby braucht ausreichend Strampler mit kurzen Ärmeln und kurzen Hosenbeinen, vielleicht fühlt es sich auch wohler, wenn es zu der Windel tagsüber nur ein kurzärmeliges Baumwolljäckchen oder auch nur ein Hemdchen trägt. Achten Sie darauf, dass Insekten ferngehalten werden.

Für ein Sommerbaby brauchen Sie nicht so viele Flanellwindeln wie oben angegeben, aber ein paar sind sicher hilfreich, wenn die Nächte kühler werden. Besorgen Sie zusätzlich ein paar weiche saugfähige Mulltücher (Sie können sie kaufen oder auch leicht selbst nähen).

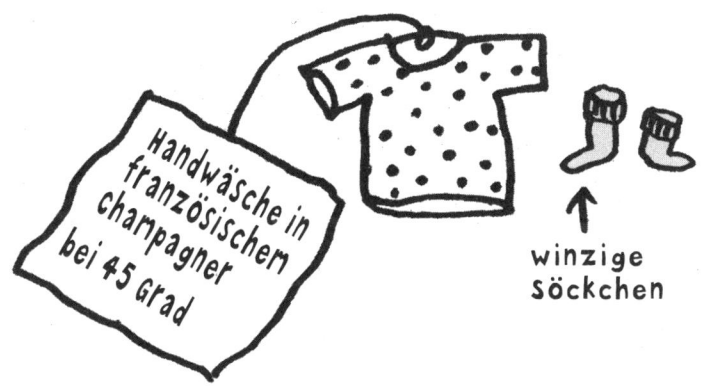

Handwäsche in französischem Champagner bei 45 Grad

winzige
Söckchen

Das Winterbaby Das Baby braucht drei, vier Kleidungsstücke für draußen: Am praktischsten sind Jäckchen, die vorne zu schließen sind. Wenn Sie Pullover oder Sweatshirts kaufen, wählen Sie solche mit einem weit aufknöpfbaren Halsausschnitt oder aus sehr dehnbarem Material. Anzüge aus Velours, dickem Baumwolljersey oder Thermo-Material sind praktischer als Strickanzüge, die schwieriger zu waschen und zu trocknen sind und kratzen können.

Tipps von Müttern

▶ Kaufen Sie Kleidung aus Naturfasern.

▶ Alle Kleidungsstücke sollten eingeweicht, in der Waschmaschine gewaschen oder in den Trockner gesteckt werden können.

▶ Kaufen Sie ausreichend lange Hemdchen, auch wenn Sie Ihnen im Moment zu lang vorkommen – die kurzen sehen sehr bald schon wie Bustiers aus. Gute Hemdchen haben weit geschnittene Hals- und Ärmelöffnungen, damit das An- und Ausziehen leichter geht.

▶ Anzüge und Overalls sind problemloser an- und auszuziehen, wenn sie vom Hals bis zum Zwickel und an den Innenseiten der Beine mit Druckknöpfen zu öffnen und zu schließen sind. Kaufen Sie kein einziges Teil, das im Rücken geknöpft werden muss oder keine Druckknöpfe im Schritt hat. Beachten Sie, dass Sie bei Strampelhosen stets eine Nummer größer als normal wählen müssen, weil sonst dem Baby schnell die Füße wehtun und es daran gehindert wird, die Beine richtig zu strecken.

▶ Wenn Sie für ein Mädchen diese Haarbänder mit einer Schleife über der Stirn kaufen, wird Ihre Kleine aussehen wie ein geistig zurückgebliebenes Osterei in Windeln.

▶ Ein kleines Baby braucht noch keine Schühchen, außer zum Angeben. Warme, bequeme Söckchen reichen völlig aus – es dauert noch lange, bis es seine erste Wandertour macht.

▶ Eine erstaunliche Zahl von Hütchen mit langen Bindebändern wird in den Geschäften angeboten. Verzichten Sie darauf – sie sind viel zu gefährlich. Sie sollten grundsätzlich nichts kaufen, was Bänder oder Quasten oder dergleichen hat – das Risiko, dass sich Ihr Kind erdrosselt, ist viel zu groß.

○ Ein sehr kleines Baby mag es überhaupt nicht, wenn es anund ausgezogen wird. Damit das An- und Auskleiden schneller und weniger dramatisch abläuft, wählen Sie weiche, dehnbare Baumwollstoffe oder Baumwollmischungen und Bodys, die im Schritt zu knöpfen sind und einen weiten Halsausschnitt haben.

○ Suchen Sie in Geschäften nach Sonderangeboten oder Sonderposten oder Waren zweiter Wahl. Bevor Sie sich auf den Weg machen, sollten Sie sich erst telefonisch erkundigen, welche Marken angeboten werden beziehungsweise welche Mängel die Ware zweiter Wahl hat. Kleine Fehler, die man herauswaschen kann, sind unproblematisch, aber schlechtes Material ist höchst bedenklich.

○ Leihen Sie sich so viel wie möglich aus. Wenn Sie die Sachen zurückgeben müssen, legen Sie eine Liste an! Fragen Sie andere Leute nicht, ob sie Ihnen Babysachen leihen – die anderen werden von sich aus auf Sie zugehen, wenn sie etwas verleihen wollen. Manchmal wollen die Leute ihre Babysachen lieber nicht hergeben, weil sie vielleicht eines Tages ein weiteres Kind haben wollen oder es psychologisch viel zu belastend für sie wäre, sich von diesen Sachen zu trennen.

○ Kaufen oder leihen Sie nur das Minimum an Kleidung in den kleinsten Größen: Ihr Kind wird sehr schnell herauswachsen und diese Stücke nur sehr kurze Zeit tragen. Manche großen Babys brauchen nie Größe 50/56, sondern fangen sofort mit

Größe 62 oder gar 68 an, der Größe, die eigentlich für drei bis sechs Monate gedacht ist.

● Babys wachsen aus der Kleidung so schnell heraus, dass es sinnvoll ist, sich mit einer Mutter mit einem etwas älteren Kind und einer Mutter mit einem etwas jüngeren Kind zusammenzutun und eine Kette zu bilden.

● Wenn Sie keine Freundinnen haben, von denen Sie sich Babysachen leihen können, Sie aber aufs Geld achten müssen, sollten Sie in Secondhandshops – schauen Sie ins Branchentelefonbuch – nach gebrauchter Babykleidung Ausschau halten. Waschen Sie alle Stücke gut durch, besonders wenn zur Lagerung der Kleidung Mottenkugeln (Naphthalin) oder Kampfer, beides giftige Substanzen, verwendet wurde oder falls die Kleidung in Plastiksäcken aus der Reinigung gelagert wurde, die ebenfalls schädliche Dämpfe enthalten können.

● Billige Warenhausketten haben manchmal qualitativ sehr gute Baby- und Kleinkindabteilungen: Manchmal sind die billigsten Kleider die besten, weil sie schlicht, praktisch und unkompliziert sind. In diesem frühen Stadium muss die Kleidung auch nicht lange halten, es sei denn, Sie wollen sie für weitere Kinder aufheben. Verfallen Sie nicht in einen Kaufrausch beim Anblick all der niedlichen Babysachen – Ihr Baby wird sehr schnell herauswachsen.

● Wenn Sie Kleidung aus Wolle suchen, sollten Sie keinesfalls Acryl nehmen, sondern nur echte Schafwolle, weil Letztere weniger Allergien auslöst und weniger leicht entflammbar ist. Allerdings »kratzt« Wolle manchmal, und sie ist schwerer zu reinigen.

Ihre Aufzeichnungen

Welche Kleidungsstücke haben Sie für Ihr Baby gekauft?

Welche Musik haben Sie Ihrem Baby vorgespielt, und welche Songs brachten das Baby dazu, zu strampeln?

Was passiert?

Sie sollten jetzt viel körperliche Bewegung und zwischendurch möglichst viel Ruhe bekommen (und auch ein paar Geschenke, möglichst in Form von glitzernden Steinchen, aber Letzteres ist eher unwahrscheinlich). Falls Sie noch nicht selbst darauf gekommen sind – Schuhe mit hohen Absätzen sind nun wirklich passé, desgleichen Klettern oder jede Art von Sport, die heftige Bewegungen erfordert: Denken Sie daran, Ihr Körperschwerpunkt verlagert sich, und Sie müssen Ihren Bauch schützen. Sie werden nun stetig an Gewicht zunehmen.

Im kommenden Monat ist Ihr Fetus vollauf damit beschäftigt, Fett und Muskelmasse zuzulegen. Mit jeder Woche steigt seine Chance, außerhalb der Gebärmutter zu überleben, da seine Lunge immer weiter ausreift. Gemäß einem Schwangerschaftsexperten lässt Ihr Baby in dieser Woche erste Anzeichen für »Sensibilität, Bewusstsein und Intelligenz« erkennen. Wenn Sie also einen kleinen Taschenrechner da hinein platzieren könnten, wäre Ihr Fetus wahrscheinlich in der Lage, das Bruttosozialprodukt von Botswana auszurechnen. Er kann Licht wahrnehmen, selbst durch seine noch geschlossenen Augenlider, riechen (Pech für ihn, denn das Einzige, was ihm in dieser Richtung geboten wird, ist Fruchtwasser, das wie ein Sumpf riecht) und auch hören und wahrscheinlich Gitarre spielen. Ihr Baby kann sogar allmählich Stimmen unterscheiden: Ihre natürlich, die von Daddy, Freunden, Tanten und Dusty Springfield mit ihrem Song »Son of a Preacher Man«. **Gewicht:** etwa 820 Gramm.

Die durchschnittliche Länge Ihres Fetus vom Kopf bis zum Steiß in dieser Woche

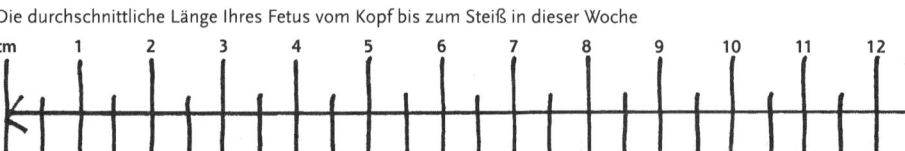

26. WOCHE

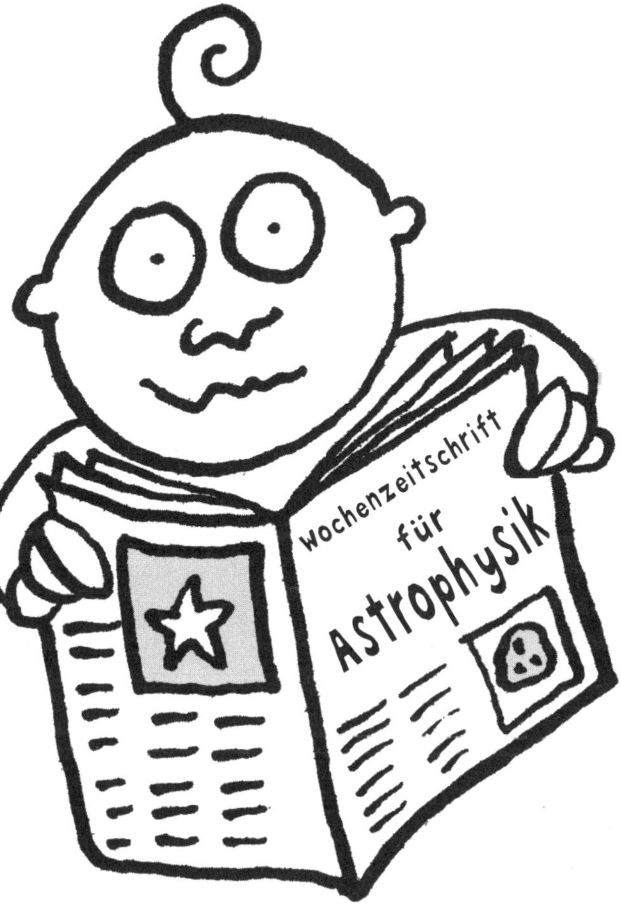

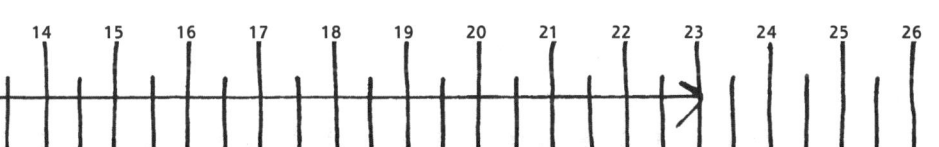

Ihr Baby zeigt Anzeichen
von Intelligenz

14 15 16 17 18 19 20 21 22 23 24 25 26

Die Babyausstattung

Sie werden nun in Kürze die Welt der Warnhinweise betreten – bitte vergessen Sie nicht, dass die meisten Babys robuste kleine Kerlchen sind, aber natürlich ist es trotzdem unerlässlich, sie zu schützen. Alles, was Sie für den Ringkampf mit Ihrem Baby brauchen und in der folgenden Liste aufgeführt ist, muss auf seine Sicherheit geprüft sein. Achten Sie beim Kauf beispielsweise auf das TÜV-Prüfsiegel oder das Siegel »geprüfte Sicherheit«, und informieren Sie sich rechtzeitig, etwa durch die Veröffentlichungen der Stiftung Warentest oder Öko-Test oder des ADAC.

Wenn Sie vorhaben, einen Großteil der folgenden Einkäufe zu Fuß zu erledigen, sollten Sie das jetzt tun. Noch haben Sie dazu die notwendige Energie. Die wichtigsten Artikel können Sie bei Babyausstattern kaufen oder auch leihen. Kleinere Artikel können Sie im Supermarkt, Drogeriefachmarkt oder in der Apotheke besorgen. Gebrauchte Babyausstattung finden Sie durch Zeitungsannoncen, Secondhandshops, bei ebay, über Freunde und Zettel, die in Geschäften aushängen. Ersetzen Sie alle abgenutzten Gurte und Klettverschlüsse: Es gibt einen unausgesprochenen Leitspruch bei Babysachen – »ein neuer Satz Klettverschlüsse pro Baby.«

Der Baby-Autositz

Ein Baby-Autositz ist gesetzlich vorgeschrieben, wenn Sie in Ihrem Wagen ein Baby transportieren wollen. Für ein Neugeborenes stehen Ihnen im Wesentlichen zwei Arten von Sicherheitssitzen zur Verfügung. Sie können sich entweder für eine Sicherheitsschale entscheiden, die auch auf dem Vordersitz entgegen der Fahrtrichtung angebracht werden kann (falls kein Beifahrer-Airbag vorhanden ist) und speziell für Babys bis etwa dreizehn Kilo entwickelt wurde. Praktisch an diesen Sitzen ist, dass man sie leicht aus dem Fahrzeug herausnehmen und das Baby darin transportieren kann.

Oder Sie besorgen sich gleich einen Kombinationssitz für Baby und Kleinkind. Sie können ihn in Liegeposition und gegen die Fahrtrichtung montiert verwenden, bis Ihr Baby schwerer als etwa dreizehn Kilo ist und später als normalen Kinder-Autositz einsetzen.

Beachten Sie beim Kauf Ihres Kinder-Autositzes, dass er leicht zu handhaben, aber unbedingt sicher sein muss. Informieren Sie sich über die Sicherheit von Kinder-Autositzen bei Institutionen wie der Stiftung Warentest oder dem ADAC, die regelmäßig die Sicherheit von Kinder-Autositzen testen. Kaufen Sie Ihren Baby-Autositz nur dann gebraucht, wenn er in sehr gutem Zustand ist, den Sicherheitsbestimmungen entspricht und Sie wissen, wie alt er ist und wie lange er im Einsatz war (und ersetzen Sie eventuell vorhandene Klettverschlüsse durch neue).

Ein noch sehr neuer Warnhinweis: Lassen Sie niemals ein Baby unbewacht in seinem Autositz schlafen, etwa, wenn Sie ihn zum Transport aus dem Fahrzeug herausgenommen haben. Der kleine Kopf des Babys kann nach vorn sinken, was zu einem kurzzeitigen Atemstillstand führen kann. Die meisten Babys werden selber ihre Position ändern; einige sind dazu vielleicht nicht in der Lage.

Das Babybett

Ob Sie sich für einen Stubenwagen entscheiden, eine Wiege, einen Korb oder ein Kinderbett, auf jeden Fall sollten Sie darauf achten, dass das erste Bett fürs Baby den gängigen Sicherheitsnormen entspricht. Geld zu sparen ist hier fehl am Platz: Wenn Sie ein gutes Gewissen haben wollen, ist die Sicherheit fürs Baby oberstes Gebot, denn nur dann können auch Sie beruhigt schlafen. Egal, für welches Bett Sie sich entscheiden, Sie brauchen auf jeden Fall eine feste, passende Matratze, zwei Matratzenschoner, deren Rückseite feuchtigkeitsdicht beschichtet ist, und mindestens drei Bettlaken. Sie können Spannbetttücher aus Frottee oder Flanell kaufen (es ist nicht notwendig, das allerfeinste, mit kleinen Entchen bestickte, sündteure Leinenbettlaken zu wählen – so schnell können Sie gar nicht schauen, wie es mit flüssigem grünen Stuhl durchtränkt ist). Sie können auch ein großes Laken passend zuschneiden und daraus selber welche nähen. Moltontücher oder Kissenhüllen können ebenfalls als Bettlaken verwendet werden, vorausgesetzt, die Sicherheit Ihres Babys ist gewährleistet. Zwei oder drei leichte Baumwolldecken, die man fest zwischen Bettrand und Matratze stecken kann, sind sicherer und leichter zu waschen als ein Daunenbett, bei dem überdies die Gefahr besteht, dass das Baby keine Luft bekommt und erstickt, wenn es sich die Zudecke über den Kopf zieht. Kopfkissen und nachlässig angebrachte Bettseitenpolsterungen sind ebenfalls gefährlich.

Stubenwagen, Wiegen und Körbe sind nur etwas für sehr junge Babys, deshalb sollten Sie sich genau überlegen, ob Sie wirklich Geld dafür ausgeben wollen, wenn Ihr Baby ohnehin in ein paar Monaten ein richtiges Kinderbett brauchen wird. Wenn Sie sich für einen Korb entscheiden, müssen Sie überlegen, ob Sie Ihr Baby darin mit gutem Gewissen unbeaufsichtigt lassen können. Überdies ist es nicht leicht, einen Korb mit einer geeigneten, gut passenden Matratze zu finden. Außerdem sollten Sie bedenken, dass der Korb wahrscheinlich die meiste Zeit auf dem Fußboden steht. Wird Ihr Rücken mitspielen, wenn Sie häufig den Korb mit dem Baby darin hochnehmen müssen?

Ein alternatives Bett für ein Neugeborenes ist die Hängematte, an einem Gestell aufgehängt, wie sie bisweilen auch auf Frühgeborenenstationen oder zum Beruhigen ständig schreiender Babys zum Einsatz kommt. Erkundigen Sie sich bei Babyausstattern, ob es die Möglichkeit gibt, so eine Hängematte für die ersten paar Monate zu leihen. Wenn Ihr Baby aufwacht und sich unruhig hin- und herbewegt, versetzen diese Bewegungen die Hängematte in Schwingungen und wiegen dadurch automatisch das Baby wieder in den Schlaf. Das Gestell ist so leicht, dass Sie es (ohne Baby) bequem von einem Zimmer ins andere tragen können.

Auch in einer Babywiege lässt sich ein Baby besänftigen; diese beruhigende Schwingbewegung kann man im Stubenwagen oder Kinderwagen durch sanftes Vor- und Zurückschieben imitieren. (Lassen Sie Ihr Kind niemals unbeaufsichtigt im Kinderwagen liegen.)

Stubenwagen, Körbe und Wiegen sind für die ersten paar Monate anheimelnder als ein Kinderbett, obwohl sie nicht unbedingt notwendig sind. Ein Kind, das regelmäßig gewickelt und umsorgt wird, fühlt sich auch im Kinderbett geborgen; zudem können Sie das etwas ältere Baby in einen wattierten Schlafsack mit Ärmeln stecken, vor allem, wenn Sie das Risiko vermeiden wollen, dass Ihr Baby sich in Laken, Decken oder einem Federbett verheddert und erstickt. Falls Sie eine Zudecke verwenden, können Sie sie mit Bettdeckenhaltern an den Gitterstäben befestigen, damit keine Gefahr besteht, dass das Baby sich darunterschiebt (Neugeborene neigen dazu, sich nach oben, weg vom Fußende zu schieben).

Viele der auf dem Markt befindlichen Kinderbetten bergen eine potentielle Gefahr in sich. Babys können sich zwischen Matratze und Bettrand einklemmen oder sich an scharfen Kanten verletzen. Die Matratze sollte fest sein und genau in das Bett passen, sodass die Spalte zwischen Matratze und Bettrand nie mehr als 2,5 Zentimeter beträgt. Zu den anderen wichtigen Punkten, auf die man beim Kauf achten muss, gehören der Abstand zwischen den Gitterstäben, die Sicherheit der herausnehmbaren Seitenteile, die Effektivität der Bremsen, die Unbedenklichkeit der verwendeten Materialien und die Höhe des Lattenrostes im Verhältnis zur Höhe der Seitenteile. Informieren Sie sich vor dem Kauf über die neuesten Sicherheitsstandards.

Der Kinderwagen

Die meisten Eltern wählen als erstes Gefährt für Ihr Baby den sogenannten Kombi-Kinderwagen, der vom ersten Tag an zum Einsatz kommen kann, eine herausnehmbare Tragetasche oder feste Tragschale und ein großes gefüttertes Verdeck zum Schutz vor Wind und Wetter hat und sich später leicht zum Sportwagen umbauen lässt. Diese Kombikinderwagen gibt es in Drei- und Vierradversion, bisweilen sogar in Sechsradversion. Auch hier gilt: Einige der auf dem Markt angebotenen Kinderwagen sind nicht sicher. Sie sollten nur einen Kinderwagen kaufen, der beispielsweise die TÜV-Prüfplakette oder das GS-Symbol (geprüfte Sicherheit) trägt. Neben der Sicherheit müssen Sie die Anschaffungskosten, die Stabilität und Langlebigkeit berücksichtigen.

Brauchen Sie Räder für jeden Untergrund? Die Dreiradversion ist besonders für unwegsames Gelände gedacht. Wenn Sie jedoch nicht joggen oder wandern gehen, sollten Sie überlegen, ob Sie nicht lieber einen normalen Kinderwagen mit vier Rädern kaufen statt der – zugegeben fetzigen – Dreiradversion. Eine wichtige Überlegung ist außerdem, ob das Modell ein geringes Gewicht hat und sich mühelos zusammenklappen lässt, wenn Sie den Kinderwagen häufig in den Kofferraum Ihres Fahrzeugs legen. Probieren Sie das Zusammenklappen mehrmals im Geschäft aus.

Lässt sich der Kinderwagen von Ihnen und Ihrem Partner leicht schieben? Ist die Höhe des Schiebegriffs richtig für Ihre Größe, ist die Höhe des Griffs verstellbar? Können Sie freie Schritte machen oder stoßen Sie beim Gehen ständig gegen das Untergestell? Manche Modelle haben Schwenkschieber, die jederzeit ein Wechseln der Fahrtrichtung möglich machen. Wichtig ist außerdem, ob das Modell gut funktionierende Bremsen und im Untergestell ein großes (abnehmbares) Einkaufsnetz oder Gitter hat, für Ihre Babytasche oder Einkaufstüten.

Sie gehen ein Sicherheitsrisiko ein, wenn Sie ein Baby im Kinderwagen oder ein Kleinkind im Sportwagen unbeaufsichtigt schlafen lassen, und sei es nur für ein paar Minuten.

Das Nachtlicht im Kinderzimmer

Entweder sollte die Hauptlichtquelle im Kinderzimmer mit einem Dimmer versehen sein, oder Sie schalten nachts eine Lampe mit geringer Wattzahl ein, auf jeden Fall sollte es im Zimmer gerade hell genug sein, dass Sie Ihr Baby wickeln und füttern können. (An dieser Stelle eine Theorie, warum Brustwarzen und Warzenhof in der Schwangerschaft dunkler werden: Kleine Babys sehen eher Kontraste als Farben und können so bei schlechten Lichtverhältnissen die Nahrungsquelle leichter ausfindig machen.) Gedämpftes Licht vermittelt dem Baby: »Es ist immer noch Nacht. Jetzt iss schön, es wird nicht geplaudert, dann erledigst du dein Geschäft, und dann geht es wieder ab ins Bettchen.«

Neuere Forschungen in den USA lieferten Hinweise darauf, dass ein Zusammenhang besteht zwischen Kurzsichtigkeit bei Kindern und der Tatsache, dass in den beiden ersten Lebensjahren nachts im Kinderzimmer ein Licht eingeschaltet war. Wenn Sie unbedingt ein Nachtlicht brauchen, sollten Sie sicherheitshalber nur ein sehr schwaches, indirektes verwenden.

Die Wickelkommode

Sie werden zig mal zig Millionen Windeln wechseln, deshalb ist es durchaus sinnvoll, sich diese Aufgabe so bequem wie möglich zu gestalten. Wenn Sie sich keine spezielle Wickelkommode leisten können, improvisieren Sie und kaufen Sie eine feste, mit

Plastik bezogene Wickelunterlage mit hochgezogenen Seitenteilen, die Sie auf einen Tisch oder eine Kommode legen, die die richtige Arbeitshöhe für Sie hat. Auch bei einer Wickelkommode ist die Anschaffung einer Wickelunterlage nützlich, weil Sie diese für unterwegs einfach im Auto mitnehmen können. Wenn Geld keine Rolle spielt, leisten Sie sich eine Wickelkommode aus Massivholz mit feststellbaren Rollen. Kommoden aus Massivholz haben in der Regel unter dem Wickeltisch Fächer und Schübe, die ideal zum Aufbewahren von Windeln, Pflegeprodukten, Babykleidung und Moltontüchern sind. Alles, was Sie zum Wickeln brauchen, müssen Sie vorher bereitstellen, sodass es sich in Ihrer Reichweite befindet. Nehmen Sie nicht Ihre Hand von dem Baby, solange dieses auf der Wickelkommode liegt!

Treffpunkt Bad

Am Anfang ist es leichter, das Baby in einer sauberen Waschschüssel, im Spülbecken oder Waschbecken zu baden (Aufpassen bei starren Armaturen), als eine schwere, gefüllte Plastikwanne herumzuwuchten. Wenn Sie sich später doch eine Badewanne zulegen möchten, sollten Sie überlegen, ob Sie nicht lieber einen Wäschezuber aus Plastik kaufen, der sich auch später noch verwenden lässt.

Sie brauchen zwei bis drei weiche Badetücher. Darin können Sie Ihr Baby nach dem Baden wunderbar einwickeln, doch um die zarten Hautfalten eines Neugeborenen zu trocknen, brauchen Sie zusätzlich Mulltücher, eine weiche Flanellwindel oder Moltonwindel. Praktisch sind Badetücher mit Kapuzen, die das Köpfchen des Babys warm halten.

Für die Körperpflege kaufen Sie einen flüssigen Badezusatz oder eine seifenfreie Alternative oder unparfümiertes Badeöl, ferner eine Nagelschere mit abgerundeten Spitzen, Watte, Babywischtücher oder Waschlappen und eine Waschschüssel, eine Wundschutzcreme, etwa Zinksalbe oder Rizinusölsalbe oder eine andere Creme gegen Windelausschlag. Hören Sie sich bei anderen Müttern um, welche Produkte häufig empfohlen werden, und kaufen Sie zum Ausprobieren die kleinste Größe.

Was man zum Füttern braucht

Sie brauchen Still-BHs und Stilleinlagen, wenn Sie Ihrem Baby die Brust geben. Die Einlagen auf Zellstoffbasis, die vorher austretende Milch aufsaugen und so Ihre Kleidung schützen, sind im Drogeriemarkt erhältlich. Nehmen Sie für Notfälle immer ein paar Stilleinlagen in Ihrer Handtasche mit.

Eine Brustpumpe ist praktisch zum Absaugen der Milch, wenn Sie abends ausgehen wollen, wenn Sie zu viel Milch produzieren, sodass Ihre Brüste schmerzen oder wenn Sie wieder berufstätig sind. Wenn Sie sehr häufig Milch abpumpen, etwa, weil Sie wieder arbeiten gehen, sollten Sie sich eine elektrische Pumpe besorgen, weil sie effektiver als die Handpumpe ist. Sie können diese Pumpen kaufen oder auch in Apotheken oder bei Stillberaterinnen ausleihen. Wenn Sie die abgepumpte Milch Ihrem Baby füttern wollen, brauchen Sie ein bis zwei Fläschchen, Sauger, Desinfektionsgerät (Sie können auch einfach alles auskochen) und Bürsten zum Reinigen der Fläschchen und Sauger. Sie können die abgepumpte Milch auch portionsweise in kleinen Plastikbehältern einfrieren, die Sie in der Apotheke bekommen.

Wird Ihr Baby nicht gestillt, brauchen Sie sechs bis acht Fläschchen mit Saugern, Bürsten zum Reinigen von Fläschchen und Saugern, Säuglingsmilchnahrung, eventuell einen Messbecher (obwohl die meisten Fläschchen an der Seite eine Messskala haben), ein Desinfektionsgerät und eine kleine Kühltasche für unterwegs. Die Fläschchen mit der fertigen Milch immer stets sehr kühl aufbewahren und erst kurz vor dem Füttern erwärmen. Zum Desinfizieren keine Chemikalien verwenden, es reicht, wenn man die Fläschchen fünf Minuten auskocht – am besten im Druckkochtopf (Temperatur über 100 °C).

Zubehör beim Popo-Polstern

Zwei Windeleimer mit Deckel sind unerlässlich, wenn Sie Ihre Windeln selber waschen. Wenn Sie Wegwerfwindeln benutzen, können Sie sich überlegen, ob Sie für die Wäsche, die mit Stuhl in Berührung gekommen ist, einen eigenen Behälter nehmen wollen und einen zusätzlichen für die Wegwerfwindeln. Da der Geruch, der den Windeleimern bei jedem Öffnen entströmt, eher nicht zu den angenehmsten zählt, können Sie auch eine kleine Tüte nehmen und die Windeln mehrmals täglich zum Müll bringen. (Voraussetzung natürlich, dass Sie nicht jedes Mal Tausende von Treppen zu überwinden haben.) Wichtig ist, dass Sie alle Stoffwindeln und Wäsche, die mit Stuhl verunreinigt ist, vorher einweichen und bei mindestens 60 Grad waschen. (Stoffwindeln werden übrigens wieder blütenweiß, wenn Sie sie an die Sonne hängen.)

Noch mehr Zeug

Wahrscheinlich finden Sie die folgenden Dinge nützlich – hier eine Liste:

- Eine Babytasche – jede große Tasche mit Schulterriemen ist geeignet. Manche speziellen Babytaschen sind so konstruiert, dass man sie zu einer Wickelunterlage auseinanderfalten kann. (Was alles in so eine Tasche gehört, finden Sie im Kapitel »43. Woche«.)

- Ein Babyphon – wie ein Walkie-Talkie, das nur in einer Richtung funktioniert. Dieses Gerät ist hilfreich, wenn das Kinderzimmer außer Hörweite ist.

- Ein Lammfell oder zwei: Viele Mütter legen gern ein Lammfell unter das Laken des Kinderbettes oder legen es auf den Boden oder in den Kinderwagen, damit das Baby darauf liegen kann. In den neueren Empfehlungen zur Vermeidung des plötzlichen Kindstodes wird allerdings davon abgeraten. Wenn Sie Ihr Baby trotzdem auf ein Lammfell betten wollen, legen Sie den Kopf nicht direkt auf das Fell. Entweder Sie spannen ein ganzes Laken darüber, oder Sie legen ein Moltontuch unter den Kopf des Kindes. Sie sollten das Lammfell immer wieder an die Sonne hängen und ausschütteln. Die meisten Lammfelle können Sie nur mit der Hand und einem rückfettenden Spezialwaschmittel waschen.

- Zwei wattierte Babyschlafsäcke aus Baumwolle oder Flanell – diese waschbaren, mit einem Reißverschluss versehenen Schlafsäcke ersetzen die Bettdecke. Sie machen ein großes Kinderbett fürs Baby behaglich und sind auch ideal im Kinderwagen, wenn es kalt ist. Unbedingt vorher alle Bänder und Schleifen und dergleichen entfernen.

○ Ein Babytragetuch oder -tragesack – fantastisch, um ein unruhiges oder schreiendes Baby zu beruhigen, während Sie wie gewohnt Ihrer Arbeit nachgehen. Sie können Ihr Baby, wenn es noch sehr klein ist, in einem Tragesack zum Spazierengehen oder Einkaufen mitnehmen; wenn das Baby später schwerer wird, bekommen Sie womöglich Rückenprobleme. Ein Baby sollte maximal ein bis zwei Stunden am Stück in einem Tragesack liegen. Probieren Sie das Modell an, ehe Sie es kaufen. Achten Sie darauf, dass die Schulterriemen breit und gut gepolstert sind, dass das Material robust und strapazierfähig ist, dass es auswechselbare Lätzchen, eine Kopfstütze und sichere und leicht zu handhabende Schließen hat. Mit fünf bis sechs Monaten sind Babys aus dem Tragesack herausgewachsen.

○ Ein sicherer Heizstrahler, wenn das Baby gewickelt oder gebadet wird – eignet sich auch hervorragend, um zwischendurch schnell mal ein Wäschestück davor zu trocknen. Vergleichen Sie vor dem Kauf die im Handel erhältlichen Geräte im Hinblick auf ihre Sicherheit.

Ein paar Monate später brauchen Sie einen Hochstuhl, außerdem werden Sie sich wahrscheinlich zulegen wollen: ein Mobile, einen Laufstall, einen Buggy, eine Rückentrage, ein Kinderreisebett und ein Transportflugzeug für all das Zeug.

Lesen Sie dazu auch den Abschnitt »Sicherheit« im Kapitel »Hilfreiches«.

Die große Schnullerdebatte

Sie werden feststellen, dass die meisten Schwangerschafts-experten beim Thema Schnuller missbilligend die Stirn runzeln, besonders, wenn das Baby älter als drei Monate ist. Dennoch kommt in der Praxis der Schnuller häufig zum Einsatz. Einen Schnuller sollte man dem Baby nicht auto-matisch in den Mund schieben, sobald es zu schreien an-fängt. Doch wenn es gefüttert und frisch gewickelt ist und sein Bäuerchen gemacht hat und dennoch fürchterlich und herzzerreißend zu weinen anfängt, nach dem Motto »Ich weiß nicht, warum ich weine, aber ich bin jetzt hysterisch und kann einfach nicht mehr damit aufhören«, erscheint einem der Schnuller wie ein Geschenk des Himmels. Glau-ben Sie nicht alles, was in den Büchern steht; deren Autoren sind nicht zur Stelle, um Ihr Baby hochzunehmen, wenn es den Rappel kriegt. Warten Sie ab, wie sich Ihr Baby entwi-ckelt, ehe Sie einen Schnuller kaufen. Vielleicht braucht es ja gar keinen.

Wenn Sie sich für einen Schnuller entschieden ha-ben, sollten Sie jedoch wissen, dass die Sache einen gro-ßen Nachteil hat, über den normalerweise niemand re-det: Ein Baby kann regelrecht »süchtig« danach werden, und wenn dieses eintritt, kommt irgendwann die Zeit, in der der Schnuller das Baby erst recht zum Schreien ani-miert. Das Baby kann einen herausgefallenen Schnuller nämlich nur zurückbekommen, wenn es laut zu plärren anfängt, denn dann kommen Sie herbeigeeilt und stecken ihm den Schnuller wieder in den Mund – mehrmals in der Nacht. Diese paar Wochen können recht nervtötend sein und sind vielleicht ein guter Zeitpunkt, dem Baby den Schnuller wieder abzugewöhnen. Irgendwann zwischen dem fünften und zehnten Monat ist das Baby nämlich in der Lage, seinen Schnuller selbst zurück in den Mund zu stecken, und die »Sucht« zieht sich in die Länge.

Achten Sie beim Schnullerkauf auf die für Ihr Kind richtige Größe. Ersetzen Sie ihn alle paar Wochen oder werfen Sie ihn weg, sobald er unansehnlich wird. Sie brauchen mindestens zwei oder drei Exemplare des gleichen Modells, weil Sie den Schnuller zwischendurch immer wieder sterilisieren müssen, sobald das Baby herausgefunden hat, wie man den Schnuller ausspuckt – und dass man danach nur laut schreien muss, wenn er auf den Boden gefallen ist.

Was passiert?

Hurra, Sie haben das letzte Schwangerschaftstrimenon erreicht. Engagieren Sie eine Blaskapelle: Tätärätä. Wenn die Leute im Bus und in der Straßenbahn Ihnen nicht freiwillig ihren Platz anbieten, sagen Sie einfach: »Verzeihung, ich bin schwanger. Darf ich mich hinsetzen?« Ungefähr zwölf Personen werden aufspringen, als hätte man ihnen ein Feuer unter dem Hintern angezündet. Möglicherweise vergrößern sich Ihre Muttermale, und Sie entwickeln kleine Fibroepitheliome, besonders unter den Armen und Brüsten. Von jetzt an bis zur Geburt müssen Sie besonders sorgfältig auf reichliche Flüssigkeitszufuhr achten. Bemühen Sie sich nicht länger um einen anmutigen Gang. Die Leute werden sowieso nicht sagen: »Sind Sie nicht Audrey Hepburn?« Legen Sie so oft wie möglich die Füße hoch: während der Arbeit, wenn möglich auf einen zweiten Stuhl – noch besser, bringen Sie Ihren Chef dazu, Ihnen die Füße zu massieren.

Der Fetus ist inzwischen so groß, dass der Platz allmählich knapp wird, folglich braucht er länger für seine Bewegungsmanöver, vor allem, wenn er sich kopfüber und zur Seite dreht. Babys, die jetzt auf die Welt kommen, haben eine sehr gute Überlebenschance (in der Ärztesprache heißt das, »der Fetus ist lebensfähig«). Ihr Baby hat vorher schon hin und wieder ausprobiert, selber zu atmen, doch von jetzt an wird seine Atmung zunehmend rhythmisch und konstant. Falten und Furchen erscheinen auf der Oberfläche seines Gehirns, das sich nun sehr schnell entwickelt. (Natürlich muss diese ganze Entwicklung im Fall einer vorzeitigen Geburt außerhalb der Gebärmutter weitergehen, gewöhnlich im Brutkasten, der mit Beatmungsgeräten und Kontroll-Monitoren ausgestattet ist.) **Gewicht:** etwa 920 Gramm.

Die durchschnittliche Länge Ihres Fetus vom Kopf bis zum Steiß in dieser Woche

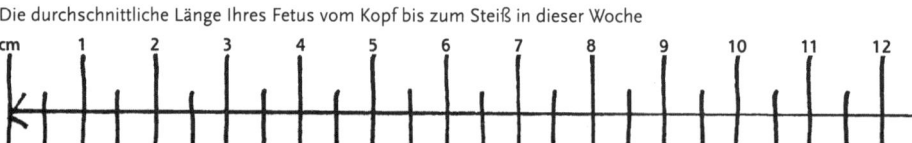

| cm | 1 | 2 | 3 | 4 | 5 | 6 | 7 | 8 | 9 | 10 | 11 | 12 |

27. WOCHE

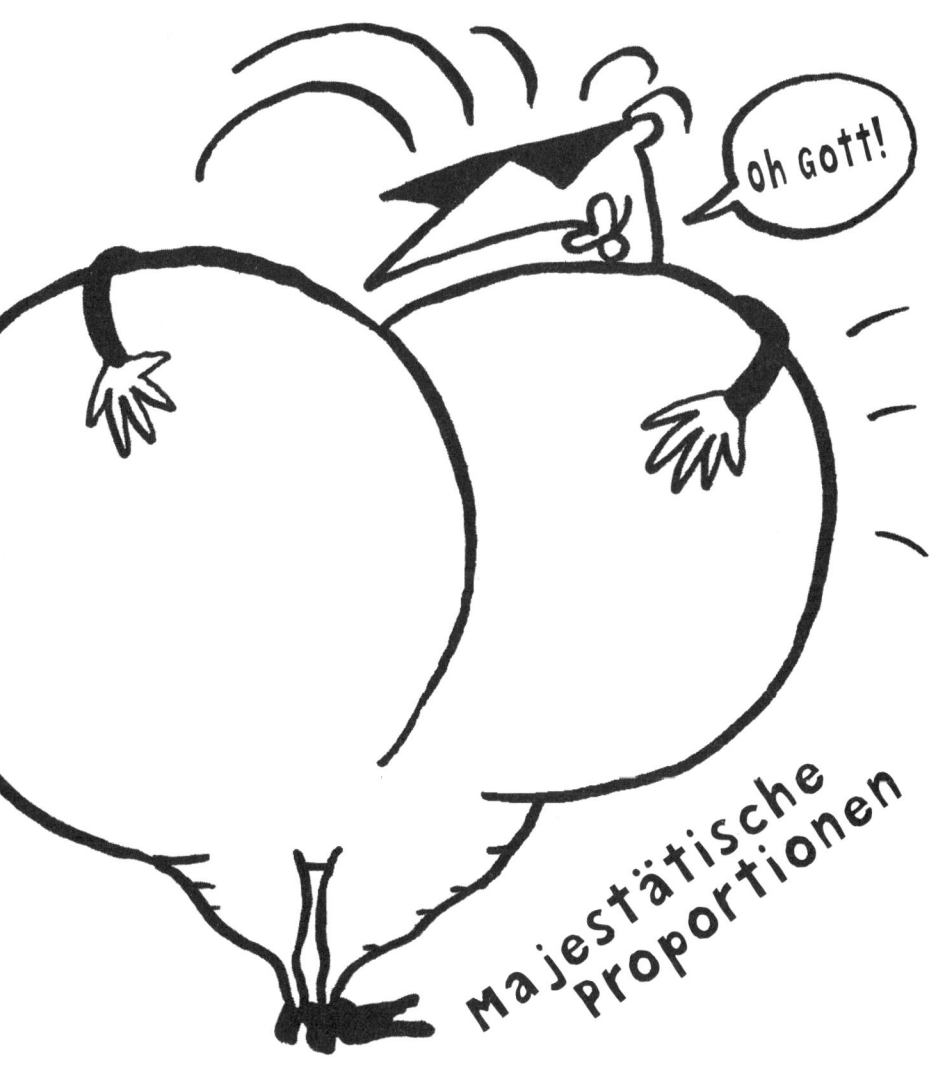

Sicherheit

Die einzige Möglichkeit, ein Haus hundertprozentig kindersicher zu machen, besteht darin, nie ein Kind hineinzulassen. Aber Sie können sich immerhin bemühen, es sicherer zu machen.

Je älter das Baby wird, desto gefährlicher wird es im Haus. In den Babybüchern können Sie nachlesen, welche Tricks sich Ihr Baby im Lauf seiner Entwicklung ausdenkt. Beachten Sie, dass das Spektrum für die einzelnen Entwicklungsschritte sehr breit ist: Ihr Baby könnte sich früher als üblich selbstständig umdrehen; Ihr Kleinkind könnte früher als üblich zum ersten Mal auf einen Stuhl klettern.

Wie bereits im Kapitel der vorangegangenen Schwangerschaftswoche angesprochen, müssen alle Gegenstände, die das Baby betreffen, sicher sein: Kinderbett, Kinderwagen, Baby-Autositz, Hochstuhl, Spielsachen, Wickeltisch, Kleidung, Schnuller – die ganze Palette. Beachten Sie, wenn Sie das Haus für den kleinen Mitbewohner herrichten, dass zu den häufigsten Ursachen für Tod und Verletzungen bei Kindern auch jene gehören, die mit dem Auto und Autofahren zu tun haben – oft passieren diese Unfälle in der eigenen Hauseinfahrt. Dazu kommen Ertrinken, Ersticken, Stürze, Verbrennungen, Vergiftungen und Unfälle durch elektrischen Strom.

Sie sollten sich darauf einstellen, Folgendes zu beschaffen beziehungsweise zu organisieren:

- Einen verschließbaren Schrank für Pflanzenschutzmittel und giftige Chemikalien und einen Erste-Hilfe-Kasten, der so hoch angebracht sein muss, dass ein Kind, das sich auf einen Stuhl stellt, ihn nicht erreichen kann.

○ Folgende Gegenstände müssen in die oberen Schrankfächer umgeschichtet werden: Haushaltsgifte, Wasch- und Reinigungsmittel, Arzneien, alkoholische Getränke, Batterien, Pestizide, Mottenkugeln und Kampfer, Seifen und Shampoos, Zigaretten,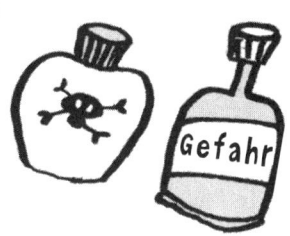
Zündhölzer und Feuerzeuge, Kosmetikartikel und Parfums, ätherische Öle, Lebensmittel, an denen ein Kind ersticken könnte, beispielsweise Erdnüsse oder Bonbons, Plastiktüten (überprüfen Sie Ihre Kleiderschränke auf Plastikhüllen von der Reinigung), Gläser und andere zerbrechliche Gegenstände, Gegenstände mit scharfen Spitzen oder Kanten – Babys und Kleinkinder sind manchmal körperlich sehr wendig und neugierig. Vielleicht haben Sie die Möglichkeit, an Ihren Schranktüren Sperren oder Riegel anzubringen.

○ Rauchmelder.

○ Leistungsschalter und Kindersicherungen für die Steckdosen.

○ Entfernen Sie an allen Türen und Schranktüren die Schlüssel.

○ Befestigen Sie den Heizstrahler im Bad oben an der Wand, außer Reichweite.

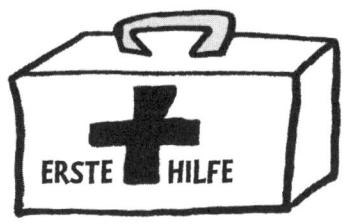

○ Bewahren Sie den Haartrockner entfernt von Armaturen und Waschbecken auf.

○ Schutzgitter für offene Kamine und Radiatoren.

○ Reduzieren Sie das Warmwasser auf maximal 50 °C (damit es nicht so schnell zu Verbrühungen der Haut kommt).

○ Abdeckungen für die Kochplatten des Küchenherds.

○ Bewahren Sie elektrische Wasserkocher und Bügeleisen stets außer Reichweite von Kindern auf.

○ Legen Sie Stromkabel weg vom Boden und außer Reichweite – spiralförmige Kabel an Wasserkocher und Bügeleisen sind zu empfehlen.

○ Feuerlöscher für die Küche.

○ Kindersicherungen und Absperrungen für Haustüren und Treppen.

○ Installieren Sie im Kinderzimmer ein Regal außer Reichweite von Kindern; die Spielkiste muss mit einem Deckel zu schließen sein.

○ Gartenteiche und Schwimmbecken müssen mit einer Abdeckung versehen sein, auch die von Freunden und Verwandten, eventuell auch jene im Garten der Nachbarn. Ihr Baby beginnt womöglich lange vor dem zwölften Monat zu laufen oder krabbeln. Leeren Sie Kinderplanschbecken und Badewannen nach jedem Gebrauch aus; verschließen Sie stets den Eimer, in dem Sie die Windeln einweichen, mit einem Deckel. Babys können bereits bei einer sehr geringen Wassertiefe ertrinken.

Andere Leute

Haben Sie keine Hemmungen, Besucher zu bitten, im Haus nicht zu rauchen und keinen heißen Tee oder Kaffee zu trinken, während sie sich mit Ihrem Baby beschäftigen; bitten Sie sie ferner, den Kopf des Babys richtig zu stützen, wenn sie Ihr Baby halten, und das Baby nicht ruckartig auf und nieder zu bewegen, wenn es gerade gegessen hat. Wahrscheinlich ist Ihr Besuch sogar froh über diese Hinweise: Viele, die normalerweise keinen Kontakt mit Babys haben, sind dankbar für alle Ihre Instruktionen.

Großeltern und Freunde aus der älteren Generation brauchen womöglich eine etwas festere Hand. Gewohnheiten aus der Zeit, in der jene selbst noch junge Eltern waren, beispielsweise das Ignorieren des Baby-Autositzes, bergen ein hohes Sicherheitsrisiko in sich. Auch sollten Sie deren Zuhause auf etwaige Risiken überprüfen.

Vorsichtsmaßnahmen

● Lesen Sie die Warnhinweise und Empfehlungen in »25. Woche«: »Babykleidung und Windeln« und »26. Woche«: »Die Babyausstattung«.

● Ein Riegel (kein Schlüssel, der könnte nämlich verloren gehen), mit dem man von außen die Tür des Zimmers verschließen kann, in dem das Baby schläft, ist hilfreich, um zu verhindern, dass ein größeres Geschwisterchen Spielsachen oder Essen in das Bett wirft, in dem das Baby schläft, oder das Baby aus dem Bett reißt wie einen Teddybären.

- Nehmen Sie dem Baby immer das Lätzchen ab, ehe Sie es schlafen legen.

- Lassen Sie niemals ein Baby unbeaufsichtigt allein mit einem anderen kleinen Kind oder einem Hund. Bringen Sie nie die drei zusammen: Kind, Hund, Essen.

- Halten Sie alles so sauber wie möglich oder kochen Sie aus, was das Baby in den Mund stecken kann, bis es etwa sechs Monate alt ist – okay, Ihre Brustwarzen brauchen Sie nicht abzukochen. Verwenden Sie aber keine Desinfektionsmittel – sie könnten für Babys schädliche Stoffe enthalten.

- Platzieren Sie Kinderbett, Kinderwagen und Hochstuhl immer weit genug entfernt von irgendwelchen Vorhangkordeln oder Kordeln und Kabeln von Jalousien oder Heizstrahlern, elektrischem Kaminfeuer oder Steckdosen.

- Drehen Sie alle Pfannengriffe auf dem Herd nach hinten.

- Wenn Sie verreisen, könnte es sein, dass Sie Dinge, die für die Sicherheit Ihres Babys notwendig sind, mitnehmen müssen und generell etwas wachsamer sein müssen, besonders, wenn andere kleine Kinder und Hunde im Haushalt leben.

- Lassen Sie niemals Ihr Kind unbeaufsichtigt an seinem Fläschchen nuckeln.

- Befestigen Sie nicht den Schnuller mit einem Band oder einer Kordel an der Kleidung des Babys.

- Lassen Sie Ihr Baby niemals, auch nicht für eine Sekunde, unbeaufsichtigt auf dem Wickeltisch liegen.

- Lassen Sie Ihr Baby oder Kleinkind niemals, auch wenn es nur für sehr kurz ist, unbeaufsichtigt in der Badewanne.

Notfälle

Bewahren Sie eine Liste mit den wichtigen
Telefonnummern neben Ihrem Telefon auf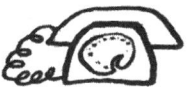
oder speichern Sie Nummern für den Not-
fall in Ihr Telefon ein. Dazu sollten gehören: die allgemeine
Notrufnummer, die Nummern Ihres Kinderarztes, die Giftnot-
rufnummer. Weisen Sie Ihren Babysitter auf diese Telefonnummern hin. Es gibt die Möglichkeit, beim Roten Kreuz oder ähnlichen Institutionen an einem Kurs teilzunehmen über Mund-
zu-Mund-Beatmung und kardiopulmunare Wiederbelebung bei
Baby und Kleinkind; vielleicht können Sie auch organisieren,
dass ein Kursleiter zu Ihrer Mutter-Kind-Gruppe kommt und sie
einweist.

In Ihrem Medizinschrank und/oder Ihrer Babytasche sollten
sich ein Fieberthermometer befinden und ein Medikament mit
dem Wirkstoff Paracetamol. Fragen Sie Ihren Kinderarzt, wann
Sie Paracetamol geben dürfen.

Erkundigen Sie sich in Fachgeschäften und bei Babyausstattern
nach Vorrichtungen, die Ihre Wohnung kindersicher machen,
beispielsweise Schrankschlösser, Klemmschutz für Türen, Treppengitter, Steckdosensicherungen, Sicherheitsriegel für Schranktüren und Schubladen.

Ihre Aufzeichnungen

Verbringen Sie einen Tag mit einer Mutter oder einem Vater mit einem kleinen Baby. Wenn Sie sich davon wieder erholt haben, schreiben Sie hier Ihre überwältigenden Eindrücke auf.

Welches Zimmer, welche Zimmerecke wird zum Kinderzimmer umfunktioniert? Wie planen Sie es einzurichten?

Welche Babyausstattung haben Sie gekauft?

Welche Artikel haben Sie sich geliehen und von wem?

Listen Sie hier alle Familienerbstücke oder Spielsachen auf, die nun an Ihr Baby weitergegeben werden.

Was kaufen Sie Ihrem Kind, das zum Weitervererben gedacht ist?

Was passiert? Bei Ihnen tut sich im Moment eigentlich nicht viel Neues.

Ihr Baby bekommt vielleicht ab und zu Schluckauf. In der Regel kommt es in Partystimmung, immer wenn Sie ausruhen oder schlafen wollen. Seine Augen sind nur zum Teil geöffnet – ziemlich vernünftig, denn wer würde schon die Augen weit aufreißen wollen in einem übel riechenden Sumpf voll Fruchtwasser? Das Baby ist nun von Kopf bis Fuß mit Käseschmiere bedeckt, es sieht ein bisschen aus wie diese Kanalschwimmer, die ihren Körper mit Fett einreiben. Abgesehen davon sind Babys viel zu intelligent, als dass sie versuchen würden, durch den Ärmelkanal zu schwimmen. Sie dümpeln einfach in ihrem Fruchtwasser herum und lassen ihren Körper wachsen, damit der Kopf im Vergleich dazu nicht so riesig erscheint. **Gewicht:** etwa ein Kilo.

Die durchschnittliche Länge Ihres Fetus vom Kopf bis zum Steiß in dieser Woche

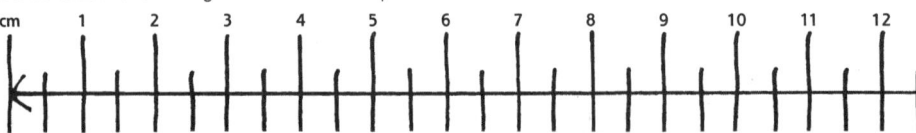

cm 1   2   3   4   5   6   7   8   9   10   11   12

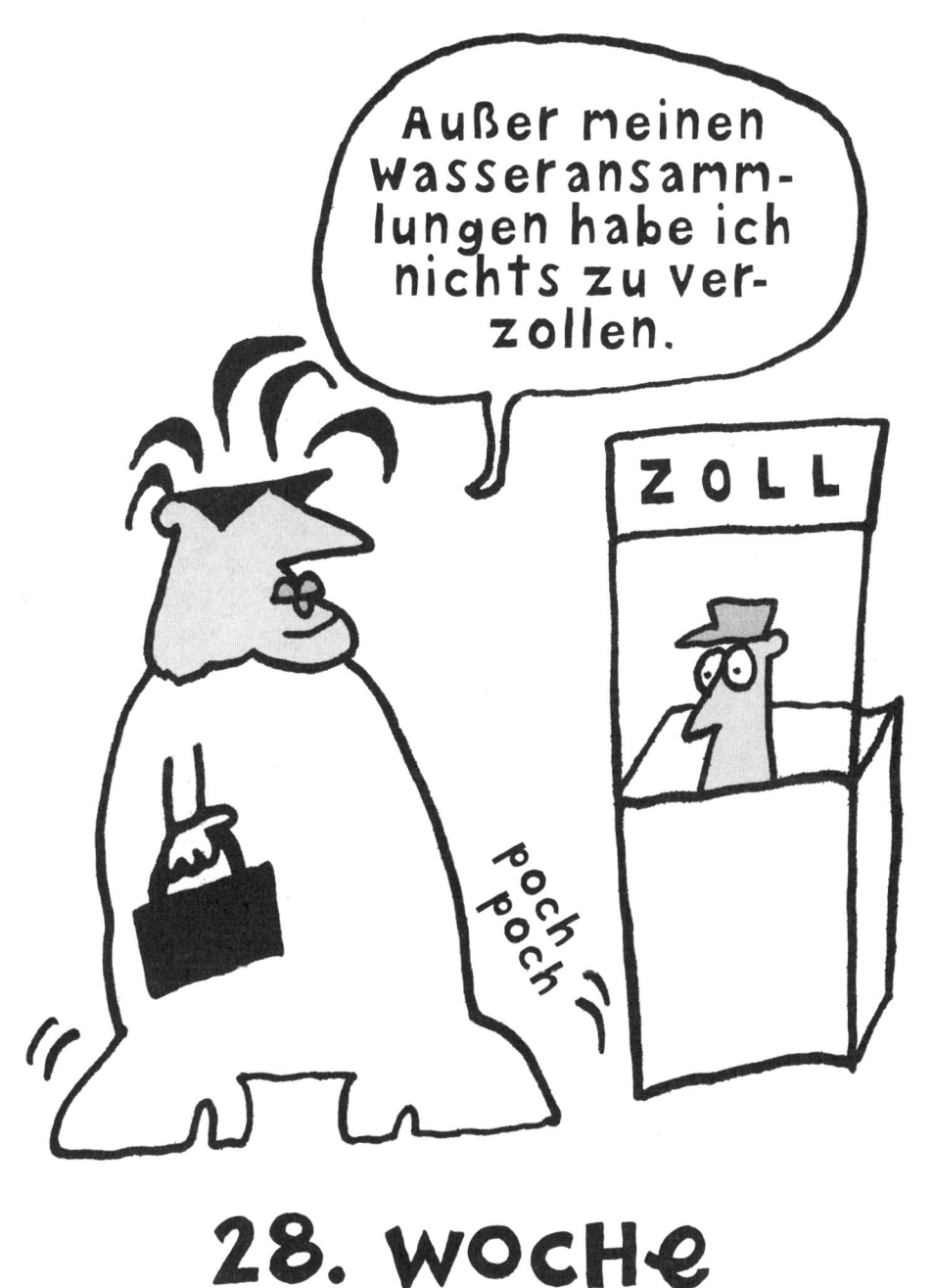

28. WOCHE

Schwangerschaftsbeschwerden im dritten Trimenon

Die folgenden drei Beschwerden können schon früher auftreten, werden aber in der Regel erst in den letzten drei Monaten wirklich lästig.

Sodbrennen

Was ist das? Sodbrennen ist das brennende Gefühl, das Sie hinter dem Brustbein spüren, manchmal begleitet von einem sauren Aufstoßen. Es beeinträchtigt das Baby nicht.

Ursache? Wegen des hohen Progesteronspiegels in der Schwangerschaft, der die Muskeln entspannt, lockert sich auch der Schließmuskel zwischen dem Magen und der Speiseröhre. In der Folge kann Magensäure aus dem Magen in die Speiseröhre steigen, manchmal sogar in den Mund. Die Beschwerden verschlimmern sich, wenn in der Spätphase der Schwangerschaft Ihre wachsende Gebärmutter den Magen nach oben drückt.

Was können Sie dagegen tun?

> Lieber mehrere kleine Mahlzeiten über den Tag verteilen und langsam essen, statt drei große hinunterzuschlingen.

> Vermeiden Sie scharfe, fettige oder ölige Speisen, Schokolade, Kaffee, Alkohol, mit Kohlensäure versetzte Getränke, Grüne

Minze und Pfefferminze und alle Lebensmittel mit reichlich chemischen Zusatzstoffen.

○ Achten Sie darauf, dass Ihre Kleidung nicht zu eng sitzt und auf den Magen drückt.

○ Rollen Sie sich nicht auf der Couch ein, dadurch wird Ihr Magen zusammengequetscht; beugen Sie beim Hochheben von Gegenständen die Knie und halten Sie den Oberkörper aufrecht.

○ Wenn das Sodbrennen schlimmer wird, sobald Sie sich hinlegen, verwenden Sie ein zusätzliches Kopfkissen, damit der Kopf mindestens 15 Zentimeter höher zu liegen kommt. Dadurch kann die Magensäure nicht so leicht hochsteigen.

○ Nehmen Sie nicht übermäßig an Gewicht zu.

○ Rauchen Sie nicht.

○ Nehmen Sie Milch oder Joghurt zu sich, die die Magensäure neutralisieren.

○ Wenn dies alles nichts hilft, bitten Sie Ihren Arzt, Ihnen ein Medikament gegen Magenübersäuerung zu empfehlen, das unbedenklich in der Schwangerschaft ist. (Meiden Sie Präparate, die Natrium oder Natriumbikarbonat enthalten.)

Rückenschmerzen

Was ist die Ursache? Progesteron und Relaxin verursachen ein Weicherwerden und Dehnen der Bänder, besonders an der Wirbelsäule und den Beckengelenken. Das erleichtert die Entbindung, erschwert jedoch eine gute Körperhaltung, besonders, wenn das Gewicht des Babys auf die Lendenwirbel und die weicher gewordenen Bauchmuskeln drückt und dadurch die Krümmung des Rückgrats verändert wird. Schmerzen im Bereich des unteren Rückens, die möglicherweise bis in die Beine ausstrahlen, entstehen, wenn die wachsende Gebärmutter auf den Ischiasnerv drückt. Die Schmerzen können auch wieder verschwinden, sobald das Baby seine Position ändert. Wenn sie unerträglich werden, wird der Arzt Ihnen unter Umständen raten, längere Zeit Bettruhe einzuhalten (das ist nicht so angenehm, wie es klingt).

Was können Sie dagegen tun?

- Vermeiden Sie langes Stehen und Sitzen. Schieben Sie beim Stehen das Becken nach vorn, damit das Gesäß schön gerade gehalten wird, und lassen Sie die Schultern nicht nach vorn sinken. Setzen Sie sich beim Sitzen bewusst auf die Sitzknochen und legen Sie nach Möglichkeit die Füße auf einen zweiten Stuhl.

- Machen Sie leichte Dehnübungen, die Sie in der Schwangerschaftsgymnastik oder bei Ihrem Yogakurs gelernt haben.

- Je flacher Ihre Schuhe sind und je mehr sie den Fuß stützen, desto besser. Jetzt ist eine denkbar ungünstige Zeit für türkisgrüne oberschenkellange Stiefel mit Plateausohlen. Leider.

- Vermeiden Sie Drehbewegungen.

- Beugen Sie beim Bücken und Heben die Knie und nicht den Oberkörper.

- Achten Sie darauf, nicht übermäßig zuzunehmen – ich hasse diese Empfehlung.

Wenn Sie Rückenschmerzen haben

○ Lassen Sie sich eine Rückenmassage geben.

○ Entspannen Sie sich im warmen Badewasser oder richten Sie den Duschstrahl auf den schmerzenden Bereich.

○ Legen Sie eine warme (nicht heiße) Wärmflasche oder ein Wärmekissen auf die schmerzende Stelle.

○ Wenn die Schmerzen stark sind, bitten Sie Ihren Arzt, Ihnen ein Schmerzmittel zu verschreiben, das Sie in der Schwangerschaft unbedenklich nehmen können.

○ Wenn die Schmerzen unerträglich sind, bitten Sie Ihren Arzt, Sie an einen Physiotherapeuten oder Chiropraktiker zu überweisen, der sich mit Rückenproblemen bei Schwangeren auskennt.

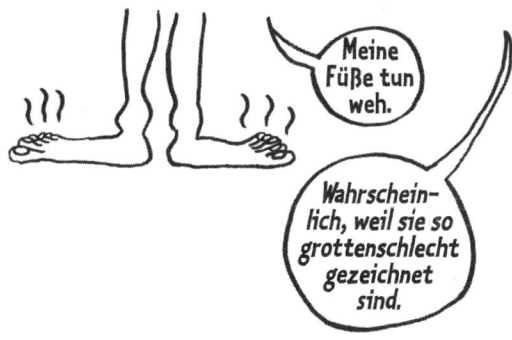

Schwellungen und Wasseransammlungen im Gewebe

Was ist das? Schwellungen vor allem in den Fingern, Beinen, Fußknöcheln und Füßen – sie werden auch Ödeme genannt – treten auf, weil der Körper während der Schwangerschaft mehr Flüssigkeit im Gewebe ansammelt. (Auch in Ihrem Gesicht können Schwellungen entstehen, wegen der Auswirkungen von natürlichem Östrogen und Hydrocortison, einem Steroidhormon, das die Fettverteilung im Körper verändert.)

Bis zu einem gewissen Grad sind Wasseransammlungen und Schwellungen völlig normale, wenn auch lästige Begleiterscheinungen der Schwangerschaft. Wenn Sie jedoch das Gefühl haben, dass Ihre Finger über die Maßen geschwollen und steif sind oder die Schwellungen mehr als vierundzwanzig Stunden ununterbrochen anhalten, sollten Sie Ihren Gynäkologen aufsuchen. Auch massive Schwellungen sind manchmal noch durchaus normal, doch können sie auch ein frühes Anzeichen für eine Präeklampsie sein (durch die Schwangerschaft verursachter Bluthochdruck; siehe »31. Woche«).

Ursachen? Hormonelle Veränderungen können die Nieren dazu bringen, weniger Salz auszuscheiden, was zu Wasseransammlungen im Körper führt. In Ihrem Körper befindet sich nun mehr Flüssigkeit, um das Fruchtwasservolumen aufrechtzuerhalten und den Wassergehalt Ihres Blutes zu erhöhen, damit die Nieren leichter Abfallprodukte ausscheiden können.

Hohe Lufttemperaturen, langes Stehen oder Sitzen und Bluthochdruck sind die häufigsten Ursachen für leichte Ödeme. Sie treten vermehrt in der zweiten Tageshälfte auf, weil sich die Flüssigkeit in den Fußknöcheln und Füßen staut – dafür ist die Schwerkraft verantwortlich. Am Morgen werden Sie eher geschwollene Augenlider oder Schwellungen des Gesichts feststellen. Ödeme treten häufiger auf, wenn Sie eine Mehrlingsschwangerschaft haben oder übermäßig an Gewicht zugenommen haben.

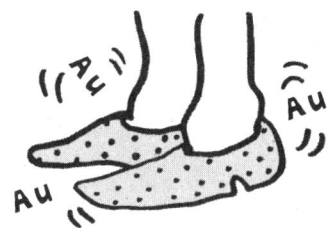

Was können Sie dagegen tun?

◗ Setzen Sie sich hin und legen Sie die Füße möglichst hoch; noch besser ist es, wenn Sie sich dazu hinlegen – auf die linke Körperseite; wenn Sie auf dem Rücken liegen möchten, sollten Sie sich ein Kissen unter den Rücken schieben, damit der Rumpf leicht aufgerichtet ist.

◗ Tragen Sie bequeme Schuhe.

◗ Meiden Sie Socken oder Strümpfe mit elastischen Bündchen, die einschneiden.

◗ Wenn die Ödeme Sie wirklich beeinträchtigen, besorgen Sie sich eine Stützstrumpfhose (es gibt sie speziell für Schwangere, mit extra Platz für den Bauch) oder Stützkniestrümpfe und denken Sie daran, dass Sie beides bereits am Morgen anziehen müssen, wenn die Schwellung noch nicht so stark ist.

◗ Trinken Sie reichlich Wasser, um das Ausscheiden der Abfallprodukte zu fördern. Reichliches Trinken erhöht die Wasseransammlungen nicht – es kann sie sogar reduzieren.

◗ Wenn Ihre Finger anschwellen, denken Sie daran, rechtzeitig Ihre Ringe abzunehmen, ehe sie wirklich zu eng werden.

Weitere mögliche Tests

Schwangerschaftsdiabetes

Das ist eine Form des Diabetes, die normalerweise nach der Schwangerschaft wieder abklingt: Der Körper produziert nicht genug Insulin, um mit dem in der Schwangerschaft erhöhten Blutzucker mitzuhalten. (Einige Schwangerschaftshormone wirken gegen das Insulin.) Der Test, in der Regel eine Blutuntersuchung, wird im Rahmen der routinemäßigen Schwangerenvorsorge durchgeführt.

B-Streptokokken-Kulturen

Der Arzt wird diesen Test im letzten Schwangerschaftsdrittel bei Ihnen vornehmen. Babys können wirklich krank werden, wenn sie auf ihrem Weg in die Außenwelt durch eine Scheide reisen, in der sich Streptokokkenbakterien angesiedelt haben. Wenn bei dem routinemäßigen Scheidenabstrich diese Bakterien festgestellt werden, wird man Ihnen ein Antibiotikum verschreiben, um einer Übertragung auf das Kind vorzubeugen.

Anämie

Der Arzt testet regelmäßig Ihr Blut auf seinen Hämoglobingehalt. (Zu wenig Hämoglobin im Blut bezeichnet man als Anämie – Eisenmangel.)

Ihre Aufzeichnungen

WELCHE BESCHWERDEN HATTEN SIE BISHER:	WAS HABEN SIE DAGEGEN UNTERNOMMEN?

Sodbrennen?

Rückenschmerzen?

Ödeme?

Was passiert?

Es ist inzwischen wirklich schwierig, eine bequeme Schlafstellung zu finden. Sie haben sicher gelesen, dass viele Schwangerschaftsbücher davon abraten, sich auf den Rücken oder die rechte Seite zu legen, weil dies zu einer ungenügenden Durchblutung der Plazenta führen kann. Bei den meisten Schwangerschaften tritt dieses Problem jedoch nicht auf. Jedenfalls gehen Sie auf Nummer sicher, wenn Sie Ihren Rücken mit einem Kissen stützen, denn um den Druck auf die Hohlvene zu mindern, genügt es, wenn Ihr Körper leicht aufgerichtet ist, eine Neigung von etwa zehn Grad ist ausreichend. Was das Liegen auf der rechten Seite betrifft, so ist es eher unwahrscheinlich, dass es dadurch zu Problemen kommt. Sollten Sie trotzdem Bedenken haben, fragen Sie Ihren Arzt. Nun, welche Schlafposition bleibt Ihnen noch übrig? Sie könnten einen Eimer am Fußboden festnageln, den Kopf hineinstecken und Ihr restliches wertes Selbst gegen die Decke strecken.

Ihr Kind sieht zu diesem Zeitpunkt schon sehr nach Baby aus – es ist inzwischen viel praller und runder. Sein Atemrhythmus wird immer gleichmäßiger; die Aussetzer dazwischen werden seltener. **Gewicht:** etwa 1,15 Kilo.

Die durchschnittliche Länge Ihres Fetus vom Kopf bis zum Steiß in dieser Woche

| cm | 1 | 2 | 3 | 4 | 5 | 6 | 7 | 8 | 9 | 10 | 11 | 12 |

29. WOCHE

Nestbau-
instinkt

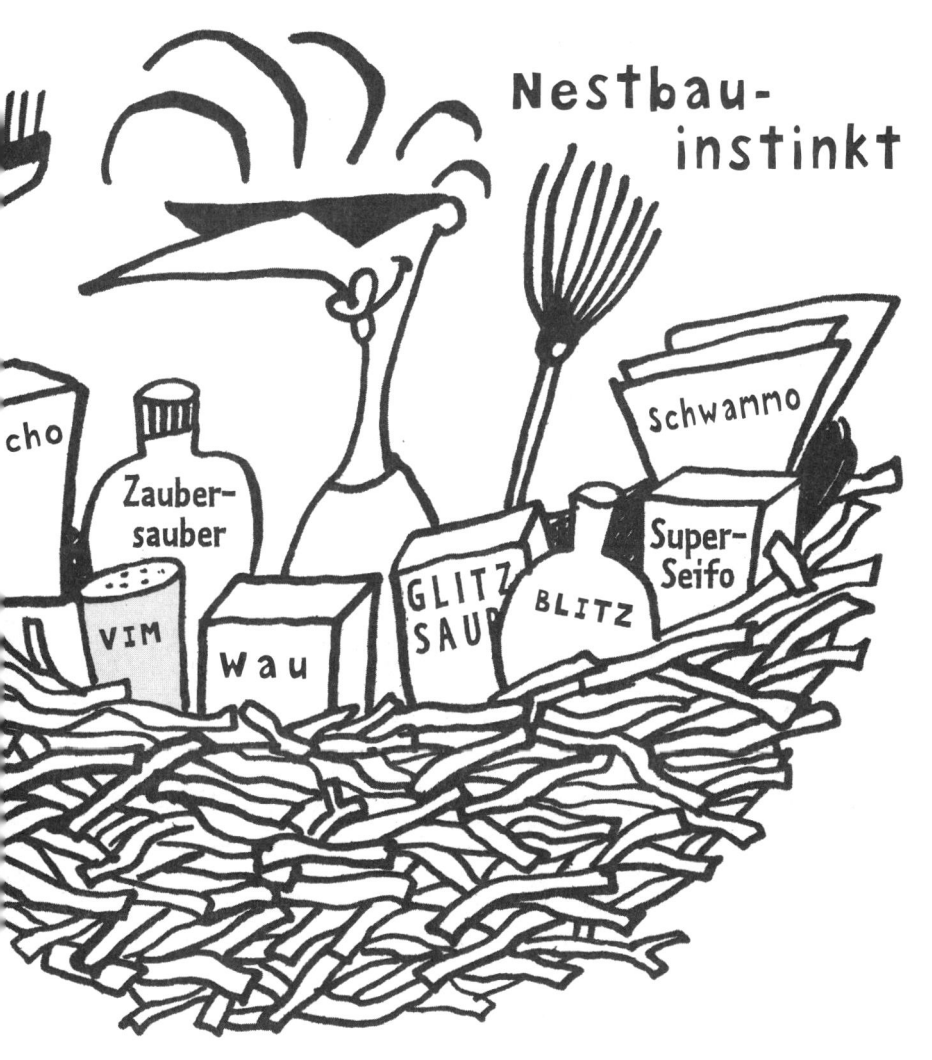

Woran erkennt man vorzeitige Wehen?

Selbst wenn Sie das Gefühl haben, dass die Schwangerschaft nun schon lange genug dauert, könnten vorzeitige Wehen Sie dennoch ein bisschen in Panik versetzen. Denken Sie immer daran, dass Sie in einem hoch entwickelten Land mit guter medizinischer Versorgung leben. (Vor allem in der Nähe einer Großstadt können Frühgeborene umgehend in einer modernen Intensivstation für Neugeborene bestmöglich versorgt werden.)

Wehen bezeichnet man als vorzeitig, wenn sie vor der siebenunddreißigsten Woche einsetzen. Frühe Anzeichen für vorzeitige Wehen sind:

- Krämpfe, ähnlich wie schwere Menstruationskrämpfe, die eventuell mit Übelkeit, Durchfall oder Verdauungsproblemen einhergehen.

- Zunehmende Schmerzen oder ein Druckgefühl im Bereich des unteren Rückens.

- Ungewöhnliche Schmerzempfindlichkeit oder ein ungewöhnliches Druckgefühl im Beckenboden, den Oberschenkeln, der Leistengegend.

- Austritt eines rötlichen oder bräunlichen Sekrets aus der Scheide, möglicherweise im Anschluss an das Abstoßen eines Schleimpfropfens (uuuäää!) aus dem Muttermund.

- Austritt von Flüssigkeit aus der Scheide, tröpfchenweise oder in einem Schwall, was bedeutet, dass Ihre Fruchtblase geplatzt ist.

Späte vaginale Blutungen

Leichte Schmierblutungen im zweiten und dritten Trimenon sind in der Regel harmlos, doch sollten Sie sich sicherheitshalber umgehend von Ihrem Arzt untersuchen lassen. Zwei eher seltene Komplikationen, die Blutungen in der späten Schwangerschaft auslösen, sind Plazenta praevia und Plazentaablösung.

Plazenta praevia (vorgelagerte Plazenta)

Hierbei liegt die Plazenta nicht wie normal im oberen, sondern im unteren Bereich der Gebärmutter und verdeckt teilweise oder ganz den Muttermund und damit den Weg nach draußen. Im Spätstadium der Schwangerschaft, wenn der Uterus sich immer weiter ausdehnt und der Muttermund reif wird (dünner wird und weicher, bereit, sich zu öffnen, so weit, dass das Baby bei der Geburt hindurchpasst), kann sich eine Plazenta, die im unteren Bereich der Gebärmutter liegt, lösen und eine schmerzlose Blutung auslösen. Das Risiko für Plazenta praevia ist erhöht, wenn die Gebärmutter aufgrund früherer Schwangerschaften oder Operationen vernarbt ist, wenn Sie rauchen oder wenn Sie eine Mehrlingsschwangerschaft haben. Wenn die Blutung sehr stark ist, muss möglicherweise ein Kaiserschnitt gemacht werden. Bei weniger starken Blutungen warten Gynäkologen oft erst einmal ab, wie sich die Dinge weiter entwickeln.

Plazentaablösung (Abruptio placentae)

Manchmal löst sich die Plazenta vorzeitig von der Gebärmutterwand. Wie stark die Blutung ist und wie heftig die Schmerzen sind, hängt davon ab, wie viel sich von der Plazenta gelöst hat. Die Ursache ist unbekannt, aber anscheinend liegt bei Frauen, die bereits zwei oder mehr Kinder geboren haben, Frauen mit Bluthochdruck und Raucherinnen ein erhöhtes Risiko vor. Manchmal löst sich das Problem von allein, und die Schwangerschaft setzt sich normal fort. Manchmal muss die Geburt eingeleitet werden; in schweren, plötzlich auftretenden Fällen kann sogar ein Kaiserschnitt erforderlich sein.

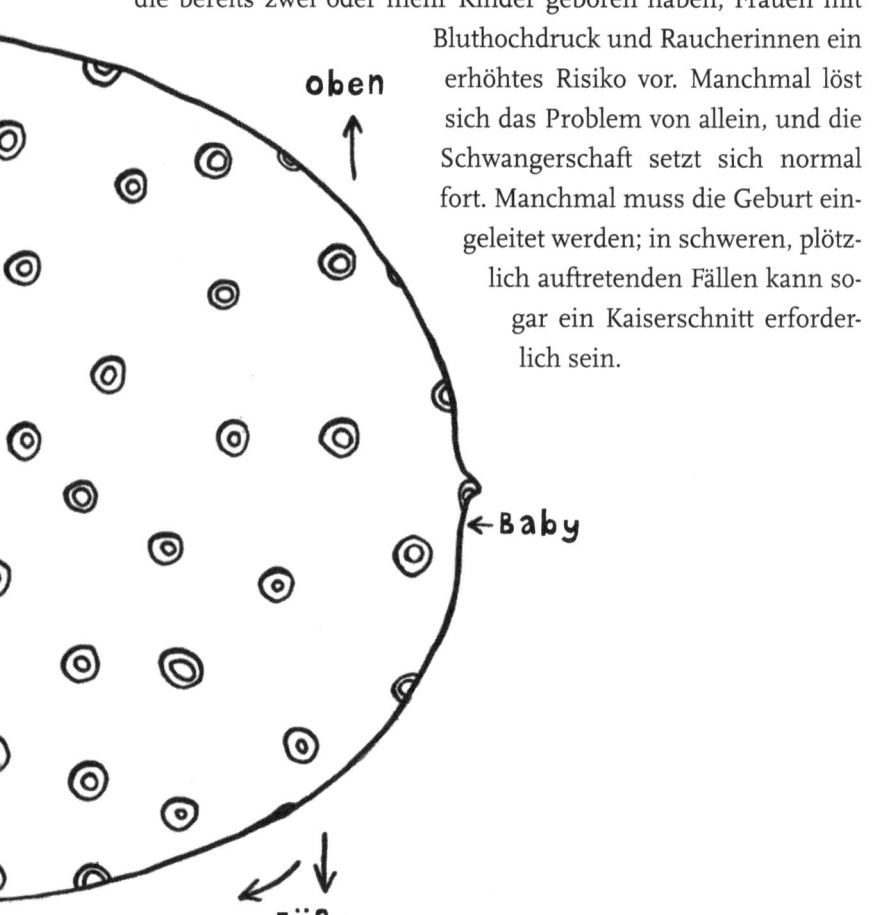

oben

←Baby

Füße

Ihre Aufzeichnungen

Welche früheren Erfahrungen haben Sie mit Entbindungen?

Waren Sie schon einmal bei einer Geburt dabei? Welche Eindrücke hatten Sie?

Welche Videos und Schilderungen haben Sie am meisten beeindruckt, im positiven und negativen Sinn?

Was passiert? Ihre Brüste werden immer größer.

Hört das irgendwann wieder auf? Ja. Vielleicht spüren Sie bisweilen sogenannte Braxton-Hicks-Kontraktionen, eine Art Übungswehen – die meisten Schwangeren nehmen sie jedoch erst in den letzten Wochen wahr. Dabei wird Ihre Gebärmutter vorübergehend hart und zieht sich zusammen. Richtige Wehen dauern jeweils eine Minute und kommen in Intervallen von fünf Minuten, und zwar für die Dauer von mindestens einer Stunde, und nach einer Weile kommt dann das Baby heraus. Wenn das bei Ihnen der Fall ist, haben Sie wahrscheinlich bereits richtige Wehen.

In dieser und den drei folgenden Wochen bildet das Baby immer mehr Fettzellen. Die Haut ist nach wie vor etwas runzelig, also gibt es in der Schicht darunter noch genug Platz für das neue Fett. Die Lanugohaare fallen allmählich aus, doch kann es sein, dass sie am Kopf erhalten bleiben. Die Augen sind nun vollständig geöffnet, doch sehr interessant kann der Anblick all dieser Haare, die da im Fruchtwasser herumschwimmen, nicht sein. Der Schluckauf des Babys wird immer kräftiger: Vielleicht spüren Sie sogar bisweilen die kleinen rhythmischen Erschütterungen. Durch die Braxton-Hicks-Kontraktionen kann das Baby außerdem ziemlich durchgerüttelt werden. **Gewicht:** etwa 1,3 Kilo.

30. WOCHE

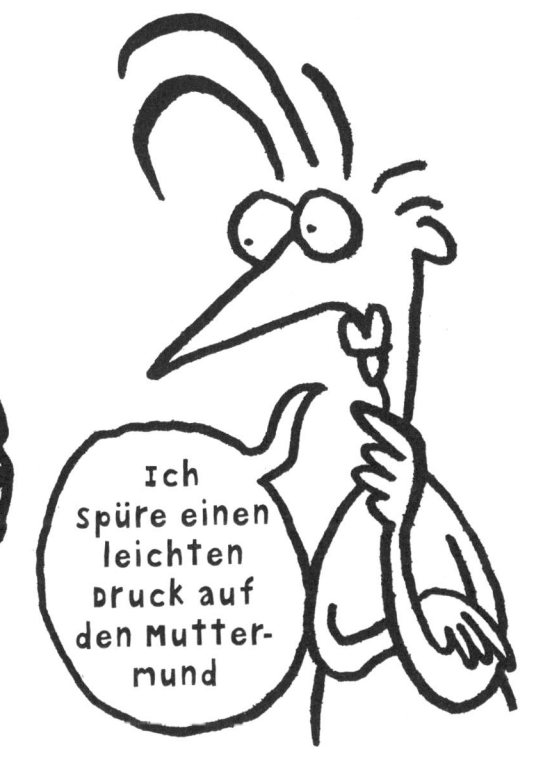

Ich spüre einen leichten Druck auf den Muttermund

Manche Kursleiter konfrontieren Schwangere
zu Demonstrationszwecken mit einem
selbst gestrickten Uterus

Die durchschnittliche Länge Ihres Fetus vom Kopf bis zum Steiß in dieser Woche

25   26   27

Frühgeburt

Warum kommt es zu einer Frühgeburt?

In ungefähr der Hälfte aller Fälle können die Mediziner nicht feststellen, warum das Baby frühzeitig auf die Welt gekommen ist. Mögliche Ursachen wären:

- Ein überdehnter Uterus, ausgelöst durch eine Mehrlingsschwangerschaft oder durch zu viel Fruchtwasser.

- Eine Zervixinsuffizienz (Insuffizienz, mein Gott, was für ein taktloser medizinischer Ausdruck; dabei heißt das lediglich, dass der Muttermund nicht fest geschlossen bleibt).

- Die Fruchtblase platzt vorzeitig.

- Mit dem Baby oder der Plazenta ist etwas nicht in Ordnung.

- Das Baby ist in der Gebärmutter gestorben (sehr selten).

- In der Gebärmutter befindet sich noch eine Spirale zur Empfängnisverhütung.

- Die Mutter ist krank oder leidet an Unterernährung oder hat ein Trauma erlebt (beispielsweise einen Autounfall) oder ist überarbeitet.

- Die Blutgruppen der Mutter und des Vaters vertragen sich nicht (Rhesusunverträglichkeit).

- Die Mutter leidet an Diabetes.

- Die Mutter ist noch ein Teenager.

Huch!

Entbindungstermin

Wie früh ist zu früh?

Jedes vor der siebenunddreißigsten Woche geborene Baby wird als Frühgeburt bezeichnet. Ist eine moderne intensive medizinische Versorgung gegeben, können Neugeborene ab der vierundzwanzigsten Woche überleben. Mit dreißig Wochen beträgt die Überlebenschance 90 Prozent, und über 80 Prozent dieser Babys holen nach entsprechender medizinischer Betreuung auf der Frühgeborenen-Intensivstation ihren Rückstand zu termingerecht geborenen Babys wieder auf. Wenn die drohenden Anzeichen für eine Frühgeburt früh genug einsetzen, werden der Mutter häufig Steroide verabreicht, damit die Entwicklung der fetalen Lungen verbessert wird.

Intensive Betreuung

○ Frauen, deren Babys frühzeitig auf die Welt kamen, wurden früher routinemäßig durch Kaiserschnitt entbunden, um den weichen Kopf des Kindes vor möglichen Druckveränderungen im Geburtskanal zu schützen, doch neuere Forschungen zeigen, dass dieses Verfahren nicht unbedingt sicherer ist, es sei denn, es kommen noch weitere Komplikationen hinzu wie etwa Präeklampsie, eine Steißlage des Kindes oder Anzeichen, dass das Kind mit der Geburt nicht zurechtkommt.

○ In der Regel ist bei einer Frühgeburt ein auf Neugeborenenmedizin spezialisierter Kinderarzt Mitglied des Geburtshelferteams.

○ Wenn Ihr Baby Hilfe braucht, um seine Körpertemperatur zu

regulieren und zu atmen, wird es in einen Brutkasten gelegt und auf der Frühgeborenen-Intensivstation betreut.

○ Der anfängliche allgemeine Zustand Ihres Babys wird beurteilt mit einem Test, bei dem verschiedene Faktoren überprüft werden. Er wird unmittelbar nach der Geburt durchgeführt und nach fünf Minuten beziehungsweise zehn Minuten wiederholt (der sogenannte Apgar-Test).

○ Wenn die Lunge noch nicht ausgereift ist, wird man Ihrem Baby Steroide verabreichen oder eine Surfactant-Ersatz-Therapie vornehmen, bei der ein künstliches Protein das Surfactant ersetzt, eine Substanz, die normalerweise in den letzten Schwangerschaftswochen die Lungen des Babys bedeckt und verhindert, dass die Lungenbläschen beim Ausatmen zusammenfallen.

○ Wenn Ihr Baby Ihre Muttermilch nicht aufnehmen kann, wird es über einen Schlauch künstlich ernährt. Kann Ihr Baby jedoch Milch trinken, ist es von Vorteil, wenn Sie Ihre Muttermilch abpumpen: Damit können Sie Ihrem Baby wirklich etwas Gutes tun, das ihm in seiner Entwicklung enorm helfen wird, selbst wenn Sie ansonsten das Gefühl haben, nutzlos zu sein.

○ Frühgeborene wachsen und gedeihen besser, wenn sie gestreichelt werden, Hautkontakt mit ihren Eltern oder Pflegepersonen haben (»Känguruen«), man ihnen sanfte Musik, Bandaufnahmen von Herzschlägen oder der Stimme ihrer Mutter vorspielt und wenn man sie in ein Wasserbett oder eine Hängematte legt, was das leise Schaukeln im Uterus simuliert.

Übliche Charakteristika bei Frühchen

Frühgeborene Babys unterscheiden sich von termingerecht geborenen auf mancherlei Art, doch sind die Unterschiede meist nicht von Dauer.

- Natürlich haben sie ein niedrigeres Geburtsgewicht.

- Sie sind klein, rot, runzelig und zerbrechlich und haben einen relativ großen Kopf und große Hände.

- Weil sie noch nicht viel Fett gebildet haben, ist ihre Haut durchscheinend, sodass man leicht die Blutgefäße darunter erkennen kann.

- Ihr Körper ist mit einem weichen Flaum bedeckt (Lanugo).

- Ihre motorischen Fähigkeiten, einschließlich Atmung und die Fähigkeit, Nahrung aufzunehmen, sind noch nicht voll ausgebildet, und ihr Schreien ist weniger kräftig.

- Sie haben weniger Ausdrucksvermögen als die termingerecht Geborenen – sie schlafen die meiste Zeit, und wenn sie wach sind, sind Augenkontakt oder Reaktionen auf Stimmen oder Berührungen seltener und weniger intensiv. Sie neigen stärker zu Reizbarkeit. Das kann man ihnen eigentlich nicht verdenken.

 Lesen Sie das Stichwort »Frühgeburt« im Kapitel »Hilfreiches«.

Was passiert? Schwangerschaftsstreifen hier und

dort und womöglich überall! Was für ein fantastisches Mauve –
hübsche Farbe für eine Aubergine, oder ist es gar Hot Pink? Achten Sie auf eine gute Körperhaltung, sonst bringt Ihr Bauch Sie
aus dem Gleichgewicht.

Das Baby kann blinzeln und die Augen schließen, wenn grelles
Licht auf Ihren Bauch scheint. In seinem Gehirn tut sich nun einiges: Das Nervensystem sendet und empfängt jede Menge Signale, vielleicht übt das Baby bereits das Denken – wahrscheinlich fragt es sich, wie lange es noch in diesem haarigen Sumpf
aushalten muss. Die Wach- und Schlafzeiten des Babys verlaufen
in der Regel gerade entgegengesetzt zum Rhythmus der Mutter.

Gewicht: etwa 1,5 Kilo.

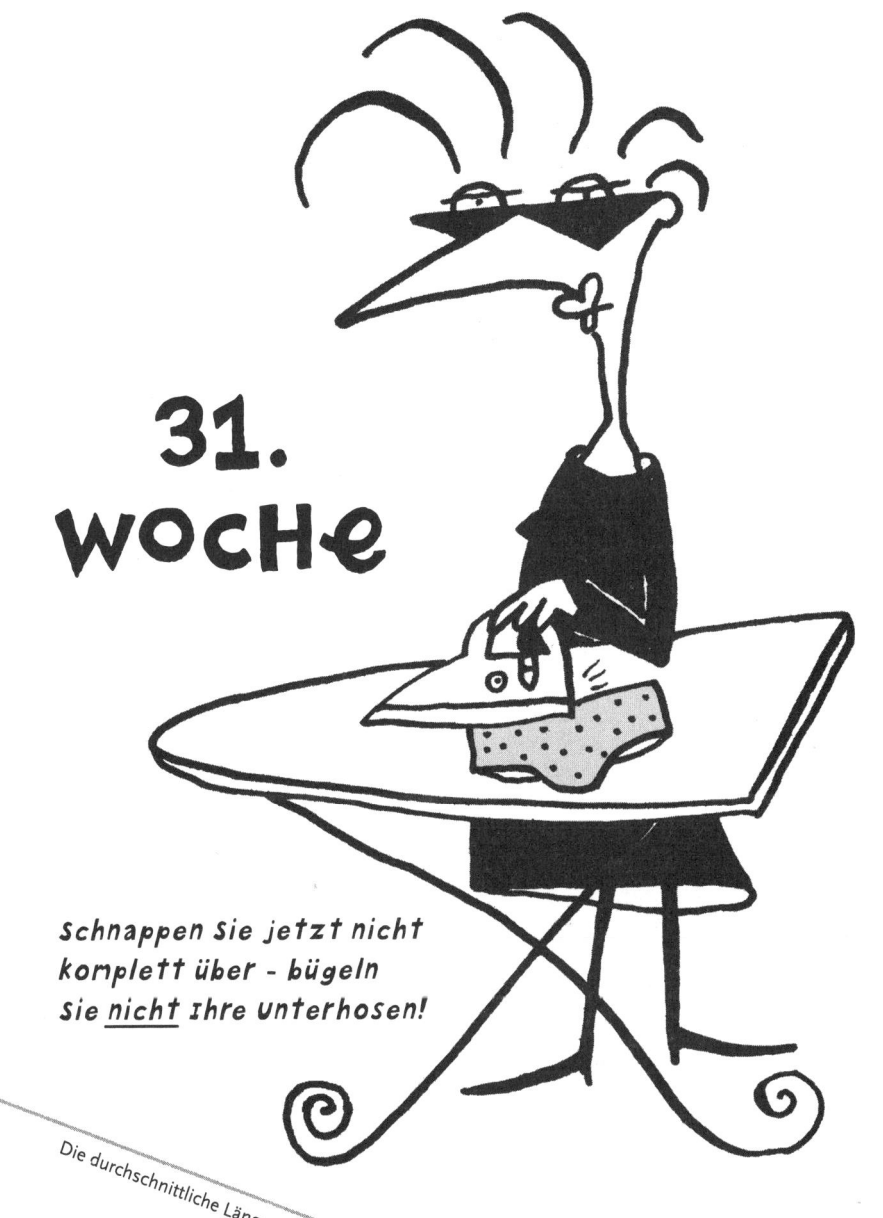

31.
Woche

Schnappen Sie jetzt nicht komplett über - bügeln Sie <u>nicht</u> Ihre Unterhosen!

Die durchschnittliche Länge Ihres Fetus vom Kopf bis zum Steiß in dieser Woche

26 27

Präeklampsie

Was ist das?

Präeklampsie, auch Toxämie oder EPH-Gestose genannt, ist ein Krankheitsbild, das nur in der Schwangerschaft auftritt. Man spricht von Präeklampsie, wenn eine Reihe von Symptomen gemeinsam auftreten, dazu gehören erhöhter Blutdruck, Schwellungen der Fußknöchel, Füße, Hände und im Gesicht, plötzliche Gewichtszunahme, verursacht durch Wasseransammlungen im Körper, Schmerzen im oberen Teil des Bauches, Sehstörungen, Eiweiß im Urin.

Präeklampsie ist ein potentiell gefährlicher Zustand, der etwa fünf bis zehn Prozent aller Schwangeren betrifft, gewöhnlich in der zweiten Schwangerschaftshälfte. Manchmal tritt die Präeklampsie mit dem Einsetzen der Wehen auf und, sehr selten, auch nach der Entbindung. Die genauen Ursachen sind nicht bekannt.

Präeklampsie kann die Plazenta beeinträchtigen, das Wachstum des Babys hemmen und seine Sauerstoffversorgung stören. Sie kann eine Frühgeburt auslösen und Nieren, Nervensystem und Blutgefäße der Mutter schädigen.

Manchmal verschlimmern sich die Symptome innerhalb kürzester Zeit. Abgesehen von den Ödemen können hartnäckige Kopfschmerzen auftreten, unscharfes Sehen, Lichtblitze oder Punkte vor den Augen, Schmerzen im oberen und mittleren Bereich des Bauchs, Reizbarkeit, Übelkeit und Erbrechen. Beim Auftreten eines dieser Symptome wird der Arzt sorgfältig den Zustand von Mutter und Kind überwachen oder gar die Einweisung ins Krankenhaus anordnen.

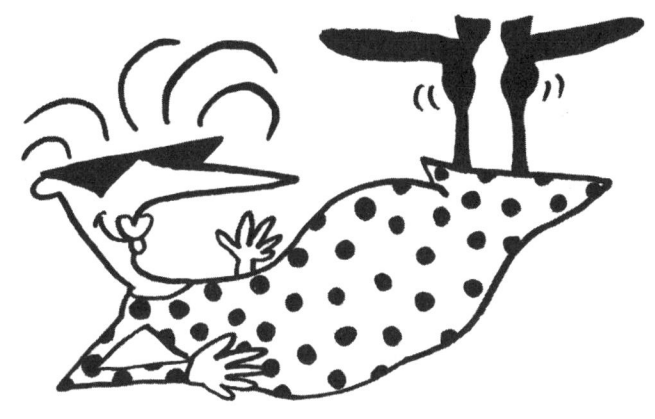

Legen Sie die Füße hoch!

Eine schwere Präeklampsie kann sich zu einer Eklampsie ausweiten, die einen lebensbedrohlichen Zustand für Mutter und Kind darstellt, aber dank der besseren medizinischen Überwachung heutzutage nur noch selten auftritt. Die Eklampsie kann Krämpfe, Nierenversagen und Koma auslösen. Die Blutgefäße in der Gebärmutter verkrampfen sich und schneiden die Blutversorgung zum Fetus ab.

Untersuchungen auf Präeklampsie

Eine frühe Entdeckung und Behandlung bedeuten, dass man die Präeklampsie besser in den Griff bekommen kann, auch wenn sie sich nicht verhindern lässt. Bei jeder Vorsorgeuntersuchung werden Urin und Blut der Schwangeren dahingehend untersucht. Auch sollten Sie Ihrem Arzt jede Schwellung mitteilen, die Sie an Ihrem Körper bemerken. (Wenn Sie nur eins dieser Symptome bei sich feststellen, etwa Ödeme, heißt das noch lange nicht, dass Sie Präeklampsie haben.)

Das Risiko einer Präeklampsie ist erhöht, wenn Sie schon vor der Schwangerschaft erhöhten Blutdruck hatten, es in Ihrer Familie Fälle von Präeklampsie oder Bluthochdruck gibt, Sie Probleme mit den Nieren haben oder hatten, an Diabetes leiden, eine Mehrlingsschwangerschaft haben oder hatten, bei einer früheren Schwangerschaft bereits Präeklampsie aufgetreten ist, Sie eine jugendliche Mutter oder Spätgebärende sind, Sie zum ersten Mal schwanger sind.

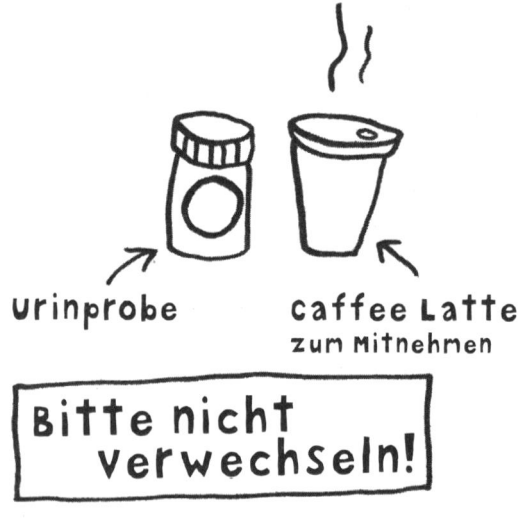

Urinprobe   caffee Latte
              zum Mitnehmen

Bitte nicht
    verwechseln!

Behandlung der Präeklampsie

Es gibt keinen medizinischen Beleg dafür, aber viele Experten sind der Ansicht, eine kalziumreiche Ernährung könne das Risiko für Präeklampsie senken. Tritt die Präeklampsie nur in einer leichten Form auf, wird der Arzt in der Regel Bettruhe verordnen, zu Hause oder im Krankenhaus, Ihnen zu einer Umstellung Ihrer Kost raten und Ihren Zustand und den Ihres Babys sorgfältig überwachen. Er wird regelmäßig Ihr Blut und Ihren Urin untersuchen, den Herzschlag des Fetus kontrollieren und Ultraschalluntersuchungen vornehmen.

Wenn sich Ihr Zustand verschlechtert oder zum Zeitpunkt der Diagnose bereits sehr schlecht ist, werden Sie möglicherweise ins Krankenhaus eingewiesen. Mit Medikamenten wird man Ihren Bluthochdruck senken und eventuell die Geburt einleiten oder einen Kaiserschnitt erwägen, je nachdem, wie Sie auf die Behandlung ansprechen, in welchem Zustand sich die Gebärmutter befindet und wie weit fortgeschritten die Schwangerschaft ist.

Was passiert?

Ihre Lunge wird kräftiger, dennoch werden Sie bei dem ganzen Druck, der auf dieses Organ ausgeübt wird, bisweilen beträchtlich aus der Puste kommen, wenn Sie übertreiben. Vielleicht haben Sie allmählich die ganze Schwangerschaft ziemlich satt. Es ist in der Tat recht beschwerlich, ständig diesen großen Bauch mit sich herumschleppen zu müssen, Sie finden nichts Passendes mehr zum Anziehen und was Ihre Nachtruhe angeht – ha!

Die Lunge des Babys kräftigt sich ebenfalls, doch ist sie noch nicht ganz ausgereift, um selbstständig zu arbeiten. Das Baby setzt immer mehr Fett an, obwohl es noch ziemlich mager aussieht. Vielleicht hat es sich bereits gedreht und liegt mit dem Kopf nach unten, bereit für den wagemutigen Schritt nach draußen. Optisch haben Sie nun schon Ihr vollständig entwickeltes Baby vor sich, mit Käseschmiere bedeckt. Wenn es jetzt auf die Welt käme, würde es die Augen öffnen und einen Blick auf seine Umwelt riskieren (wobei es jedoch ganz reizend schielen würde, denn in diesem Alter können sich seine Augen noch nicht richtig auf ein Objekt konzentrieren). **Gewicht:** etwa 1,7 Kilo.

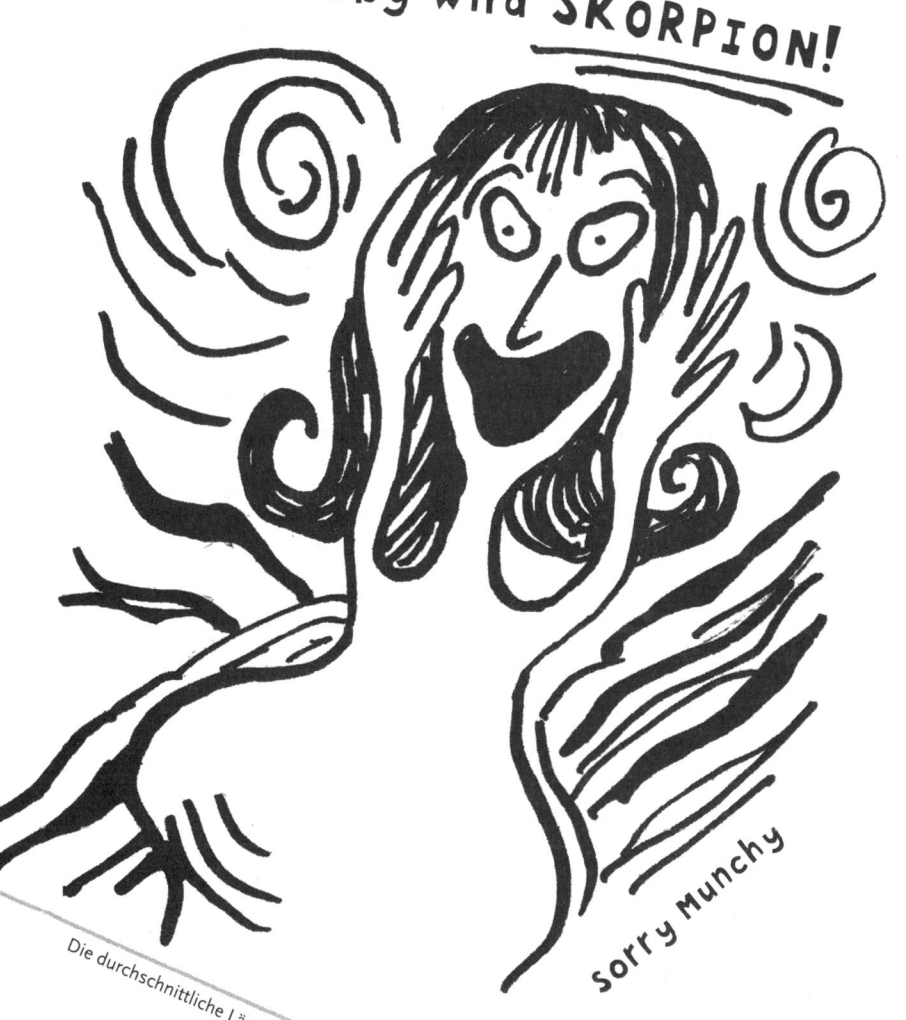

32. WOCHE

Die durchschnittliche Länge Ihres Fetus vom Kopf bis zum Steiß in dieser Woche

26 27 28

Der Geburtsplan

Was ist das?

Sie notieren sich all die Punkte, auf die Sie während der Wehen und Entbindung Wert legen. Es handelt sich dabei nicht um einen bindenden Vertrag, sondern eher um einen Merkzettel des Verständnisses zwischen Ihnen und den Personen, die Ihnen bei der Geburt beistehen. Beispielsweise können Sie in diesem Plan vermerken, ob Sie einen Einlauf wünschen, oder festlegen, wer das Baby nach seiner Geburt als Erster halten soll.

Der Geburtsplan ist darüber hinaus ein guter Ausgangspunkt für ein Gespräch mit Ihrem Gynäkologen oder Ihrer Hebamme über deren übliches Vorgehen und die Methoden des Krankenhauses oder Geburtshauses und um solche Dinge zu klären, ob es beispielsweise möglich ist, während der Wehen Musik Ihrer Wahl zu hören oder ob Verwandte und Freunde Sie unmittelbar

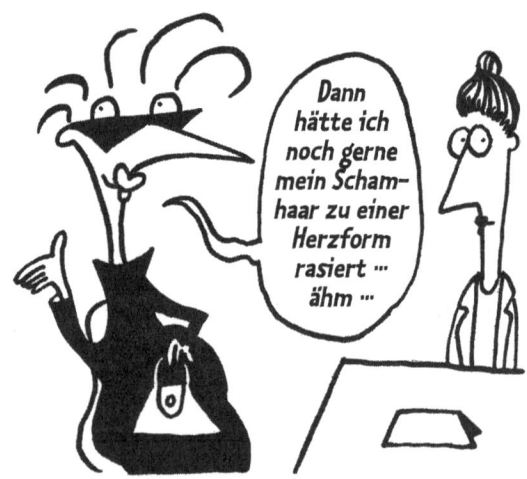

nach der Geburt besuchen können und dergleichen. Sie werden vielleicht nicht in allen Punkten Ihren Willen durchsetzen können – jetzt ist der richtige Zeitpunkt, dies herauszufinden.

Besprechen Sie frühzeitig Ihren Geburtsplan mit Ihrem Frauenarzt oder Ihrer Hebamme, damit Sie, wenn das Baby bereits unterwegs ist, nicht noch verhandeln müssen. Der Geburtsplan kann von beiden Parteien datiert und unterschrieben werden, als Zeichen, dass man über die darin enthaltenen Details zu einer Einigung gekommen ist. Legen Sie eine Kopie davon in Ihren Mutterpass.

Was steht darin?

Der folgende Plan geht davon aus, dass die Geburt ideal verläuft, doch was passiert, wenn unerwartet Komplikationen auftreten (erforderliches Einleiten der Wehen, Zangengeburt, Notoperation und Kaiserschnitt)? Wenn beispielsweise ein Kaiserschnitt vorgenommen werden muss, wollen Sie wahrscheinlich, dass das Baby erst einmal bei Ihnen bleiben darf und Wiegen und Messen auf später verschoben werden, weil diese Zeit sehr wichtig für das Entstehen einer Mutter-Kind-Bindung sein kann. Sie brauchen dafür das Einverständnis Ihres Geburtshelfers, deshalb ist es von Vorteil, wenn Sie diesen Punkt zusätzlich in Ihren Geburtsplan hineinnehmen.

Sie können Ihren Plan in Form einer langen, detaillierten Liste Ihrer Präferenzen zum jeweiligen Stadium der Entbindung schreiben, oder einfach als Brief an Ihren Arzt oder Ihre Hebamme oder auch als stichpunktartige Liste Ihrer Schwerpunkte. Unter anderem könnte er folgende Punkte beinhalten:

- wer bei der Entbindung zugegen sein wird,

- was Sie gerne zu Ihrer Bequemlichkeit und Entspannung um sich hätten, etwa bestimmte CDs, ätherische Öle, Fotos,

- welche Kleidung Sie während der Entbindung tragen wollen (Hüte und Handschuhe sind passé, und vergessen Sie nicht, alles, was länger als hüftlang ist, wird später, trotz intensivster Reinigungsversuche, nie mehr so gut aussehen wie vorher),

- ob Sie möchten, dass die Geburt gefilmt oder fotografiert wird und wer die Aufnahmen machen wird,

- ob Sie möchten, dass man Ihnen das Schamhaar zum Teil abrasiert oder kurz schneidet (nicht in einer sexy Herzform, leider) oder ob Sie es vorziehen, sich selber zu rasieren (Sie müssen dabei in den Spiegel schauen, damit Sie sehen, was Sie tun, denn Ihr Bauch versperrt Ihnen die Sicht),

- ob Sie einen Einlauf wünschen – ja/nein/nur wenn beim Einsetzen der Wehen der Darm gefüllt ist/um Gottes willen, nie im Leben,

- auf welche Weise und wie oft der fetale Herzschlag überwacht werden soll – wenn man an den üblichen Monitor angeschlossen ist, kann man sich nicht mehr frei im Zimmer bewegen,

- ob Sie die Möglichkeit haben, im Frühstadium der Wehen noch eine Kleinigkeit zu essen oder zu trinken,

- ob Sie wollen, dass man Ihnen einen Katheter setzt (ein röhrenförmiges Instrument zum Entleeren der Harnblase) – ja/nein/nur wenn eine Periduralanästhesie durchgeführt wird und Sie nicht mehr spüren, ob Ihre Harnblase voll ist,

- wann man Ihnen Schmerzmittel anbieten soll,

- welche Art Schmerzmittel Sie bevorzugt nehmen würden,

- welche Stellung Sie bei der Geburt einnehmen möchten (Hockstellung, Sitzen oder eventuell Vierfüßlerstand),

- ob Sie einen Dammschnitt ablehnen (einen Schnitt zwischen Scheide und Anus, um einem Dammriss vorzubeugen, der möglicherweise schlechter heilen würde),

- ob Sie den Kopf des Babys berühren möchten, wenn er durch den Geburtskanal austritt,

- wer das Baby als Erster in Empfang nehmen darf – vielleicht der Vater des Kindes oder Sie selbst oder der Arzt oder die Hebamme,

- wer die Nabelschnur durchtrennen soll,

- ob Sie das Baby unmittelbar nach der Geburt in Ihrer Nähe behalten und Sie den Zeitpunkt bestimmen können, an dem es von dem medizinischen Personal gemessen und gewogen wird – prüfen Sie nach, ob es in Ihrer Geburtsklinik derartige »Baby-freundliche« Optionen gibt,

- ob Sie damit einverstanden sind, dass die Nachgeburtsphase durch Hormongaben beschleunigt wird.

Möglichkeiten der Schmerzlinderung

Lange vor Ihrem Entbindungstermin werden Ihnen folgende Personen Ratschläge bezüglich der Schmerzmittel geben: Ihr Frauenarzt, Ihre Hebamme, Ihr Partner, jede Menge Frauen, die selber nie ein Kind geboren haben, jede Menge Frauen, die ein Kind geboren haben, und ein großer breitschultriger Kerl namens Charly, den Sie zufällig in einer Bar für Lederfetischisten getroffen haben.

Die endgültige Entscheidung liegt bei Ihnen. Sie können das Schmerzmittel wählen, das Sie im Fall einer komplikationslosen Geburt nehmen würden, aber Sie sollten die Tatsache akzeptieren, dass man, beispielsweise, eine Kaiserschnittentbindung vornehmen muss. Für eine Komplikation gerüstet zu sein, hat den Vorteil, dass Sie sich über die Wahl des Schmerzmittels keine Gedanken machen müssen, wenn Sie unter Druck stehen, wenn etwa die Wehen zu lange dauern oder schmerzhafter sind als erwartet.

Alternative Schmerzlinderung

Die folgenden alternativen Methoden zur Schmerzlinderung werden häufig propagiert (bei jeder einzelnen gilt: Je überzeugter Sie davon sind, desto besser hilft sie – wenn Sie jetzt bereits eine eher skeptische Einstellung dazu haben, werden Sie erst recht nicht an ihre Wirkung glauben, wenn Sie mitten im Wehenschmerz sind):

- Akupunktur,

- Fußreflexzonenmassage,

- Aromatherapie – bewirkt keine Schmerzlinderung, sondern sorgt lediglich für eine angenehme, wohltuende Atmosphäre,

- Atem- und Entspannungstechniken – diese müssen vor der Geburt gelernt und eingeübt werden,

- Massage – auch diese Art der Schmerzlinderung muss bereits vor der Geburt von der Person, die die Massage verabreicht, mit Ihnen geübt werden,

- In-Bewegung-bleiben – Herumlaufen kann helfen, den Druck vom Rücken zu nehmen und Sie etwas von den Schmerzen abzulenken; manche Frauen empfinden Stehen oder die Hockstellung während der Kontraktionen und der Entbindung als angenehmer,

- Hydrotherapie – eine warme Dusche, ein warmes Bad kann zur Entspannung beitragen; das Sitzen in der warmen Wanne kann während der Kontraktionen den Schmerz lindern, weil das Wasser den Druck auf Rücken und Gesäß verringert und auch den Druckschmerz auf die Muskeln mindert,

- lokale Wärmebehandlung – heiße Kompressen oder Wärmekissen können von den Schmerzen ablenken und Muskelkrämpfe reduzieren,

- dem Schmerz verbalen Ausdruck verleihen – Stöhnen, Keuchen oder Singen, um den Schmerz zu »lindern«, auch bekannt als simples schlichtes Schreien.

- Transkutane Elektronische Nervenstimulation (TENS) – ein Gerät produziert einen schwachen elektrischen Reiz, der mittels beiderseits der Wirbelsäule befestigter Elektroden auf die Haut geleitet wird, wo er die Nervenbahnen stimuliert und ein Kribbeln auslöst. Der elektrische Strom kann die Schmerzsignale, die von der Gebärmutter ausgehen, blockieren. Diese Methode bietet nur eine leichte Schmerzlinderung, aber manche Frauen empfinden das als ausreichend, zumal die Anwendung überhaupt kein Risiko darstellt.

- Hypnose – wenn Sie gut auf Hypnose ansprechen, können Sie damit in einen Zustand der Trance gelangen, wo Sie zwar bewusst das Geschehen erleben, es aber nicht als schmerz-

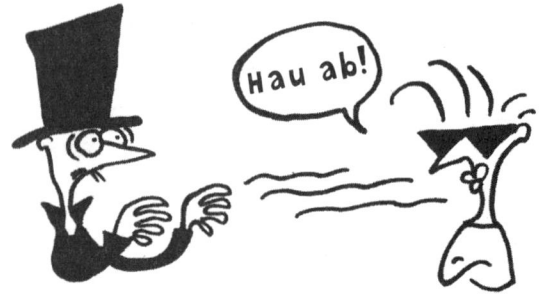

**Hypnose:
Würden Sie
gut darauf
ansprechen?**

haft empfinden (aber das sollten Sie vorher wirklich gut eingeübt haben),

○ Musik (sorgt wiederum lediglich für eine möglichst angenehme Atmosphäre. Aber seien Sie gewarnt – viele Frauen
stellen sehr sorgfältig CDs oder Kassetten für die Geburt
zusammen, wenn es im Kreißsaal dann jedoch ernst wird,
schmeißen sie alles entnervt in die Ecke).

Die harten Drogen

Lachgas Wird während der Wehen durch eine Maske eingeatmet. Es erleichtert die Schmerzen, ohne dass es deren Wahrneh-
mung vollständig blockiert. Manche Frauen meinen, die allein
durch das Anwenden der Maske gewonnene Ablenkung helfe bereits, die Schmerzen erträglicher zu machen. Andere wiederum
empfinden die Maske vor dem Gesicht als klaustrophobisch
(eventuell kann man sie mit einem Mundstück versehen). Lachgas kann während der Wehen bedenkenlos eingeatmet werden
und scheint nur sehr wenig Wirkung auf das Kind zu haben.
Manchen Frauen wird dabei jedoch schwindelig oder übel.

Periduralanästhesie (PDA) und Spinalanästhesie Viele Frauen verlangen eine Periduralanästhesie. Zunächst bekommen Sie eine Spritze in den Rücken zur örtlichen Betäubung. Anschließend wird eine kleine Hohlnadel zwischen zwei Wirbeln in die Lendenwirbelsäule eingeführt und durch diese Hohlnadel ein feiner Katheter geschoben, durch den mittels einer Spritze an der richtigen Stelle im Rücken verschiedene Medikamente verabreicht werden können, die den Schmerz betäuben. Falls nötig, können während der Wehen und der Geburt weitere Dosen des Narkosemittels gegeben werden. Die betäubende Wirkung tritt meist nach wenigen Minuten ein. Das Setzen der Periduralanästhesie dauert insgesamt gewöhnlich etwa 30 Minuten und muss immer von einem erfahrenen Anästhesisten ausgeführt werden.

Bei der Periduralanästhesie wird der Katheter in den Raum über den äußeren Schutzhüllen des Rückenmarks eingeführt, wohingegen bei der Spinalanästhesie das Narkosemittel direkt in die Rückenmarksflüssigkeit eingespritzt wird, wo die Wirkung schneller eintritt. (Deshalb wird sie oft beim Kaiserschnitt angewendet, wenn der Zeitfaktor eine Rolle spielt.) Die Wirkung der PDA hält eine bis mehrere Stunden an, je nachdem, welche Dosis gespritzt wurde – sie kann während einer langen Wehendauer aufgefrischt werden. Die Spinalanästhesie hingegen ist eine einzelne Spritze, deren Wirkung eine bis vier Stunden anhält.

Die Periduralanästhesie und die Spinalanästhesie sind die derzeit einzigen Methoden zur Schmerzbehandlung, die völlige Schmerzfreiheit gewähren und gleichzeitig der Gebärenden erlauben, bei Bewusstsein zu bleiben. Deshalb werden beide Verfahren auch beim Kaiserschnitt angewendet.

Eine PDA oder eine Spinalanästhesie beim Kaiserschnitt betäubt jedes Gefühl im Unterleib, sie beeinträchtigt zudem die

Nerven in den Beinen (macht die Beine sehr schwer) und die
Nerven der Harnblase (deshalb wird man Ihnen wahrscheinlich
einen Katheter setzen, weil Sie nicht spüren, wenn Sie Wasser
lassen müssen). Inzwischen werden in den meisten Entbin-
dungsstationen der größeren Geburtskliniken bei der PDA und
Spinalanästhesie zur Schmerzbehandlung solche Medikamente
verwendet, die die Bewegungsfunktionen und Blasenfunktion
kaum mehr beeinträchtigen.

Die PDA kommt meistens zum Einsatz, wenn die Frauen
große Schmerzen haben, wenn das Kind ungünstig liegt (etwa in
Steißlage), wenn es sich um eine Mehrlingsgeburt oder Saugglo-
cken- oder Zangengeburt handelt. Bei einer PDA wird es der Gebärenden oft schwierig zu pressen, weil sie die Kontraktionen in
der zweiten Geburtsphase nicht mehr spürt. Ihr Arzt oder Ihre
Hebamme können Ihnen jedoch sagen, wann Sie pressen müssen. Manche Frauen zögern das Pressen ein wenig hinaus und
warten, bis die Wirkung des Narkosemittels ein wenig nachlässt,
damit sie die Kontraktionen wieder spüren können.

Die PDA oder Spinalanästhesie, sofern sie von erfahrenen
Anästhesisten gesetzt wird, ist nur mit einem sehr geringen Ri-
siko verbunden. Gelegentlich betäubt eine PDA den Schmerz
nur in einem Teil Ihres Unterleibs, aber in diesem Fall kann der
Anästhesist für Abhilfe sorgen. Weniger als ein Prozent aller
Frauen, die eine PDA gehabt haben, klagen anschließend über
Kopfschmerzen, die über mehrere Tage andauern. PDA und auch
Spinalanästhesie haben keinerlei Auswirkungen auf das Baby.

Betäubungsmittel, einschließlich Pethidin Früher gab man
bei der Entbindung Heroin. Das heutzutage immer noch am
meisten verabreichte Betäubungsmittel ist Pethidin. Betäu-

bungsmittel, die gewöhnlich in der ersten Geburtsphase injiziert werden, dämpfen den Schmerz, indem sie die Opiatrezeptoren des Gehirns und Rückenmarks stimulieren.

Die Wirkung der Injektion tritt etwa nach zwanzig Minuten ein und hält eine bis drei Stunden an. Zu den möglichen Nebenwirkungen zählen Kopfschmerzen, Sehstörungen, Stimmungsschwankungen, Übelkeit und das Gefühl, benebelt und handlungsunfähig zu sein. Wird eine zu hohe Dosis des Narkosemittels verabreicht, kann das Baby schläfrig und seine Atmung beeinträchtigt werden – dem wiederum kann man entgegenwirken, indem man dem Baby nach der Geburt Sauerstoff oder ein Medikament namens Narcan verabreicht.

Örtliche Betäubung Die zwei üblichsten Formen örtlicher Betäubung während der Wehen sind zum einen der sogenannte Pudendusblock, bei dem ein Betäubungsmittel in die Scheide in die Nähe der Pudendusnerven gespritzt wird. Dieses Verfahren betäubt Scheide und Damm, ehe man mit Zange oder Saugglocke das Baby auf die Welt holt. Zum anderen ist es die örtliche Betäubung des Damms mittels einer Spritze, um den Dehnungsschmerz im Damm auszuschalten oder, weit gebräuchlicher, als Vorbereitung für einen Dammschnitt. Bei beiden Verfahren tritt die Wirkung innerhalb weniger Minuten ein. Die Dosierung wird so gering wie möglich gehalten, um dem Baby nicht zu schaden.

Vollnarkose Bei einer normalen Entbindung wird diese Methode fast nie angewendet, aber manchmal wird diese Technik beim Kaiserschnitt notwendig, besonders, wenn es sich um einen Notfall handelt. Im Regelfall ist eine PDA oder eine Spinalanästhesie beim Kaiserschnitt sicherer und besser für Mutter und Kind.

Was passiert? Sie haben das Gefühl, dass nichts mehr in Ihren Körper hineinpasst, nicht einmal ein Schokoriegel. Na gut, höchstens ein Schokoriegel. Wahrscheinlich ragt Ihr Nabel heraus.

Was das Baby derzeit wirklich braucht, sind reichlich Surfactant, um die Lungenbläschen filmartig auszukleiden, und weitere Fettzellen. Wenn es jetzt auf die Welt käme, hätte es bereits ausgezeichnete Überlebenschancen. Das Baby trainiert das Augenblinzeln und lernt, den Blick auf Objekte in seiner unmittelbaren Umgebung einzustellen, etwa die eigenen Extremitäten und die Nabelschnur. **Gewicht:** etwa 1,9 Kilo.

Die durchschnittliche Länge Ihres Fetus vom Kopf bis zum Steiß in dieser Woche

27
28
29

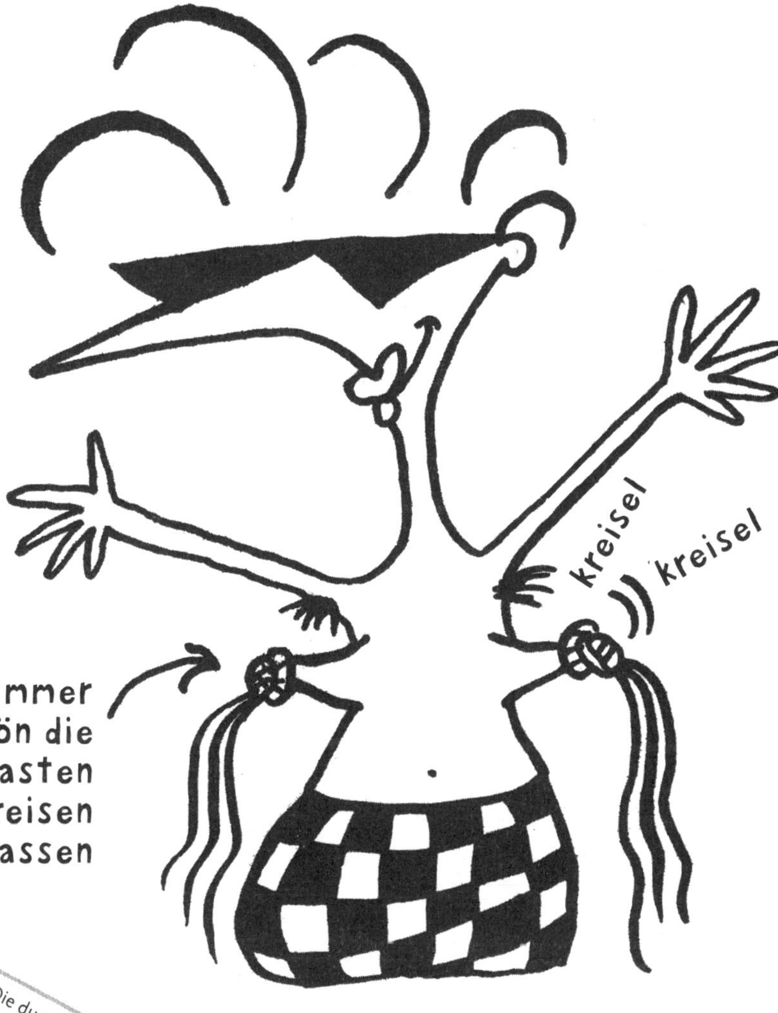

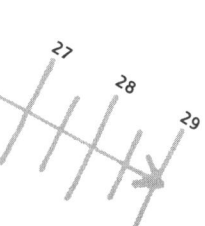

Wie können Sie sich auf das Stillen vorbereiten?

33. Woche

Was zu erledigen ist, bevor Sie in die Klinik gehen

O Gehen Sie in Ihren Geburtsvorbereitungskurs und lesen Sie Bücher über Schwangerschaft und Geburt. Wehen und Entbindung sind Ereignisse, deren Ablauf sich nicht vorhersagen lassen, deshalb ist es sehr hilfreich, wenn Sie und Ihr Partner oder wer auch immer Ihnen bei der Geburt beistehen wird, wenigstens eine vage Vorstellung von dem haben, was Sie eventuell erwartet.

O Schreiben Sie Ihren Geburtsplan (siehe »32. Woche«).

O Organisieren Sie die Betreuung Ihres älteren Kindes oder Ihrer älteren Kinder: Sie müssen jemanden haben, der eventuell sehr kurzfristig zur Verfügung steht – womöglich mitten in der Nacht. Deshalb ist es vorteilhaft, eine erste Wahl und eine Ersatzperson zu haben. Stellen Sie sicher, dass Ihre Kinder wissen, was geschehen wird, damit sie nicht in Panik geraten, wenn sie merken, dass Sie plötzlich nicht mehr da sind.

O Organisieren Sie die Fahrt zum Krankenhaus – fahren Sie nicht selbst. Meiden Sie nach Möglichkeit die Autobahn. Sie könnten in einen Stau geraten, es könnte schwierig werden, die Autobahn zu verlassen.

O Allmählich wird es Zeit, die Babywäsche und was Sie sonst noch für Ihr Neugeborenes brauchen, komplett zu haben – für alle Fälle.

O Legen Sie in Ihrem Gefrierschrank einen Vorrat an unkomplizierten Gerichten an, damit Sie für die ersten Wochen zu

Hause gerüstet sind. Zum Vorkochen eignen sich Suppen, Pastasaucen, Quiches, Aufläufe, Lasagne oder Schmorgerichte. Lassen Sie es mich so ausdrücken: Sie werden kaum Lust haben, irgendwelche Brathühnchen zu rupfen. Wenn Sie aus dem Krankenhaus nach Hause entlassen werden, gelten für Sie folgende Prioritäten: (a) das Baby versorgen, (b) schlafen und (c) es gibt kein c.

○ Bereiten Sie für die erste Wehenphase eine Kleinigkeit zur Stärkung vor, beispielsweise eine selbst gemachte Hühnerbouillon, Rindsbouillon oder püriertes Obst und frieren Sie es ein.

○ Wenn Sie es sich leisten können, organisieren Sie für die erste Zeit zu Hause eine Putzhilfe (aus dem Freundeskreis, der Verwandtschaft oder über eine Agentur), besonders, wenn Sie wissen, dass eine Kaiserschnittentbindung ansteht.

○ Wenn Sie einen Windelservice in Anspruch nehmen wollen, bestellen Sie ihn jetzt vor – auch wenn diese Firmen im Allgemeinen sehr kurzfristig ihre Dienste anbieten können, schadet ein frühzeitiger Telefonanruf nicht.

○ Montieren Sie den Autobabysitz und üben Sie mit einem Teddybären das An- und Abschnallen. Sie brauchen den Autositz bereits für die Heimfahrt von der Klinik.

○ Erkundigen Sie sich, welche Annehmlichkeiten Ihre Geburtsklinik für die Wehenphase bereithält und welche Dinge Sie möglicherweise selbst mitbringen müssen – gibt es dort beispielsweise CD-Player und Duftlämpchen? Wenn es dann so weit ist und Sie in der Klinik anrufen, um Ihr Kommen anzukündigen, sollten Sie sich vergewissern, ob alles, was Sie brauchen, tatsächlich zur Verfügung steht oder ob es in der Zwischenzeit eine andere Schwangere ausgeliehen hat.

○ Wenn Sie spüren, dass die Wehen eingesetzt haben, telefonieren Sie mit Ihrer Hebamme, Ihrem Krankenhaus oder Geburtshaus und fragen Sie, wann Sie kommen sollen.

Was Sie in die Klinik mitnehmen

Ihre Geburtsklinik oder Ihr Geburtshaus wird Ihnen rechtzeitig eine Liste geben, in der all die Dinge aufgeführt sind, die Sie erfahrungsgemäß für sich und das Baby brauchen.

Eine Tasche für die Wehenphase und Geburt

○ Zu den Dingen, die die Wehen erträglicher machen, könnten beispielsweise gehören: Kassetten oder CDs mit Musik Ihrer Wahl, Massageöl, Sitzball, Massageroller (oder Nudelholz oder Tennisball), eine Gesichtsdusche oder Thermalwasserspray, Lippenpomade, reichlich Essen und Getränke für Ihre Begleitperson(en) – Sie wollen doch nicht, dass Sie plötzlich allein gelassen werden, weil die anderen sich was zu essen suchen – und ein paar leichte Snacks für Sie selbst, warme Socken mit rutschfesten Sohlen, Süßigkeiten mit Traubenzucker oder zuckerfreie Lutscher, ätherische Öle.

○ Nehmen Sie etwas Bequemes zum Anziehen mit, beispielsweise ein weites T-Shirt, übergroßes Baumwollhemd oder Pyjamaoberteil aus Baumwolle. Wenn Sie während der Entbindung einigermaßen bekleidet erscheinen wollen, wählen

NEIN:

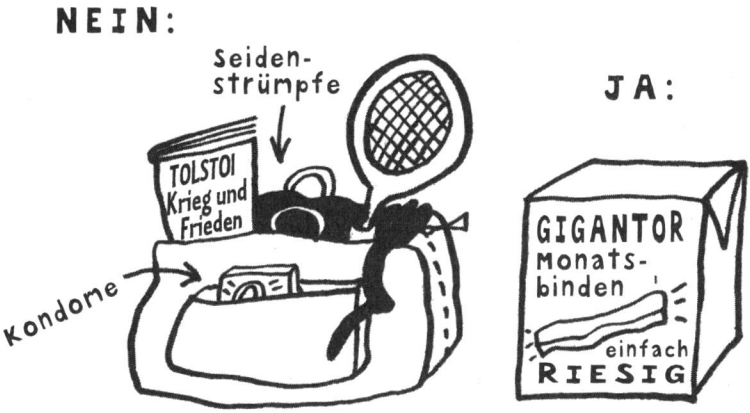

Seiden-
strümpfe

TOLSTOI
Krieg und
Frieden

Kondome

JA:

GIGANTOR
Monats-
binden

einfach
RIESIG

Sie ein Oberteil, das vorne zu knöpfen ist (oder ein vorn zu öffnendes Krankenhaushemd), damit Sie unmittelbar nach der Geburt leicht Hautkontakt zu Ihrem Baby herstellen und es an die Brust anlegen können. Das Kleidungsstück, das Sie während der Entbindung tragen, wird wohl oder übel ziemlich in Mitleidenschaft gezogen: Derjenige, der es wäscht, sollte daran denken, dass Blutflecken in sehr kaltem Wasser eingeweicht werden müssen, bevor man das Teil in die Waschmaschine gibt. Sie brauchen eventuell auch ein paar dunkle Unterhosen und Monatsbinden, um das Fruchtwasser aufzufangen, wenn während der Wehen die Fruchtblase platzt.

○ Packen Sie Kosmetikartikel ein: Seife, Shampoo, Haarspülung, Zahnbürste, Zahnpasta, Feuchtigkeitscreme, Haarbürste und Haarringe, Haartrockner, Duschhaube – Ohrstöpsel, Schlafmaske; Schminksachen, wenn Sie sich für Besuch ein wenig hübsch machen wollen.

- Die Kleidung der Begleitperson sollte ebenfalls bequem, nicht zu warm und leicht zu waschen sein. Wenn Ihre Begleitperson plant, Ihnen zur Linderung des Wehenschmerzes unter der Dusche eine Massage zu geben, müssen Sie an Badekleidung denken – in der Regel sind die Krankenhäuser bestrebt, die Anzahl der nackt herumlaufenden Personen auf ein Minimum zu beschränken.

- Wie man hört, gucken sich manche Frauen, die auf »kreative Visualisation« stehen, während der Wehen ein Foto von ihrem Hund an. Natürlich sind diese Frauen ganz offensichtlich übergeschnappt.

Eine größere Tasche für den Klinikaufenthalt

- Packen Sie mehrere Packungen extra saugfähiger Binden ein. Sie sind als Binden für Wöchnerinnen im Handel erhältlich.

- Nehmen Sie mehrere vorne zu öffnende Nachthemden mit, ferner Morgenmantel, Hausschuhe, sechs Slips aus schwarzer Baumwolle. (Es ist sehr angenehm, jeden Morgen und Abend ein frisches Nachthemd und einen frischen Baumwollslip anziehen zu können, in dieser Zeit wird die Wäsche eben sehr schnell schmutzig – wenn derjenige, der für Sie wäscht, mitspielt, sollten Sie lieber zu viel als zu wenig mitnehmen. Wie ist es geplant? Wird die Wäsche jeden zweiten Tag gewaschen oder gar nicht, bis Sie entlassen werden?) Manche Kliniken bieten einen Wäscheservice an – Sie müssen dazu Ihre Kleidung mit einem Namensschild versehen. Im Krankenhaus können Sie tagsüber eigentlich ganz normale Kleidung tragen, aber angesichts der Tatsache, dass Sie müde und erschöpft sind, Ihr Unterkörper wund und empfindlich ist, im Krankenhaus gewöhnlich hohe Raumtemperaturen herrschen und Ihr Baby mehrmals täglich Zugang zu Ihrer Brust verlangt, erscheinen Baumwollhemden als überaus praktisch.

○ Nehmen Sie mindestens zwei Still-BHs mit, die angespannten, geschwollenen Brüsten festen Halt bieten, und dazu Stilleinlagen, um austretende Muttermilch aufzusaugen, wenn später die Milch einschießt.

○ Sie brauchen Kleidung für die Heimfahrt für Sie (wahrscheinlich Umstandskleidung, denn Ihr Bauch wird immer noch groß sein) und für Ihr Baby – einschließlich einem Mützchen und einer warmen Decke, wenn es kalt ist. Neugeborene lieben es, fest eingepackt zu sein, es erinnert sie an die Zeit im Mutterleib.

○ Nehmen Sie ein Buch über die Pflege von Neugeborenen mit und ein Namensbuch, wenn diese Diskussion immer noch nicht ausgestanden ist.

○ Denken Sie an ein hübsch verpacktes Geschenk für Ihr älteres Kind zu Hause, damit es das Gefühl hat, einbezogen zu sein. Für ältere Kinder beginnt nun eine sehr schwierige Zeit, und wenn sie glauben, das neue Geschwisterchen hat ihnen ein ganz besonderes Geschenk mitgebracht, wird es ihnen leichter fallen, es anzunehmen.

Was passiert?

Von jetzt an wird das Baby jeden zur Verfügung stehenden Platz für sich beanspruchen und alles zusammenquetschen, was dämlich genug ist, ihm in die Quere zu kommen, beispielsweise Ihre Lunge. Wenn Ihnen die Puste ausgeht, ist es hilfreich, sich ein Weilchen aufrecht hinzusetzen oder hinzustellen. Überhaupt sollten Sie nun alles ein wenig sachte angehen. Wenn Sie Interesse haben an einem Geburtsvorbereitungskurs, aber es bis jetzt nicht geschafft haben, sich anzumelden, sollten Sie diesen Telefonanruf nicht noch länger aufschieben. Decken Sie sich mit Babykleidung ein.

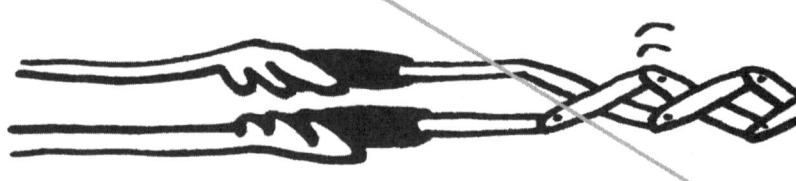

Ihr Körper schickt sich an, dem Baby den letzten Schliff zu geben: Die Phase ist erreicht, in der Ihr Baby auf das gesellschaftliche Leben vorbereitet wird. Ihr kleiner Racker ist nun vollauf damit beschäftigt, Dinge zu üben wie das Saugen, Atmen, Blinzeln, den Kopf zu drehen, zu greifen (etwa nach der anderen Hand oder der Nabelschnur) und die Beine zu strecken – dafür hat er aber eigentlich nicht genügend Platz. Deshalb diese ganzen Stöße und Tritte, die Sie womöglich spüren. Die Haut des Babys wird weicher und weniger durchscheinend. Sie hat fast schon die Tönung, die sie bei der Geburt haben wird. **Gewicht:** etwa 2,1 Kilo.

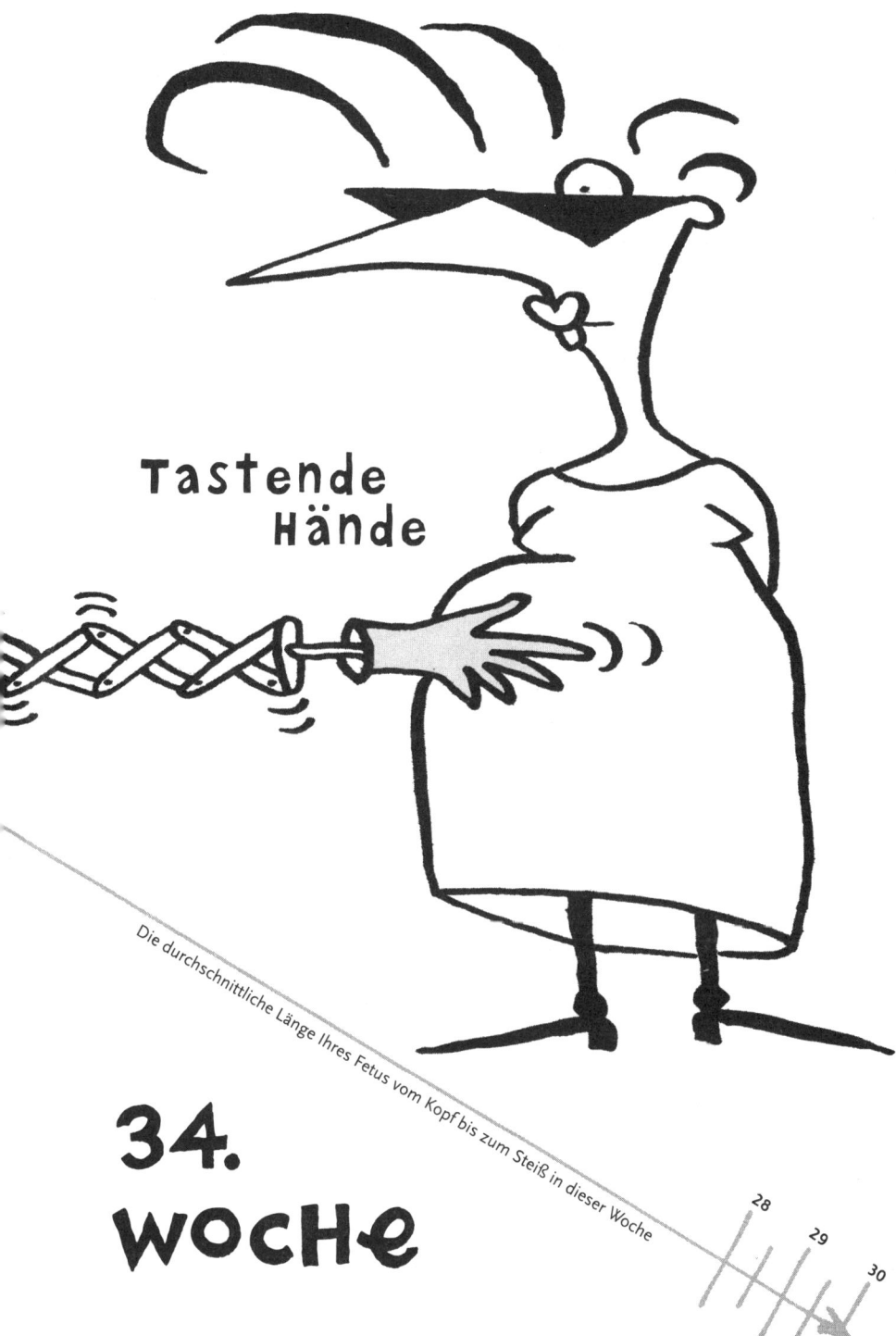

TASTENDE
HÄNDE

Die durchschnittliche Länge Ihres Fetus vom Kopf bis zum Steiß in dieser Woche

34.
WOCHe

28

29

30

Wehen und Geburt

Vielleicht, vielleicht auch nicht spüren Sie bereits die ersten Anzeichen für Wehen. Sollte dies der Fall sein, gönnen Sie sich so viel Ruhe wie möglich und essen Sie ausreichend. Die Wehen können nun jederzeit einsetzen, deshalb müssen Sie sich bei Kräften halten, auch wenn es noch Tage, ja vielleicht auch viele Wochen dauern kann, bis es *richtig ernst* wird.

Wenn Kontraktionen einsetzen, sind es vielleicht nur »Vorwehen«, manchmal auch »falsche« Wehen genannt. Diese sind gut erträglich – eher lästig als schmerzhaft – und unregelmäßig; sie verschwinden wieder, wenn Sie sich bewegen, hinlegen oder ein Bad nehmen. Es ist oft schwierig, den Unterschied zwischen »Vorwehen« und der Latenzphase der ersten Phase der Geburt zu erkennen (in der sich der Muttermund um drei bis vier Zentimeter öffnet), deshalb zögern Sie nicht, Ihren Arzt, Ihre Hebamme, das Krankenhaus oder das Geburtshaus anzurufen und Ihr Befinden zu beschreiben, damit Sie wissen, ob Sie noch zu Hause bleiben können oder sich gleich auf den Weg ins Krankenhaus oder Geburtshaus machen sollen.

Verständigen Sie umgehend Ihr Krankenhaus oder Ihren Arzt, wenn:

- Ihre Fruchtblase platzt und Sie im Fruchtwasser einen grünen oder schwärzlichen Klecks bemerken; das ist Mekonium, auch Kindspech genannt, der erste Stuhlgang Ihres Kindes – möglicherweise ein Anzeichen, dass Ihr Baby mit der Geburt nicht zurechtkommt,

- Sie eine hellrote Blutung haben, ein möglicher Hinweis, dass irgendetwas mit der Plazenta nicht in Ordnung ist,

◐ Sie die Nabelschnur in Ihrer Scheide tasten oder sogar sehen können, was einen Nabelschnurvorfall bedeutet. Dies ist ein Notfall. Verständigen Sie den Rettungswagen, öffnen Sie die Haustür, dann legen Sie sich vor eine Wand oder einen hohen Stuhl. Lagern Sie die Beine nach oben oder auf den Stuhl und schieben Sie sich dicke Polster unter das Becken. (Veranlassen Sie nach Möglichkeit, dass jemand an Ihrer Stelle die Ambulanz verständigt und die Haustür öffnet.)

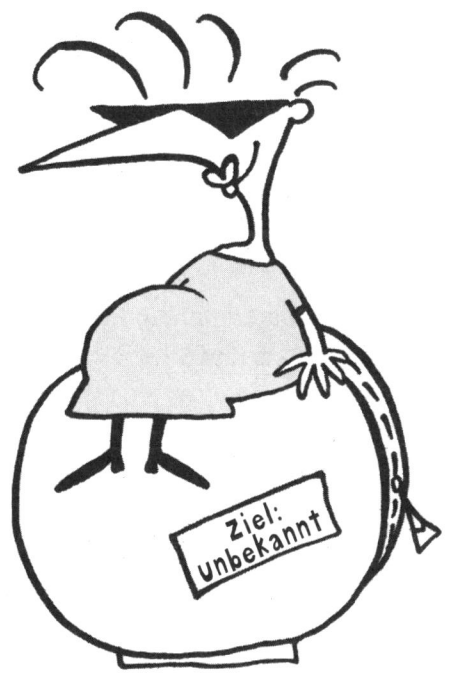

Richtige Wehen haben normalerweise folgende Kennzeichen:

- ○ sie kommen regelmäßig,

- ○ sie nehmen an Stärke zu,

- ○ die Wehendauer nimmt zu,

- ○ die Intervalle zwischen den Wehen werden kürzer,

- ○ es wird zunehmend schwieriger, damit umzugehen.

Messen Sie die Dauer und Häufigkeit der Kontraktionen und geben Sie diese Information an Ihren Arzt, Ihre Hebamme, das Krankenhaus oder Geburtshaus weiter. Der durchschnittliche Wehenverlauf bei einer *Erstgebärenden* könnte in etwa folgendermaßen aussehen:

- ○ *Erste Geburtsphase (Eröffnungsphase):* Der Muttermund öffnet sich acht bis neun Zentimeter (im Durchschnitt dauert diese Phase acht Stunden).

- ○ *Übergangsphase:* Der Muttermund öffnet sich auf etwa zehn Zentimeter (kann drei bis fünf Stunden dauern).

- ○ *Zweite Geburtsphase (Austreibungsphase):* Pressen, bis das Baby geboren wird (im Durchschnitt zwei Stunden).

- ○ *Dritte Geburtsphase:* Die Plazenta und andere, nicht mehr gebrauchte Teile werden ausgestoßen (etwa zehn Minuten nach der Geburt, wenn Oxytocin verabreicht wird; bis zu einer Stunde, wenn die Nachgeburt natürlich abgestoßen wird).

Super, das klingt nett und übersichtlich. In der Praxis jedoch können diese Phasen ganz anders ablaufen.

Wenn Sie im Krankenhaus oder Geburtshaus ankommen oder wenn bei einer Hausgeburt die Hebamme oder der Arzt eintreffen, werden Sie zunächst medizinisch untersucht; dazu gehört im Regelfall:

- Ihr Blutdruck wird gemessen,

- Ihr Urin wird untersucht,

- man misst Ihre Körpertemperatur und fühlt Ihren Puls,

- Sie werden vaginal untersucht, um festzustellen, wie weit der Muttermund geöffnet ist,

- die Herztöne des Kindes werden elektronisch überwacht; dazu wird gewöhnlich ein Gurt an Ihrem Bauch befestigt und die Kontraktion der Gebärmutter sowie die Herztöne des Kindes an einem Monitor sichtbar gemacht. Die Herztöne können auch mit einem Stethoskop in kürzeren Abständen überwacht werden.

Achten Sie darauf, dass die Hebamme wichtige Details Ihres körperlichen Zustandes oder Ihre speziellen Bedürfnisse notiert.

Im Idealfall wird nun alles gemäß Ihrem Geburtsplan ablaufen. Sobald jedoch etwas Unvorhergesehenes eintritt, muss entsprechend umdisponiert werden.

Erste Geburtsphase

Es gibt Frauen, die die Latenzphase der ersten Geburtsphase – der Muttermund öffnet sich drei bis vier Zentimeter – kaum wahrnehmen. Andere wiederum spüren starke Rückenschmerzen und schmerzhafte Kontraktionen der Gebärmutter. Einige Frauen haben lange, langsame Wehen; bei anderen folgen die Wehen Schlag auf Schlag, und nach ein paar Stunden ist alles überstanden. Die Kontraktionen dauern in der Regel 30 bis 35 Sekunden und können regelmäßig oder unregelmäßig kommen – die Abstände variieren zwischen fünf und zwanzig Minuten. Sie sind in dieser Phase wahrscheinlich noch zu Hause, vielleicht können Sie zwischendurch sogar etwas Schlaf finden. Ruhen Sie so viel wie möglich und essen Sie zwischendurch zur Stärkung etwas Leichtes. Ein warmes Bad kann gut tun, solange die Fruchtblase noch nicht geplatzt ist; messen Sie die zeitlichen Intervalle zwischen den Wehen.

Es wäre nicht gerade ungewöhnlich, wenn Sie die im Folgenden aufgeführten Ratschläge schlagartig vergessen würden, sobald es ernst wird. Deshalb sollten Sie Ihren Partner oder Ihre andere Begleitperson dazu bringen, sie gut zu lesen, damit er oder sie Sie bei Bedarf daran erinnern kann.

Wenn Sie mitten in der ersten Phase sind, sind Sie normalerweise bereits im Krankenhaus eingetroffen; gehen Sie noch einmal Ihre Strategien durch, die Ihnen bei der Entbindung helfen: Massage, TENS-Gerät, Entspannungstechniken, Atemtechniken. Außerdem haben Sie immer noch die Möglichkeit, Schmerzmittel zu nehmen. Denken Sie daran, häufig Ihre Blase zu entleeren: Durch die Wehen wird dieser Bereich so intensiven Empfindungen ausgesetzt, dass Sie vielleicht nicht mehr spüren, wenn

Sie Wasser lassen müssen. Bleiben Sie so lange wie möglich in aufrechter Haltung in Bewegung. Probieren Sie aus, welche Position Ihnen während der Wehen am angenehmsten ist. Achten Sie darauf, dass Ihr Körper nicht austrocknet, lutschen Sie Eiswürfel, Saftwürfel oder trinken Sie immer wieder einen Schluck Wasser.

Versuchen Sie, in den Wehenintervallen zu ruhen und sich zu entspannen, vergeuden Sie nicht Ihre Kraft durch ängstliches Warten auf die nächste Wehe. Versuchen Sie, sich mental positiv einzustimmen – stellen Sie sich ein positives Bild vor, etwa eine sich öffnende Blume. Konzentrieren Sie sich auf das positive Ziel, dass Sie bald Ihr Baby sehen werden. Sagen Sie sich immer wieder etwas Positives vor, »das geht vorüber«, was auch immer. Wenn Sie sich zu sehr verspannen und verkrampfen, kann sich die Geburt hinauszögern, deshalb lassen Sie sich von Ihrem Partner oder Ihrer Begleitperson helfen und nehmen Sie alles an, was notwendig ist, um sich nicht gegen das zu sperren, was nun mit Ihnen geschieht. Wenn Sie die Schmerzen nicht mehr aushalten oder wenn diese Phase nun schon allzu lange dauert und Sie nicht mehr können, zögern Sie nicht, laut *»Schmerzmittel!«* zu rufen.

Übergangsphase

Allgemein gilt diese Phase als die schwierigste im Geburtsprozess. Sie haben starke Wehen, die sowohl an Intensität als auch an Dauer zunehmen – 60 bis 90 Sekunden –, außerdem werden die Abstände dazwischen kürzer. Manchmal bleibt Ihnen gar keine Zeit mehr, zwischen den Wehen etwas auszuruhen, und

Sie sind wahrscheinlich sehr erschöpft. Vielleicht sind Sie plötzlich schweißnass, oder Sie bekommen Schüttelfrost oder erleben abwechselnd Hitzegefühl und Frieren. Möglicherweise wird Ihnen übel, und Sie müssen sich gar übergeben oder bekommen plötzlich Angst und fühlen sich der ganzen Aufgabe nicht mehr gewachsen. Kurz gesagt, Sie sind einfach fix und fertig.

Am Ende dieser Phase hat sich Ihr Muttermund vollständig geöffnet, und Sie sind bereit zum Pressen. Wenn Sie es bis dahin ohne Betäubungsmittel ausgehalten haben, kann Ihre Begleitperson Sie nun daran erinnern, dass Sie es fast geschafft haben, dass Sie sehr bald Ihr Baby im Arm halten werden – es steht Ihnen frei, Ihrer Begleitperson daraufhin eine zu scheuern. Wenn Sie während dieser Übergangsphase den Drang zum Pressen verspüren, ehe der Muttermund ganz geöffnet ist, wird man Ihnen wahrscheinlich raten, einstweilen lieber zu hecheln und zu pusten.

Zweite Geburtsphase – Presswehen und Ankunft des Babys

Etwa ein Drittel aller Frauen macht zu Anfang der zweiten Geburtsphase die Erfahrung, dass die Wehen vorübergehend nachlassen, ehe der Körper das Signal zum Herauspressen des Babys gibt – der Beginn der Austreibungsphase. Was den richtigen Zeitpunkt für das Pressen angeht, ist es am hilfreichsten, wenn man dabei auf seinen Körper hört. Die Kontraktionen dauern immer noch 60 bis 90 Sekunden, aber möglicherweise sind nun die Intervalle etwas länger (zwei bis fünf Minuten), sodass Sie zwischendurch etwas Zeit zum Erholen finden. Es hat keinen Sinn, zu pressen, bis die Kapillaren in Ihren Augen platzen, oder den Atem anzuhalten, bis sich Ihr Gesicht blau verfärbt. Mit jeder Presswehe, wie sie kommt, mitzugehen und mehrmals, dafür kürzer zu pressen, ist weniger anstrengend für das Baby und verschafft zudem Ihrer Beckenbodenmuskulatur Gelegenheit, zwischendurch zu entspannen. Auf jeden Fall ist es einem einzigen verzweifelten Pressen und langem Atemanhalten, wie man es bisweilen in Kinofilmen sieht, vorzuziehen.

Dieses etwas entspanntere Vorgehen verlängert unter Umständen die zweite Geburtsphase ein wenig, doch insgesamt gesehen ist es für Mutter und Kind wohl weniger anstrengend. Gut möglich, dass Sie in dieser Phase stöhnen und keuchen, was das Zeug hält, Geräusche, die Ihnen, wie manche Autoren von Schwangerschaftsbüchern behaupten, furchtbar peinlich sein werden. Glauben Sie mir, Sie werden gar keine Zeit haben für irgendwelche peinlichen Gefühle. Vielleicht geht sogar während des Pressens Stuhl ab. Niemand wird sich deswegen sonderlich aufregen.

Wenn alles normal verläuft, wird auch in dieser Phase die Sauerstoffversorgung des Babys nicht unterbrochen; es bekommt nach wie vor Sauerstoff von der Plazenta.

Zur Sache Schätzchen – die eigentliche Geburt

Ihr Stöhnen wird intensiver, sobald der Kopf des Babys erscheint und Druck auf den Scheidenausgang ausübt. Der Geburtshelfer wird Ihnen sagen, dass Sie jetzt nicht mehr pressen, sondern stattdessen versuchen sollen, Ihre Beckenbodenmuskeln zu entspannen. Ziel ist es, diese letzte Phase etwas zu verlangsamen, damit nicht der Damm einreißt oder ein Dammschnitt erforderlich wird. Möglicherweise reicht man Ihnen jetzt einen Spiegel, damit Sie den Geburtsvorgang beobachten können: Für manche Frauen ist es ein faszinierendes Schauspiel, für die anderen die reinste Horrorshow. Ob Sie zuschauen möchten oder nicht, ist ganz allein Ihre Entscheidung.

Viele Frauen empfinden in dem Moment, in dem der Kopf des Babys sichtbar wird, ein Brennen oder Stechen oder intensives Druckgefühl. Die Hebamme wird möglicherweise mit den Händen den Damm und Anus »abstützen« (Druck von außen ausüben, um der Überdehnung entgegenzuwirken). Dies kann helfen, die Schmerzen zu reduzieren. Nachdem der Kopf ausgetreten ist, dreht sich das Baby, sodass seine Schultern in einer Linie mit dem Scheidenausgang liegen, dann gleitet der kleine Körper heraus. Hallo, da bist du ja endlich! Ihr Baby zum ersten Mal zu sehen und im Arm zu halten, ist ein unbeschreiblich überwältigender, emotionaler und glücklicher Augenblick. (Oder auch nicht – mehr darüber später.)

Dritte Geburtsphase – die Nachgeburt wird ausgestoßen

Sie sind vielleicht so sehr mit Ihrem Baby beschäftigt, dass Sie die dritte Phase gar nicht richtig mitbekommen. Die Kontraktionen der Gebärmutter setzen sich fort und helfen, die Plazenta von der Gebärmutterwand zu lösen; weitere Kontraktionen schieben die Plazenta und mit ihr alle eventuell vorhandenen Reste der Fruchtblase in die Scheide, von wo die sogenannte Nachgeburt herausgezogen wird oder durch eine weitere Kontraktion von selbst herausgleitet. Durch das Zusammenziehen der Muskeln Ihrer wahrhaft erstaunlichen Gebärmutter werden die großen Blutgefäße versiegelt, die zur Plazenta hin- und von ihr wegführen. Die Nachgeburtsperiode wird beschleunigt, wenn Oxytocin injiziert wird, das die Kontraktionen der Gebärmutter fördert.

Die Plazenta wird sorgfältig auf Vollständigkeit untersucht. Wenn die Gebärmutter nicht vollständig leer ist, kann es zu einer Blutung kommen, der sogenannten Nachgeburtsblutung. Diese ist diagnostiziert, wenn der Blutverlust 600 Milliliter oder mehr beträgt. Normalerweise verliert man bei einer Geburt weniger als 300 Milliliter. Bei etwa fünf Prozent der Gebärenden kommt es zu einer Nachgeburtsblutung.

Die »vierte« Phase, von der in den üblichen Schwangerschaftsratgebern kaum die Rede ist, ist die Zeit der Stabilisierung, des Kennenlernens Ihres Babys, in der Sie den Hautkontakt genießen, Ihr Baby wärmen und das Baby sich zu einem ersten Trinken gierig auf Ihre Brustwarzen stürzt. In dieser Phase finden auch die üblichen Routineuntersuchungen des Neugeborenen statt, die ein Arzt oder die Hebamme durchführt, das Durchtrennen der Nabelschnur und das Nähen des Dammschnitts oder eventueller Risse.

Was passiert?

Das Baby beansprucht den Platz, der eigentlich für Ihren Magen vorgesehen ist – kleine, häufigere Mahlzeiten sind leichter zu verdauen. Sie haben inzwischen wahrscheinlich Mühe mit dem An- und Ausziehen Ihrer Schuhe. Tragen Sie Schuhe, in die Sie einfach hineinschlüpfen können, es sei denn, Ihre Knöchel brauchen den festen Halt, den nur ein Schnürschuh bieten kann. Wahrscheinlich sind Ihre Füße eine Nummer größer, vor allem breiter geworden, womöglich auf Dauer. Versuchen Sie in der Zeit, bis das Baby kommt, täglich einen kleinen Spaziergang zu machen. Um die Schwellungen in den Füßen und an den Knöcheln zu reduzieren, sollten Sie möglichst oft Kopfstand machen. Zumindest sollten Sie sich hinsetzen, besser noch, hinlegen und die Füße höher als die Ebene Ihres Herzens legen. (Diese Methode ist äußerst effektiv, um sich in öffentlichen Verkehrsmitteln Platz zu verschaffen, besonders, wenn Sie dabei laut obszöne Bemerkungen von sich geben.)

Die Zehennägel des Babys sind fertig. Die Fingernägel sind möglicherweise inzwischen so lang, dass sie über den Rand der Finger hinausragen. Ihr Baby würde den vor Basketballspielen üblichen Test nicht bestehen – es kann sich Kratzer im Gesicht zufügen. **Gewicht:** etwa 2,3 Kilo.

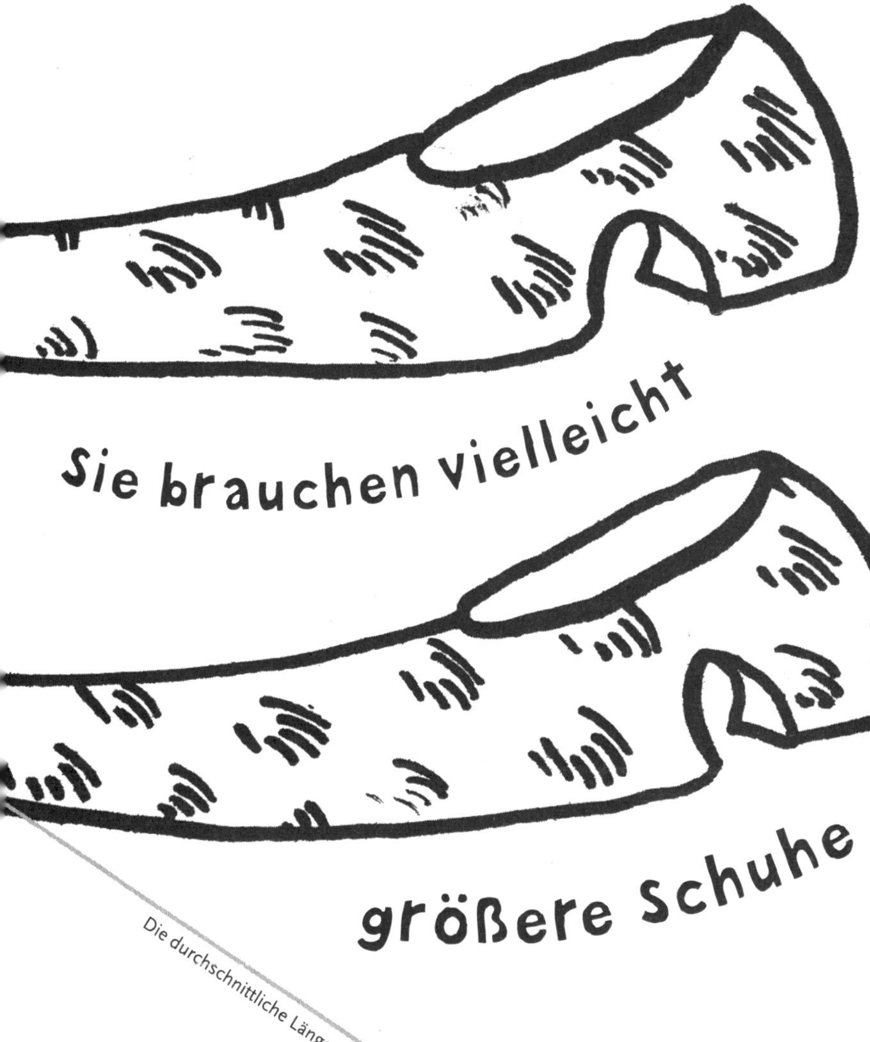

sie brauchen vielleicht

größere Schuhe

35.
WOCHE

Die durchschnittliche Länge Ihres Fetus vom Kopf bis zum Steiß in dieser Woche

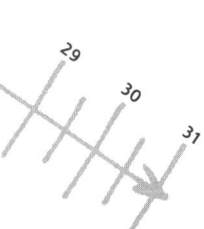
29 30 31

Der Kaiserschnitt

Ein Kaiserschnitt ist ein operativer Eingriff, bei dem das Baby durch einen Bauchschnitt aus dem Uterus geholt wird. Dieser Eingriff ist kaum mit einem Risiko verbunden, wenn er in einem guten Krankenhaus von einem erfahrenen Arzt ausgeführt wird. Aber ein Spaziergang ist er wiederum auch nicht. Ein Kaiserschnitt ist ein größerer chirurgischer Eingriff. (Manche Leute bagatellisieren ihn so sehr, dass man den Eindruck bekommt, man habe nur einen Reißverschluss öffnen und das Baby herausholen müssen.)

Inzwischen gibt es jedoch die Möglichkeit, beim Kaiserschnitt »sanft« zu operieren. Seit einiger Zeit ist bei uns in Deutschland die Misgav-Ladach-Methode eingeführt, zu der beispielsweise gehört, dass der Arzt einen kleinen Schnitt in die Bauchdecke macht, die Öffnung mit den Fingern aufdehnt und Fettgewebe und Muskeln der Bauchdecke zur Seite schiebt, statt sie durchzuschneiden. Dadurch verkürzt sich die Operationsdauer beträchtlich, und die Mutter erholt sich viel rascher als beim herkömmlichen Kaiserschnitt.

Wie häufig ist der Kaiserschnitt?

Abhängig von mehreren Faktoren kann Ihr persönliches Risiko, durch Kaiserschnitt entbunden zu werden, viel höher liegen, als Sie denken. Derzeit kommt in Deutschland jedes fünfte Baby durch Kaiserschnitt auf die Welt. Besorgen Sie sich entsprechende Literatur zu diesem Thema, denn auch Sie könnten betroffen sein, selbst wenn Ihre Schwangerschaft vollkommen normal verlaufen ist.

Was geschieht beim Kaiserschnitt?

Bei einem normalen Kaiserschnitt wird die obere Hälfte Ihres Schamhaares abrasiert, dann werden Sie auf einer Trage in den Operationssaal gefahren. In dem sehr hell erleuchteten Raum erwartet Sie das Operationsteam, das Hauben, Atemschutz und sterile Kittel trägt, genau wie Ihre Begleitperson. In Ihren Arm wird ein intravenöser Schlauch gelegt, der Sie mit einem Tropf verbindet, dann legt der Anästhesist die Periduralanästhesie (oder, wenn es schnell gehen muss, eine Spinalanästhesie; siehe »32. Woche«), bei der Sie von der Brustmitte bis zu den Zehen betäubt werden. Außerdem wird ein Katheter in Ihre Blase eingeführt, damit der Urin in einen Beutel abfließen kann. Zwischen Ihrem Gesicht und Ihrem Bauch wird ein Sichtschutz angebracht, doch wenn Sie die Operation beobachten wollen, können Sie das über einen Spiegel tun, der in einem entsprechenden Winkel gedreht wird.

Eine Krankenschwester oder ein Arzt reinigt Ihren Unterbauch mit einer antiseptischen Lösung. Der operierende Arzt durchtrennt nun die Haut knapp über der Schamhaargrenze. Der Schnitt verläuft normalerweise quer und ist etwa zehn Zentimeter lang. Dann schneidet der Arzt durch Fett- und Muskelschichten zur Gebärmutterwand, öffnet die Gebärmutter und hebt das Baby heraus. Vielleicht spüren Sie dumpf ein Ziehen oder Drücken, doch das eigentliche Schmerzempfinden müsste eigentlich ausgeschaltet sein.

All dies spielt sich sehr schnell ab: Normalerweise wird das Baby fünf bis zehn Minuten nach dem ersten Schnitt geboren. Man wird Ihnen das Baby zeigen, das anschließend von einem im OP anwesenden Kinderarzt sorgfältig untersucht wird. (Das Baby hat vielleicht Schleim eingeatmet.) Wenn das Baby keine besondere medizinische Versorgung braucht, sollten Sie darauf bestehen, dass Sie Ihr Neugeborenes ausgiebig im Arm halten und an Ihre Brust anlegen dürfen. Wiegen und Messen und Baden sind keine so triftigen Gründe, als dass man Sie und Ihr Kind zu diesem entscheidenden Zeitpunkt trennen sollte. Es gibt jedoch noch immer Kliniken, deren oberste Priorität die Krankenhausroutine ist und nicht Sie.

Sie sind vielleicht zu sehr beschäftigt, um mitzubekommen, was nun als Nächstes geschieht, aber möglicherweise hören Sie nun ein gluckerndes, gurgelndes Geräusch, wenn das Fruchtwasser abgesaugt wird. Die Nachgeburt wird ebenfalls aus der Bauchhöhle herausgehoben, dann wird die Wunde vernäht. Das kann eine ziemliche Zeit dauern, denn es handelt sich dabei nicht um eine einzige simple Naht, sondern um sieben verschiedene Schichten, die verschlossen werden müssen – verschiedene Haut-, Fett- und Muskelschichten und die innere und äußere Gebärmutterwand.

Wann ist ein Kaiserschnitt notwendig?

Ein Kaiserschnitt kann geplant sein: Sie »planen« auf den Rat Ihres Arztes hin einen Kaiserschnitt und setzen sich mit einer entsprechenden Klinik in Verbindung; oder aber es tritt ein Notfall ein, der einen Kaiserschnitt notwendig macht, beispielsweise wenn es im Verlauf der Wehen unerwartet und plötzlich zu Komplikationen kommt. Wenn Sie wissen, dass Ihr Kind mit Kaiserschnitt geholt wird, gibt es die Möglichkeit, sich einen festen Operationstermin in der Klinik geben zu lassen (mit all den damit verbundenen Vor- und Nachteilen) oder aber auch im Fall des geplanten Kaiserschnitts das natürliche Einsetzen der Wehen abzuwarten. Lassen Sie sich in Gesprächen mit Ihrem Arzt und Ihrer Hebamme ausführlich beraten.

Wenn Sie nicht wollen, dass Ihr Kind per Kaiserschnitt auf die Welt kommt, sollten Sie das Ihrem Arzt mitteilen, doch bedenken Sie, dass zwingende Gründe dennoch einen derartigen Eingriff notwendig machen können.

Die entscheidende Frage beim Kaiserschnitt ist, ob er für Mutter und Kind ein geringeres Risiko darstellt als eine vaginale Entbindung. In manchen Fällen ist die Entscheidung ziemlich eindeutig, andere hingegen lassen Interpretationen zu. Zu den Gründen, die am Ende doch einen Kaiserschnitt notwendig machen, gehören:

- Sie leiden an Präeklampsie oder Eklampsie (siehe »31. Woche«).

- Sie haben Diabetes und müssen vorzeitig entbinden, aber der Muttermund ist noch nicht bereit.

- Sie haben Herpes an den Genitalien (das Baby könnte sich auf seinem Weg durch den Geburtskanal anstecken).

- Das Baby ist krank oder entwickelt sich nicht normal.

- Das Baby ist in einer anormalen Lage – Querlage oder Steißlage, das heißt, mit dem Gesäß, nicht dem Kopf, nach unten (obwohl die meisten Ärzte darin übereinstimmen, dass man zuerst versuchen sollte, ein Baby in Steißlage normal auf die Welt zu bringen).

- Der Kopf des Babys ist zu groß, um durch die Scheide seiner Mutter zu passen; medizinisch gesprochen heißt das, es besteht ein Missverhältnis zwischen Schädel- und Beckengröße.

- Plazenta praevia (die Plazenta liegt über dem Muttermund).

- Ablösung der Plazenta von der Gebärmutter (die Plazenta löst sich vorzeitig).

- Das Baby ist übertragen, seine Bedingungen in der Gebärmutter verschlechtern sich.

- Nabelschnurvorfall – die Nabelschnur drückt sich durch den Muttermund in die Scheide, wobei die Gefahr besteht, dass die Blutzufuhr zum Baby abgeschnitten wird, falls der Kopf des Babys gegen den Muttermund drückt.

- Verlangsamte oder beschleunigte Herzfrequenz des Babys, ein Zeichen, dass sich das Kind in einer Stresssituation befindet oder sein Leben in Gefahr ist.

- Die Geburt kommt zum Stillstand.

Erholung nach einem Kaiserschnitt

Wenn Sie im Aufwachraum liegen oder in Ihrem eigenen Zimmer auf der Entbindungsstation, werden Sie wahrscheinlich als Erstes bemerken, dass Sie immer noch am intravenösen Tropf hängen und Ihr Urin weiter durch eine Röhre in einen Beutel geleitet wird – beides kann noch einen Tag lang dauern. Durch den intravenösen Schlauch tröpfelt eine sehr angenehme Droge, wahrscheinlich Morphium oder Pethidin. Sie haben vielleicht sogar schon wieder Hunger, aber bekommen erst zu essen oder trinken, wenn es Hinweise gibt, dass Ihr Darm nach der Operation seine Tätigkeit wieder aufnimmt (okay, auf Deutsch gesagt: furzen). Zu diesem Zeitpunkt wird man Sie auch vom Tropf nehmen.

In den kommenden Tagen wird wahrscheinlich die Dosis Ihres Schmerzmittels kontinuierlich verringert. Lassen Sie keine Gabe des Schmerzmittels aus und fragen Sie bei der Krankenschwester oder Hebamme nach, wenn Ihnen das Medikament nicht rechtzeitig verabreicht worden ist und die Schmerzen wieder stärker werden. Es ist wichtig, so weit wie möglich schmerzfrei zu sein.

Telefonieren Sie mit Ihrem Heilpraktiker und erkundigen Sie sich nach Vitaminen und Mineralien, die eine rasche Erholung unterstützen können. Vergewissern Sie sich, dass Sie diese nehmen können, auch wenn Sie stillen – holen Sie sich auf jeden Fall die Zustimmung Ihres Arztes ein.

Stehen Sie auf und bewegen Sie sich so frühzeitig wie möglich. Wenn das Gefühl in den Beinen zurückkehrt, sollten Sie die Fußgelenke bewegen, mit den Füßen kreisen und im Bett die Knie beugen. Sobald man es Ihnen erlaubt, sollten Sie das Bett verlassen und einen Spaziergang machen. Aber bedenken Sie, eine rasante Wanderung wird das nicht werden. Fürs Erste tun es ein paar schlurfende Schritte rund ums Bett. Bald schon werden Sie es schaffen, den Korridor entlangzugehen. Nehmen Sie anfangs eine Begleitung mit, weil Ihnen noch leicht schwindlig wird.

Je früher Sie sich nach dem Kaiserschnitt bewegen, desto leichter können Komplikationen vermieden werden, beispielsweise Schmerzen durch Blähungen, Schwierigkeiten beim Wasserlassen und Blutgerinnsel in den Beinen. Es ist erstaunlich, wie rasch Sie sich besser fühlen, sobald Sie wieder mobil sind. Aber *übertreiben Sie nicht*. Tun Sie nur die Hälfte dessen, was Sie sich zutrauen, selbst wenn Sie bereits am vierten Tag das Gefühl haben, Sie könnten um den ganzen Block laufen. Setzen Sie sich selber Grenzen und steigern Sie Ihre täglichen körperlichen

Übungen *nur allmählich*, weil Sie sonst Gefahr laufen zu übermüden und Sie in Ihrer Erholung zurückgeworfen werden.

Lachen, Husten und Niesen im Bett sind weniger schmerzhaft, wenn Sie dabei die Knie anwinkeln und Ihre Kaiserschnittwunde mit einem Kissen stützen. Wenn Sie aufstehen, beugen Sie sich nach vorn und legen Sie die Hände darüber. Vermeiden Sie Verstopfung, denn sonst wird es sehr schmerzhaft. Wenn die Verstopfung ernste Ausmaße annimmt (vier bis fünf Tage ohne Stuhlgang), kann Ihnen der Arzt Zäpfchen verordnen.

Ihr Bauch sieht nun noch eine Weile aus wie in den früheren Phasen der Schwangerschaft. Die Wunde ist noch empfindlich und schmerzhaft, dafür haben Sie keine Naht im Dammbereich und können ohne Schmerzen sitzen.

Sie werden länger im Krankenhaus bleiben müssen als nach einer vaginalen Entbindung – eine Woche oder länger, je nachdem, wie es die Klinik vorsieht und wie Sie sich fühlen. Lassen Sie sich nicht von Freunden oder dem Klinikpersonal beeinflussen – wenn Sie früher entlassen werden wollen oder länger bleiben wollen, sprechen Sie mit Ihrem Arzt und entscheiden Sie dann, was das Beste für Sie ist. Wenn Sie wieder zu Hause sind, sollten Sie natürlich sofort Ihren Arzt benachrichtigen, wenn Sie irgendwelche Anzeichen einer Infektion bemerken, sprich, wenn die Wunde nässt oder Eiter austritt.

Die endgültige Erholung dauert im Allgemeinen länger als nach einer vaginalen Entbindung – etwa sechs Wochen, bis alles gut verheilt ist, und noch einige weitere Wochen, bis Sie wieder so fit und körperlich belastbar sind wie vor der Schwangerschaft. Natürlich ist es schwieriger, sich um ein Baby zu kümmern, wenn man sich gleichzeitig von einer schweren Bauchoperation erholen soll. Sie werden sehr erschöpft sein, und Ihr Körper wird noch längere Zeit unter dem Schock leiden. Denken Sie daran, die Erholung nach einem Kaiserschnitt ist vergleichbar mit der nach einem schweren Autounfall: Gehen Sie vorsichtig mit sich um.

Die Doppelbelastung, ein Baby zu versorgen und sich gleichzeitig von einer Operation zu erholen, kann zu Depressionen führen; auch glauben manche Frauen, »versagt« zu haben, weil sie ihr Baby nicht auf normalem Weg auf die Welt gebracht haben. Nach einem Kaiserschnitt müssen jedoch nicht automatisch negative Gefühle die Geburt betreffend aufkommen – schließlich konnte durch die Operation möglicherweise Ihr Leben oder das Ihres Kindes gerettet werden.

Normalerweise empfiehlt man Frauen nach einem Kaiserschnitt, in den ersten sechs Wochen nicht selbst Auto zu fahren (hauptsächlich, weil das Betätigen des Bremspedals Schmerzen verursacht und man deshalb verhaltener als üblich bremst). Andere Ärzte wiederum sind der Ansicht, man könne bereits nach drei Wochen wieder Auto fahren, ohne sich und andere zu gefährden. Wenn Sie sich vor Ablauf der sechs Wochen wieder hinters Lenkrad setzen wollen, sollten Sie sicherheitshalber bei Ihrer Versicherung nachfragen, ob Sie abgedeckt sind. Normalerweise rät man den Frauen auch, bis zur Nachuntersuchung in der sechsten Woche den Arm nicht über den Kopf zu heben und keine Lasten zu tragen, die schwerer als das Baby sind. Das allgemeine Gebot, sich zu schonen, hat noch einige Zeit Gültigkeit: Erledigen Sie nur die Hälfte dessen, wozu Sie sich körperlich in der Lage fühlen, und schalten Sie generell einen Gang zurück.

Was passiert?

Sie sind müde. Wahrscheinlich schmerzen Ihre Füße, denn wegen der Wasseransammlungen kommt es zu Schwellungen – deshalb können auch die Finger prickeln oder taub werden. Den meisten Frauen geht in dieser Phase sehr schnell die Puste aus, oder es wird ihnen schwindlig. Mit etwas Glück fallen Sie sogar in Ohnmacht. Wahrscheinlich gehen Sie von nun an wöchentlich zu Ihrem Gynäkologen. Womöglich verspüren Sie stechende Schmerzen im Beckenbereich – wie Stiche –, wahrscheinlich rühren sie davon her, dass die Bänder im Becken weich werden. Der Kopf des Babys hat sich vielleicht bereits in das Becken gesenkt und stößt immer wieder gegen den Muttermund, deshalb können Sie kleine Erschütterungen spüren, besonders wenn Sie sich rasch hinsetzen. Das bedeutet aber nicht zwangsläufig, dass sich das Baby bereits in Gebärposition mit dem Kopf nach unten befindet. Sie müssten nun eigentlich täglich irgendwelche Kindsbewegungen spüren, und sei es nur ein kleiner Beinstoß. Die Lunge des Babys ist immer noch nicht komplett ausgereift. Es hat reichlich Fett zugelegt. Wenn es sich noch nicht kopfüber gedreht hat, wird es das bald tun. (Wenn es immer noch falsch liegt, wenn die Wehen einsetzen, kann es sein, dass das Baby in Steißlage auf die Welt kommen wird, mit dem Gesäß zuerst.) **Gewicht:** etwa 2,5 Kilo.

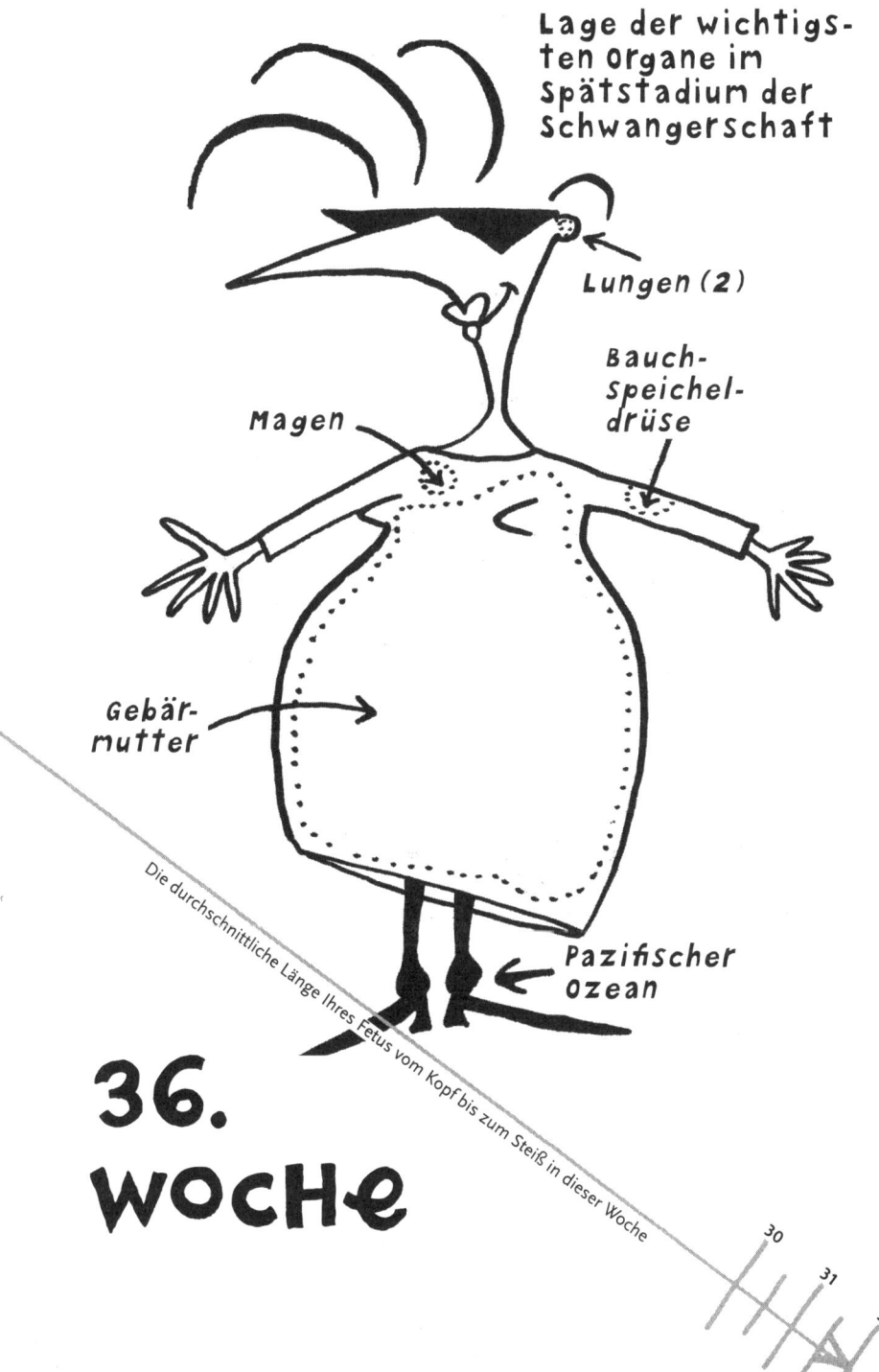

Lage der wichtigsten Organe im Spätstadium der Schwangerschaft

Lungen (2)

Bauch-Speichel-drüse

Magen

Gebär-mutter

Pazifischer Ozean

Die durchschnittliche Länge Ihres Fetus vom Kopf bis zum Steiß in dieser Woche

36. WOCHE

30

31

32

Überfällige Babys

Warum verspäten sich Babys?

Ihr Baby wird in aller Wahrscheinlichkeit nicht pünktlich um Mitternacht des 266. Tages der Schwangerschaft das Licht der Welt erblicken. Wenn es nicht früher geboren wird, wird es (ähm) später geboren. Man weiß nicht genau, welche Vorgänge im Körper der Frau das Einsetzen der Wehen auslösen, doch glaubt man inzwischen, dass das Baby, wenn es bereit ist geboren zu werden, auf irgendeine Weise Hormone oder Prostaglandine ausschüttet oder eine Grußkarte oder dergleichen entsendet, das die Ärzte noch nicht deuten können. Dieses unbekannte Signal bewirkt zum einen, dass der Muttermund weich wird und bereit ist, sich zu öffnen, damit das Baby passieren kann, und zum anderen, dass sich die Gebärmutter zusammenzieht.

Etwa zehn Prozent aller Schwangerschaften dauern länger als bis zur vierzigsten Woche. Normalerweise ist das bei Erstgebärenden der Fall. Die Ärzte sehen häufig als Ursache Fehler bei der Berechnung des Geburtstermins. Demzufolge würden die echten überfälligen Geburten nur etwa zwei Prozent ausmachen. Wenn die Schwangerschaft länger als zweiundvierzig Wochen besteht, wird der Arzt wahrscheinlich die Geburt einleiten.

Wie lange darf eine Schwangerschaft bestehen?

Bis zur vierundvierzigsten Woche bei intensiver medizinischer Überwachung, obwohl die meisten Ärzte und Hebammen sich gegen eine so lange Terminüberschreitung aussprechen. Nach der zweiundvierzigsten Woche besteht bei dem Baby ein erhöhtes Risiko, mit der Geburt nicht zurechtzukommen, seinen ersten Stuhl einzuatmen oder gar, wegen der Alterung und zunehmenden Insuffizienz der Plazenta, zu sterben.

Es folgen einige der gängigsten Überwachungsmethoden für überfällige Babys:

⊙ Der Arzt oder die Hebamme untersucht den Zustand des Muttermunds – wenn er noch nicht »reif« ist, kann das ein Hinweis sein, dass das Baby noch nicht bereit für die Geburt ist.

⊙ Sie führen sorgfältig Buch über die Anzahl der Kindsbewegungen (»Zehnerkarte der Kindsbewegungen«).

⊙ Die Reaktion des Babys auf Geräusche oder Schwingungen wird getestet.

⊙ Die Herztöne des Babys werden elektronisch überwacht, um Abweichungen zu erfassen, die auf Sauerstoffmangel hinweisen.

⊙ Mit Hilfe des Ultraschalls werden Größe des Babys und Menge des Fruchtwassers gemessen.

Methoden zur Einleitung der Geburt

Prostaglandin Prostaglandine (hormonähnliche Substanzen) sind in der Gebärmutter natürlich vorhanden; einige davon regen die Gebärmuttermuskulatur an, sich zusammenzuziehen – die Wehen setzen ein. Legt man ein Prostaglandin-haltiges Gel oder Zäpfchen direkt in den Zervikalkanal, werden Zervixreife (Erweichung und Öffnung des Muttermunds) und Wehentätigkeit angeregt. Gewöhnlich muss die Behandlung mehrere Male erfolgen oder gar am nächsten Tag wiederholt werden, ehe die Geburtswehen einsetzen. Die Prostaglandinbehandlung ist eine der effektivsten und gleichzeitig risikoärmsten Methoden der Geburtseinleitung.

Öffnen der Fruchtblase (Amniotomie) Ein kleiner Plastikhaken (vergleichbar mit einer Häkelnadel) wird in die Scheide eingeführt, um damit die Haut der Fruchtblase zu öffnen. Oft reicht es, mit dem Haken an der Haut entlangzufahren, doch bisweilen muss die Haut eingeritzt werden. Dieser Vorgang ist normalerweise nicht schmerzhaft. Ist die Haut geöffnet, setzen sehr schnell die Wehen ein, denn durch das Auslaufen des Fruchtwassers ist der Kopf des Babys nicht mehr gepolstert, sondern drückt hart auf den reifen Muttermund und regt ihn an, sich zu öffnen. Das Öffnen der Fruchtblase fördert die Ausschüttung von Prostaglandinen, die ebenfalls den Wehenprozess beschleunigen.

Das künstliche Öffnen der Fruchtblase (auch als Blasensprengung bezeichnet) ist eine sehr effektive Methode zur Geburtseinleitung, wenn der Muttermund bereits reif ist. Die dadurch ausgelösten Kontraktionen der Gebärmutter sind gewöhnlich nicht schmerzhafter, als wenn die Fruchtblase auf natürliche Weise platzt. Die Amniotomie wird auch bei bereits bestehenden Wehen eingesetzt, um den Geburtsvorgang zu beschleunigen, und ebenfalls, wenn am Kopf des Babys eine Elektrode befestigt werden muss, um seine Herztöne zu überwachen.

Oxytocin Eine synthetische Form von Oxytocin (dem Hormon, das Kontraktionen der Gebärmutter auslöst) wird gegeben (in der Regel wird dazu ein intravenöser Tropf angelegt), um Inten-

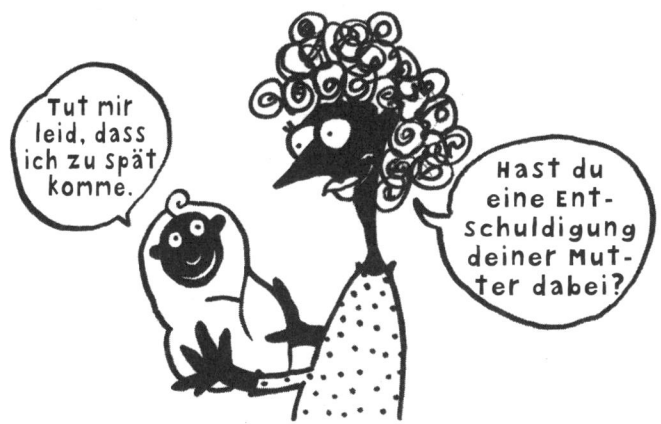

sität und Regelmäßigkeit der Wehen zu verbessern. Häufig wird gleichzeitig eine Amniotomie vorgenommen. Die durch Oxytocin künstlich ausgelösten Wehen sind gewöhnlich stärker, länger und schmerzhafter als normale Wehen, deshalb werden der Gebärenden meist Schmerzmittel verabreicht.

Andere Methoden

- Akupunktur oder Akupressur, oft in Form eines Behandlungsblocks über mehrere Tage verteilt, muss von einem erfahrenen Spezialisten ausgeführt werden.

- Bestimmte homöopathische Medikamente können die Zervixreife fördern. Auch hier gilt, dass die Behandlung durch einen in Schwangerschaftsfragen erfahrenen Homöopathen erfolgen muss.

- Stimulierung der Brustwarzen: Eine sanfte Massage jeweils einer Brustwarze (die gleichzeitige Massage beider Brustwarzen ruft nach neueren Erkenntnissen eine Stresssituation beim Fetus hervor), entweder mit der Hand oder mit einem warmen feuchten Tuch, wobei abwechselnd jeweils fünfzehn Minuten lang jede Seite dreimal massiert wird, insgesamt etwa eine Stunde pro Tag. Diese Stimulation kann Kontraktionen der Gebärmutter und Zervixreife fördern.

○ Sperma ist reich an Prostaglandinen, die den Muttermund weich machen und öffnen – die simpelste Methode der Verabreichung ist, ehrlich gesagt, Sex mit einem Kerl.

○ Beim Orgasmus der Frau zieht sich die Gebärmutter mehrmals stark zusammen; man glaubt, dass diese Kontraktionen in Verbindung mit sexueller Erregung die Produktion von Prostaglandinen anregen.

○ In Bewegung bleiben: Wenn man in aufrechter Position in Bewegung bleibt, drückt der Kopf des Babys leicht auf den Muttermund und regt so die Zervixreife an; aber denken Sie daran – nicht übertreiben.

○ Visualisation. Manche Menschen sind überzeugt davon, dass die Kraft der Suggestion die Vorgänge im Körper beeinflussen kann. Wenn Sie sich auf solche Dinge verstehen, hilft es Ihnen vielleicht, wenn Sie sich möglichst entspannt den Ablauf der Geburt vor Augen halten (und dabei alles weglassen, was Sie irgendwie beunruhigt oder ängstigt). Manche Schwangere haben festgestellt, dass beim Betrachten eines Films über die Geburt die Wehen eingesetzt haben. (Erinnern Sie sich noch an all die Geschichten nach dem Kinofilm »Drei Männer und ein Baby«?)

Charakteristische Kennzeichen übertragener Babys

Übertragene Babys sehen oft ein wenig anders aus als solche, die termingerecht geboren wurden.

- Diese Babys bezeichnet man als »überreif«. Da sich durch die lange Zeit im Uterus das Fettpolster verringert sowie die schützende Käseschmiere abgebaut hat, sieht die Haut rot, runzelig und ausgetrocknet aus.

- Die Fingernägel sind oft überlang, desgleichen die Kopfhaare.

- Obwohl diese Babys oft dünner sind als termingerecht geborene Babys, sind sie meist größer, weil sie in der Gebärmutter weiter wachsen.

- Sie sind im Allgemeinen wacher als früher geborene Babys.

- Als Folge der langen Zeit im Fruchtwasser sind wegen des Mekoniums Haut und Nabelschnur oft grünlich verfärbt. Bei sehr lange übertragenen Babys ist die Verfärbung gelblich.

Was passiert?

Bei manchen Frauen entwickeln die Brüste ein Eigenleben – ohne ersichtlichen Grund oder wenn irgendwo ein x-beliebiges Baby schreit, sondern sie plötzlich Flüssigkeit ab. Diese Flüssigkeit ist Vormilch, Kolostrum genannt, die Ihr Baby in den ersten Lebenstagen mit Eiweiß und Antikörpern versorgt, ehe die richtige Milch einschießt. Ihr Baby kann nicht mehr so viel herumturnen wie früher, denn der Platz wird allmählich knapp, doch wenn es zu Bewegungen kommt, treffen Sie die Schläge und Tritte oft mit ziemlicher Wucht. Achten Sie von nun an streng darauf, dass Sie so viel Ruhe und Schlaf wie irgend möglich bekommen. Wenn Sie gut ausgeruht sind, ist die Entbindung leichter, und Sie erholen sich auch schneller davon.

Beim Baby tut sich nicht viel Neues, außer, dass es an Gewicht zunimmt. Die winzige Lunge ist nun schon fast in der Lage, selbstständig zu arbeiten. Das Baby kann fest mit der Hand zugreifen und schluckt täglich etwa 750 Milliliter Fruchtwasser. **Gewicht:** etwa 2,7 Kilo.

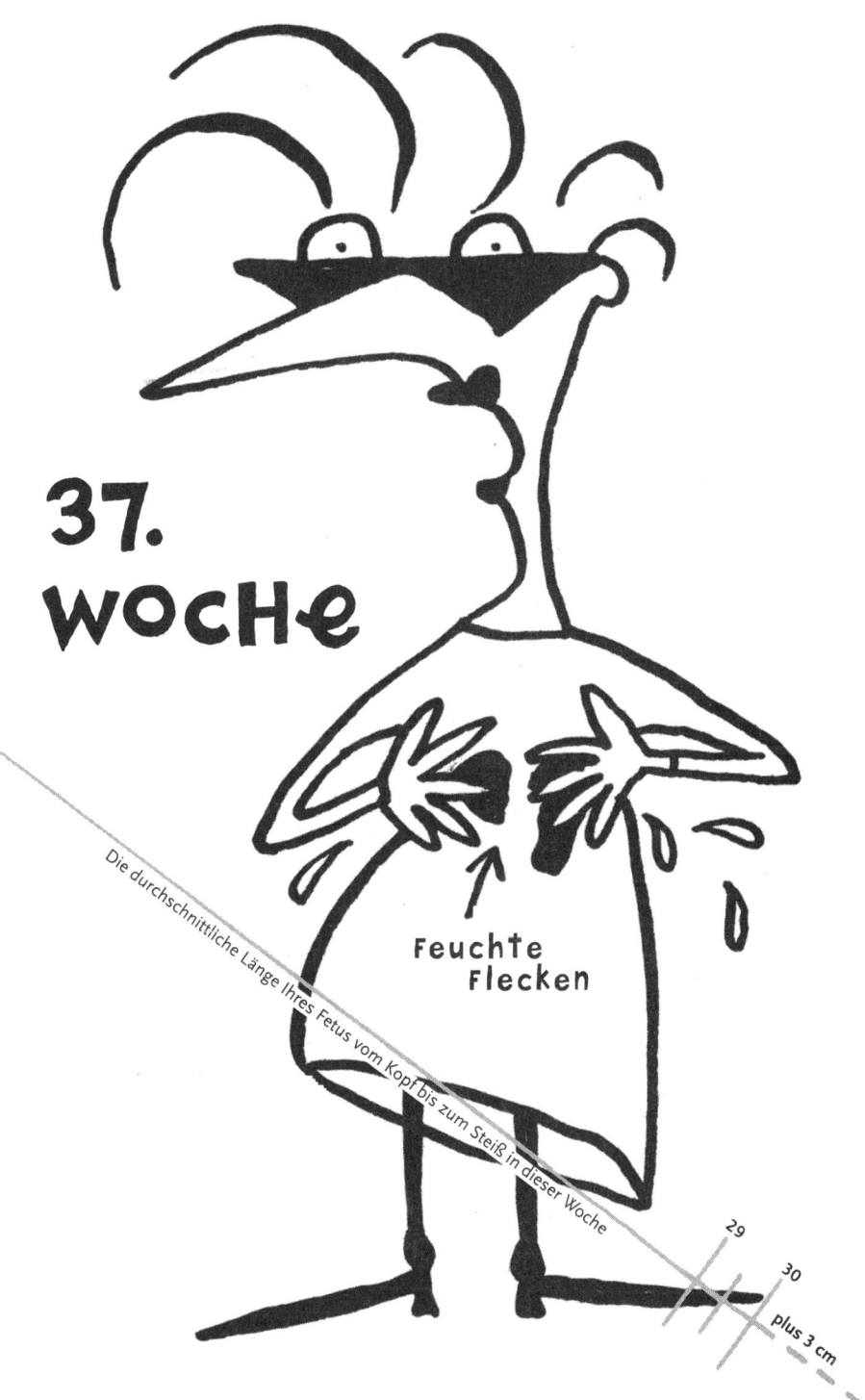

37.
WOCHe

Feuchte
Flecken

Die durchschnittliche Länge Ihres Fetus vom Kopf bis zum Steiß in dieser Woche

29

30

plus 3 cm

Ihr neugeborenes Baby

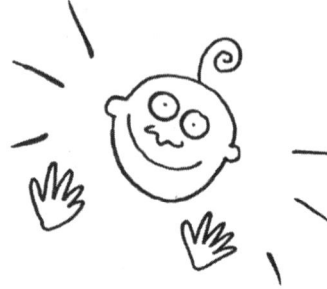

Neugeborene können ziemlich seltsam aussehen. Vielleicht hat Ihr Baby folgende Merkmale:

- Es ist vollständig mit Blut und Käseschmiere bedeckt (vorzeitig geborene Babys mehr, überfällige Babys weniger).

- Seine Augen sind verquollen und nicht vollständig geöffnet.

- Das Gesicht ist geschwollen.

- Der Kopf erscheint länglich oder kegelförmig verformt, weil er sich durch den Geburtskanal quetschen musste. Die Kopfform wird sich normalisieren, oft innerhalb von Stunden, es kann aber auch bis zu zwei Wochen dauern. (Der Schädelknochen hat weiche, unverbundene Stellen, die sogenannten Fontanellen, damit der Kopf leichter durch den Geburtskanal passt; die Fontanellen verhärten sich innerhalb von ein paar Monaten zu einer festen Schädeldecke.)

- Es kann den Blick nicht auf einen Gegenstand fixieren, manchmal schielt es sogar; zu diesem frühen Zeitpunkt kann ein Neugeborenes nur auf sehr kurze Distanz scharf sehen, etwa eine Brustwarze dicht vor seinem Gesicht.

- Eine Beule am Kopf, hervorgerufen durch die Saugglocke.

- Vorübergehende Dellen im Gesicht oder am Kopf oder eine spitz zulaufende Verformung, die von den Geburtszangen stammen.

- Der Körper ist mit Lanugohaar bedeckt. Der weiche Flaum wächst bisweilen an den Schultern, am Rücken und im Gesicht, besonders an der Stirn (die Behaarung ist häufiger zu beobachten bei Babys, die vorzeitig geboren wurden). Die Haare fallen in den ersten Lebenswochen aus.

- Kleine weiße Pünktchen im Gesicht, sogenannte Milien (Grießkörner), verursacht von vorübergehenden Verstopfungen der Talgdrüsen.

- Rote Flecken (oft als »Storchenbiss« bezeichnet, als hätte ein Storch das Baby im Schnabel gehalten) am Nacken des Babys, der Stirn oder/und den Augenlidern, verursacht durch kleine geplatzte Blutgefäße. Sie verschwinden nach etwa einem Jahr und treten nur bei Hitze und Stress erneut auf, etwa, wenn Ihr Kind in den ersten Lebensjahren einen Wutanfall bekommt.

- »Mongolenflecke«: bläulich-graue Flecken am Rücken, Gesäß und manchmal an den Armen und Oberschenkeln, die vor allem in Asien und bei dunkelhäutigen Kindern zu beobachten sind; die Flecken verschwinden nach einiger Zeit.

- Andere Muttermale: Sprechen Sie mit Ihrem Kinderarzt, wenn Sie sich deswegen Sorgen machen.

- Gelbsucht: Bei mehr als der Hälfte aller Neugeborenen verfärbt sich die Haut in den ersten drei, vier Tagen nach der Geburt gelblich; normalerweise sollte die Leber des Babys mit dieser Gelbfärbung, die durch den Zerfall überzähliger roter Blutkörperchen verursacht wird, nach einiger Zeit allein fertig werden. Bei manchen Babys jedoch ist eine Therapie mit Sonnenlicht oder ultraviolettem Licht notwendig. Lassen Sie Ihr Kind in jedem Fall von einem Kinderarzt untersuchen. In seltenen Fällen kann eine schwere Gelbsucht, die mit anderen Symptomen einhergeht, beispielsweise einem Schlaffwerden der Glieder oder Krämpfen, die Gesundheit des Kindes ernstlich gefährden.

● Geschwollene Geschlechtsorgane und Brüste; die Brustwarzen sondern ein Sekret ab, gelegentlich tritt sogar ein rötliches Sekret aus der Scheide aus. Ursache für diese Erscheinungen ist eine vorübergehende Überversorgung mit Östrogen.

● Hoden, die sich noch nicht gesenkt haben.

● Ein geprelltes Gesäß und sehr geschwollene Geschlechtsorgane, wenn das Baby in Steißlage geboren wurde.

Routinemaßnahmen

Um den Zustand des Neugeborenen zu überprüfen, wird der sogenannte Apgar-Test durchgeführt, benannt nach seiner Begründerin Dr. Virginia Apgar (mein Gott, da hat man tatsächlich einmal etwas nach einer Frau benannt). APGAR könnte man gleichzeitig als Akronym für die Dinge verwenden, die überprüft werden:

● Aussehen (Hautfarbe),

● Puls (Herzaktion),

● Grimassen (Reflexe),

● Aktivität (Muskelspannung),

● Respiration (Atmung).

Jeder Einzeltest wird mit den Punkten 0, 1, oder 2 bewertet. Ein Apgar-Ergebnis von insgesamt 7 oder mehr Punkten gilt als gut. Der Test wird unmittelbar nach der Geburt durchgeführt, meist liegt das Baby dabei noch auf dem Bauch der Mutter, und nach fünf beziehungsweise zehn Minuten wiederholt. Ein sehr niedriges Ergebnis bedeutet, dass sofortige medizinische Maßnahmen notwendig sind.

Heutzutage wird allen Neugeborenen routinemäßig Vitamin K injiziert als Präventivmaßnahme gegen die Neugeborenen-Bluterkrankheit. (Informieren Sie sich vor einer Hausgeburt, ob die Hebamme Vitamin K verabreicht.)

Zum Wiegen, Messen und der sorgfältigen medizinischen Untersuchung des Babys gehört auch die Überprüfung der Stellung der Hüftgelenke, die innerhalb der ersten drei Monate, während sich die Hüftgelenkspfanne entwickelt, gegebenenfalls mit Hilfe einer Spreizhose korrigiert werden kann.

Der Guthrie-Test wird zwei oder drei Tage nach der Geburt routinemäßig durchgeführt, wobei mit Hilfe einiger Blutstropfen, die aus der Ferse des Babys entnommen werden, das Kind auf eventuelle Stoffwechselstörungen wie Phenylketonurie, Schilddrüsenunterfunktion, Mukoviszidose und Galaktosämie untersucht wird, Krankheiten, die man zur besseren Behandlung möglichst frühzeitig entdeckt.

Dinge, die Sie vielleicht nicht wissen

○ Neugeborene haben in den ersten drei Monaten, wenn sie weinen, meist noch keine Tränen.

○ Die Augenfarbe, mit der ein Baby geboren wird, kann sich im ersten Lebensjahr verändern. Entgegen der landläufigen Meinung werden keineswegs alle Babys mit blauen Augen geboren, vor allem, wenn sie dunkelhäutig sind.

- Neugeborene Babys entwickeln häufig eine Blase an der Oberlippe – vom Saugen.

- Der erste Darminhalt, das Mekonium, sieht aus wie eine Substanz aus einem Horrorfilm: dick, zäh und klebrig, wie grünlicher Teer. Sobald jedoch Ihre Milch einschießt, verändert sich der Stuhl und bekommt die gelbliche Farbe und weiche, mit festen Bröckchen vermischte Konsistenz. Dieser Stuhl kann Ihnen mit hoher Geschwindigkeit – pflääätsch! – entgegenfliegen. Sie werden bald heraushaben, wie man beim Windelwechseln einen derartigen Schwall mit dem Zipfel einer Windel abfangen kann. (Das Pipi von kleinen Jungs kann ebenfalls in hohem Bogen ganz unerwartet direkt auf Sie zielen.)

- Der Urin kann eine rötliche Färbung haben. Meist kommt das von einem absorbierenden Granulat in manchen Wegwerfwindeln, deren Körnchen bisweilen entwischen. Sie sind als winzige Glasperlen auf dem nassen Vlies der Windel zu sehen und für die Färbung verantwortlich.

- Der Stumpf der Nabelschnur fällt nach ein bis zwei Wochen ab. Die Hebamme wird Ihnen zeigen, wie Sie in der Zwischenzeit den Nabel Ihres Kindes versorgen.

- Es gibt, abgesehen von einigen höchst seltenen Fällen, keinen medizinischen Grund für eine Beschneidung männlicher Neugeborener. Das Abtrennen der Vorhaut von der Eichel ist für ein kleines Baby eine überaus schmerzhafte und zutiefst schockierende Erfahrung (Babys sind zu klein für eine Narkose), desgleichen die Phase der Wundheilung. Nur wenige Ärzte stellen sich für diesen Eingriff zur Verfügung. Manche Eltern bestehen aus religiösen Gründen darauf.

Ihre Aufzeichnungen

Welche Aspekte der Geburt beschäftigen Sie am meisten?

Wie denken Sie über eine medizinische Intervention? Was ist, wenn sie notwendig wird?

Welche Punkte haben Sie in Ihrem Geburtsplan aufgeführt?

Was passiert? Wahrscheinlich hat Ihr

Nestbauinstinkt seinen dramatischen Höhepunkt erreicht. Viele Frauen merken plötzlich, dass sie auf den Knien herumrutschen und den Boden unter den Bücherregalen scheuern – solche Anwandlungen sollten unterbunden werden. Tun Sie außerdem nichts, wozu Sie auf einen Stuhl oder eine Leiter steigen müssen, auch wenn der Drang, die Vorhangstange abzustauben, übermächtig wird. Vielleicht spüren Sie an allen möglichen Stellen Ihres Körpers Schmerzen, deren Ursache im Grunde Ihr gigantischer Uterus ist. Ein kleiner Spaziergang wirkt oft Wunder.

Das Baby ist mit Beginn dieser Woche theoretisch gesehen ausgereift – das heißt, voll entwickelt –, obwohl die meisten Ärzte die Ansicht vertreten, eine Schwangerschaftsdauer von vierzig Wochen, der üblichen Länge, sei gleichermaßen termingerecht. Das Lanugohaar ist nun größtenteils ausgefallen, aber der Körper ist nach wie vor mit Käseschmiere bedeckt. Von nun an legt das Baby täglich etwa vierzehn Gramm Fett zu. Sein Darm ist wahrscheinlich voll von schwärzlich-grünem Mekonium, dem ziemlich ekligen harten ersten Stuhl des Babys. Sobald es auf der Welt ist und Milch zu trinken beginnt, wird sein Stuhl viel weicher. Das Baby bewegt sich immer noch täglich, auch wenn es dafür eigentlich keinen Platz mehr hat. **Gewicht:** etwa 2,9 Kilo.

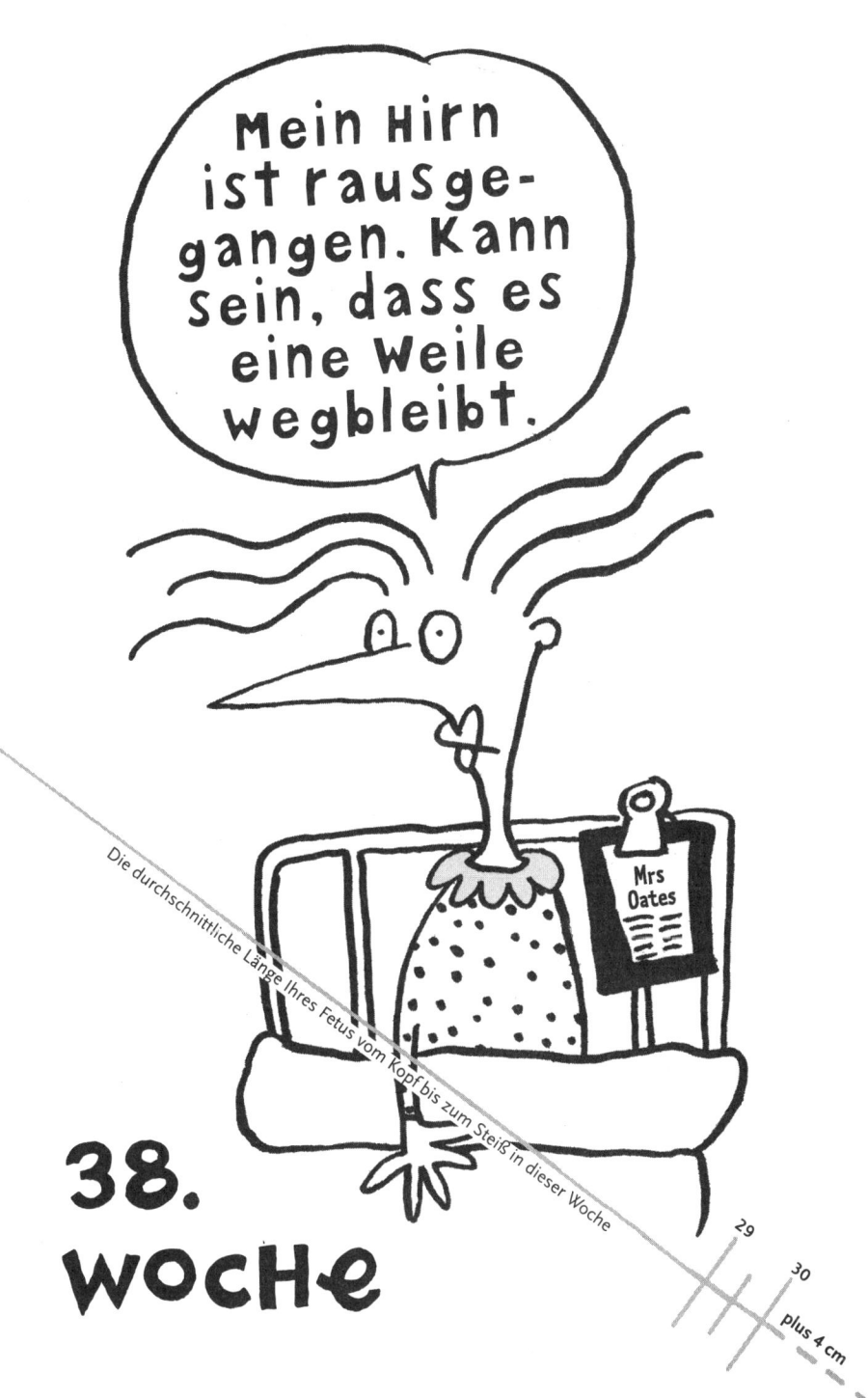

Ihr Körper nach der Entbindung

Unmittelbar danach

Nach der Geburt Ihres Kindes fühlen Sie sich möglicherweise fiebrig und schwach, überdreht, euphorisch, erschöpft, wund, leer, abgestumpft, schläfrig oder hellwach: Was auch immer Sie empfinden, ist okay, und ganz bestimmt sind Sie nicht die erste junge Mutter, die solche Gefühle erlebt. (Es gibt mindestens eine Frau, die beim ersten Anblick ihres Babys ausgerufen hat: »Wo kommt das denn her?«) Wenn Sie eine Periduralanästhesie hatten, haben Sie wahrscheinlich noch einen Blasenkatheter und am Arm einen intravenösen Zugang.

Wenn Sie das Baby sobald wie möglich nach der Geburt an Ihre Brust anlegen, wird der Uterus angeregt, sich zusammenzuziehen und die Plazenta herauszuschieben. Ihr Baby ist vielleicht noch nicht hungrig, aber trotzdem ist es nett, einer Brustwarze vorgestellt zu werden.

In den folgenden Tagen

Der Wochenfluss Die Absonderungen der Gebärmutter in Form von Blut, Schleim und Wundsekret halten zwei bis sechs Wochen nach der Geburt an. Anfangs kommt meistens klumpiges Blut, wie bei einer starken Regelblutung. Später verändert sich seine Farbe hin zu Rosa oder einem bräunlichen Rot, es endet schließlich als gelblich-weißer Ausfluss.

O Besorgen Sie sich ausreichend extra saugfähige Einlagen. In den ersten Tagen bekommen Sie diese meistens von der Klinik gestellt. (Weil der Muttermund sich nicht gleich wieder schließt und Tampons eine Infektionsgefahr bedeuten, können Sie diese erst wieder benützen, wenn Sie nach der Entbindung erstmals wieder eine richtige Regelblutung haben – wenn Sie stillen, kann das noch Monate dauern.) Sie können auch die neuen besonders saugfähigen dünnen Einlagen verwenden, doch die weiche Polsterung der Binden speziell für Wöchnerinnen macht vielleicht das Sitzen angenehmer.

○ Informieren Sie Ihren Arzt, wenn Sie schwere Blutungen haben, die Absonderungen unangenehm riechen oder plötzlich hellrotes Blut kommt. Teilen Sie Ihrem Arzt auch umgehend mit, wenn Sie seit der Entbindung überhaupt keine Blutung hatten.

Nachwehen Nachwehen treten gewöhnlich ein paar Tage nach der Entbindung auf, wenn die Gebärmutter sich zusammenzieht und wieder zu ihrer normalen Größe schrumpft. Es ist völlig normal, während des Stillens Nachwehen zu spüren.

Brustwarzen-salbe

Hämorrhoiden und Verstopfung

○ Die Wehen und die Entbindung können Hämorrhoiden verursachen, das sind erweiterte Blutgefäße am After. Vermeiden Sie beim Stuhlgang starkes Pressen, auch wenn Sie unter Verstopfung leiden, denn dadurch verschlimmern sich die Hämorrhoiden. Einige Frauen haben mehrere Tage nach der Entbindung keinen Stuhlgang, besonders, wenn sie einen Kaiserschnitt hatten. In solchen Fällen muss nachgeholfen werden.

○ Wenn Sie Hämorrhoiden haben, bitten Sie Ihren Arzt, Ihre Hebamme oder Krankenschwester um Kältekissen oder schmerzstillende Salben.

○ Vielleicht müssen Sie auch mehr ballaststoffreiche Kost wie Obst, Gemüse und Vollkornprodukte essen und viel Wasser trinken (siehe auch »8. Woche«).

Ihre arme wunde Muschi Nach einer vaginalen Entbindung ist, wie es die Ärzte ausdrücken, mit gewissen Unannehmlichkeiten im Bereich des Scheidendamms zu rechnen, die von erträglich bis quälend reichen. Möglicherweise brauchen Sie in den ersten beiden Tagen nach der Geburt sogar ein Schmerzmittel. Wenn Sie einen Dammschnitt hatten oder der Damm eingerissen ist, werden Ihnen die Krankenschwestern in der Klinik (oder die Hebamme) zeigen, wie man die Wundnaht versorgt, damit eine rasche Heilung einsetzt, außerdem wird man diesen Bereich regelmäßig auf eine mögliche Infektion kontrollieren.

○ Wiederholte Bäder oder Sitzbäder mit Salz oder stark verdünntem Teebaumöl (zehn Tropfen pro Wanne) können den Heilungsprozess unterstützen.

○ Waschen Sie die Wundnaht zwei- bis dreimal täglich sehr vorsichtig, eventuell nur mit lauwarmem Wasser.

○ Trocknen Sie den Bereich sorgfältig und lassen Sie möglichst viel Luft an die Wunde – eventuell Slip weglassen.

○ Nehmen Sie zum Trocknen der Wunde nicht den Haarföhn, es sei denn, er hat einen Schalter für kühlen Luftstrom. Manche Frauen betäuben den Scheidenbereich mit Eis oder Medikamenten und merken gar nicht, dass die Haut verbrennt, wenn sie zu heiß oder aus zu geringer Entfernung föhnen. Vielleicht sollte man lieber nur mit einer Zeitschrift Luft an die Wunde fächeln.

○ Wenn die Naht schmerzt oder juckt, können Sie nach dem Toilettengang ein Sitzbad nehmen; dazu einen Teelöffel doppeltkohlensaures Natron oder Salz in warmem Wasser auflösen.

○ Wenn Sie beim Wasserlassen den Oberkörper nach vorn beugen (sodass die Hände fast den Boden berühren), gerät weniger leicht Urin auf die Wunde.

○ Um Urinspritzer auf die Wunde zu vermeiden, legen Sie die Toilettenschüssel vor dem Wasserlassen mit mehreren Lagen Toilettenpapier aus.

○ Wenn Sie in den ersten Tagen nach der Entbindung Stuhlgang haben, ist es möglicherweise angenehmer, wenn Sie den Dammbereich mit einer Kompresse oder ein paar Lagen Toilettenpapier stützen.

○ Vermeiden Sie Verstopfung, indem Sie sich ballaststoffreich ernähren und ausreichend trinken.

○ Setzen Sie sich nicht auf einen Gummiring – dadurch wird die Blutzufuhr stark erhöht, was den Druck auf die Wunde verstärkt.

○ Legen Sie sich zum Sitzen ein zusammengerolltes Handtuch zurecht oder schieben Sie unter die Gesäßbacken jeweils ein Kissen.

○ Füllen Sie ein Kondom mit Wasser, geben Sie es in den Gefrierschrank und legen Sie es zur Wundkühlung in Ihren Slip.

○ Machen Sie Umschläge mit Salzwasser.

○ Bitten Sie Ihren Arzt, Ihnen entzündungshemmende Mittel oder Schmerzmittel zu geben, die nicht über die Muttermilch in den Körper des Babys gelangen.

○ Nehmen Sie Vitamin C, um die Wundheilung zu beschleunigen. Fragen Sie Ihren Heilpraktiker oder Ihre Hebamme nach der richtigen Dosis oder lesen Sie die Packungsanweisung.

○ Beckenbodenübungen regen die Durchblutung an und fördern den Heilungsprozess. Anfangs fühlt sich die Muskulatur in diesem Bereich sehr schlaff und zittrig an, vielleicht bemerken Sie auch eine gewisse Taubheit, dennoch sollten Sie möglichst bald und möglichst oft diese Übungen machen.

○ Verwenden Sie bei den ersten Anzeichen einer Infektion umgehend einen alkalischen Puder, damit kein Urin in die Wunde gelangt und Brennen verursacht.

○ Die meisten Ärzte empfehlen, vor der Nachuntersuchung in der sechsten Woche auf Geschlechtsverkehr zu verzichten – vielleicht geht es nach der Nachuntersuchung (während ist vielleicht ein wenig rücksichtslos).

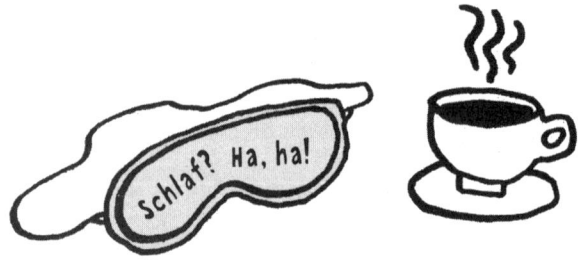

Ihre Aufzeichnungen

Liste möglicher Namen

MÄDCHEN	JUNGE	SONSTIGES

Was passiert?

Der Muttermund wird weicher und dünner, bereit, sich weit zu öffnen, damit der Kopf des Babys hindurchpasst. Jederzeit könnte nun der Schleimpfropfen abgehen, den Sie dann in Ihrem Slip finden – ein Hinweis für Sie, dass wahrscheinlich innerhalb der nächsten Stunden die Wehen einsetzen. Der Uterus ist immer noch eifrig damit beschäftigt, Kontraktionen zu üben. Diese häufigen Übungswehen werden Ihnen ziemlich auf die Nerven gehen und Sie in Verwirrung stürzen, weil Sie nicht genau wissen, ob es sich nicht bereits um echte Geburtswehen handelt. Wahrscheinlich haben Sie inzwischen ohnehin die ganze Schwangerschaft ziemlich satt; und wie Ihre Füße aussehen, haben Sie womöglich längst vergessen.

Die Genitalien Ihres Babys sind mittlerweile beträchtlich überreizt von dem überreichen Angebot Ihrer Hormone und werden Ihnen, wenn Sie sie zu sehen bekommen, im Vergleich zum restlichen Körper des Babys riesig erscheinen. In den Tagen nach der Geburt werden sie etwas schicklichere Ausmaße annehmen. Generell verlangsamt sich in dieser Woche das Wachstum Ihres Babys in Vorbereitung auf die Geburt. **Gewicht:** etwa 3,2 Kilo.

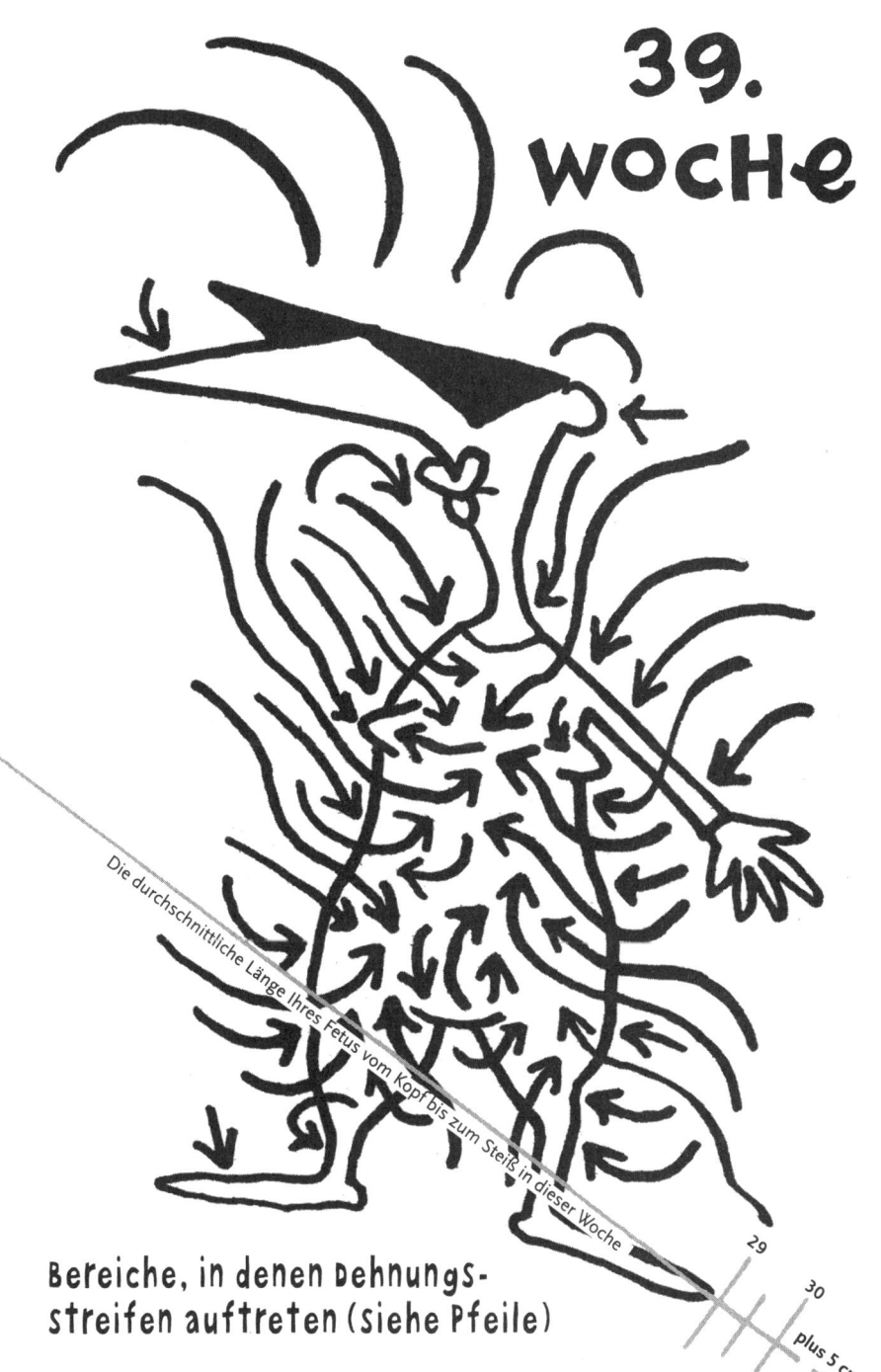

39. Woche

Die durchschnittliche Länge Ihres Fetus vom Kopf bis zum Steiß in dieser Woche

29

30

plus 5 cm

Bereiche, in denen Dehnungs-streifen auftreten (siehe Pfeile)

Die Ernährung Ihres neugeborenen Babys

Sie sollten sich mit dem Inhalt dieses Kapitels lieber jetzt schon vertraut machen, denn kurz nach der Geburt wird Ihnen kaum der Sinn nach Lesen stehen! Im Augenblick fällt es Ihnen jedoch wahrscheinlich schwer, über den Zeitpunkt der Entbindung hinauszudenken, und wenn sie vorbei ist, werden Sie in erster Linie mit Ihren Brüsten beschäftigt sein.

Muttermilch ist die beste Nahrung für Ihr Baby, sie ist wie maßgeschneidert für die Bedürfnisse von Neugeborenen, enthält alle erforderlichen Nährstoffe im richtigen Verhältnis und liefert darüber hinaus Antikörper, um das kindliche Immunsystem zu stärken, eine Eigenschaft, die der Säuglingsmilchnahrung fehlt.

In der Vergangenheit gab man den Babys nach dem Abstillen ganz einfach Kuhmilch zu trinken, die ihnen jedoch Probleme bereitete, da sie für das Verdauungssystem von Kälbern gedacht ist und nicht für kleine Menschen. Mittlerweile ist die industriell hergestellte Säuglingsmilchnahrung so zusammengesetzt, dass sie dem Baby möglichst viele der in der Muttermilch vorkommenden Nährstoffe liefert. Diese Art der Ernährung ist nach wie vor zweite Wahl, jedoch eine weitaus bessere zweite Wahl als früher.

Das Stillen in den ersten Lebenstagen

● In den ersten Tagen nach der Geburt trinkt das Baby die cremige gelbliche Vormilch, das sogenannte Kolostrum, die dem Baby wichtige Nährstoffe und Antikörper liefert, ehe es die eigentliche Muttermilch bekommt. Die meisten Babys verlieren etwas an Gewicht, bis die Milch einschießt, holen jedoch diesen Gewichtsverlust anschließend sehr rasch wieder auf.

❍ Anfangs kann das Stillen sehr schmerzhaft für Sie sein, besonders, wenn das richtige Anlegen nicht gleich klappt und das Baby nur an der Brustwarze herumnuckelt oder nicht richtig »dranbleiben« und saugen will. Das Baby muss sowohl die Warze als auch den größten Teil des Warzenhofs in den Mund nehmen, wobei die Brustwarze ziemlich weit hinten in seinem Gaumen zu liegen kommt. Probieren Sie aus, welche Stillposition Ihnen und Ihrem Baby am besten zusagt. Nützen Sie die Zeit im Krankenhaus, um sich von den Säuglingsschwestern und Hebammen so viel Hilfe-

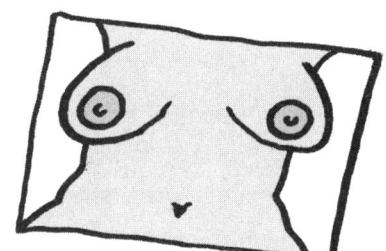

Babys liebster Anblick

stellung und Tipps wie möglich geben zu lassen. Sie können auch die Hebamme um Rat fragen, die Sie anschließend zu Hause besucht.

❍ Wenn Sie Probleme mit dem Stillen und gleichzeitig das Gefühl haben, dass das Klinikpersonal Ihnen nicht weiterhelfen kann oder nicht ausreichend Zeit für Sie hat oder widersprüchliche Ratschläge gibt, suchen Sie die Hilfe einer professionellen Stillberaterin.

❍ Wenn Ihre Milch einschießt (gewöhnlich nach drei, vier Tagen), müssen Sie damit rechnen, dass Ihre Brüste hart und fest werden. Die Krankenschwester oder Hebamme wird Ihnen zeigen, wie man mit diesem Problem umgeht – beispielsweise können Sie vor jedem Stillen eine kleine Menge Milch ausdrücken oder heiße feuchte Kompressen oder Kohlblätter auf die Brust legen. Vielleicht brauchen Sie auch eine Salbe, um die Warze geschmeidig zu halten: Die Empfehlungen der Stillberaterinnen reichen von reinem Lanolin, das Sie nicht abzuwischen brauchen, ehe Sie das Baby anlegen, bis hin zu einer Salbe mit Auszügen aus der Papayafrucht. Sie brauchen keine »abgehärteten« Brustwarzen, Sie brauchen geschmeidige.

○ Man wird Sie vielleicht fragen, ob Sie spüren, wie die Milch einschießt. Es fühlt sich an wie ein Schauder, ein Kribbeln oder sogar ein stechender Schmerz in der Brust; es ist jedoch auch möglich, dass Sie mehrere Tage, ja Wochen nach der Geburt immer noch nichts spüren, und dennoch schießt jedes Mal, bevor Sie stillen, Ihre Milch ein.

○ Lassen Sie Ihre Brüste, wenn möglich, nach dem Stillen an der Luft trocknen. Setzen Sie sie kurze Zeit (drei bis fünf Minuten) dem Sonnenlicht aus, dadurch trocknet der letzte Rest Feuchtigkeit ab, außerdem unterstützt das UV-Licht den Heilungsprozess.

Ein Loblied auf die Brüste

Weil Muttermilch so wunderbar für Babys ist, weil das Stillen zum Aufbau einer guten Mutter-Kind-Beziehung beiträgt und weil Muttermilch jederzeit verfügbar und außerdem noch kostenlos ist, lohnt es sich, bei der ganzen Sache etwas beharrlich zu sein – auch wenn das Stillen anfangs nicht recht klappen will.

Nur sehr wenige Babys und ihre Mütter bekommen es gleich auf Anhieb hin. Nicht vergessen sollten Sie dabei, wie wichtig das Entspannen ist (leicht gesagt, wenn man ein hungriges, schreiendes Baby vor sich hat, das sich partout nicht dazu bringen lässt, die Brust richtig anzunehmen). Atmen Sie tief durch und senken Sie bewusst die Schultern. Es braucht eben seine Zeit, bis Sie und Ihr Baby gemeinsam herausfinden, wie sich das Stillen bewerkstelligen lässt. Ein möglicher Mittelweg wäre, Ihre Muttermilch auszudrücken und sie Ihrem Baby in einem Fläschchen zu reichen, damit Ihre Brustwarzen sich zwischendurch erholen können. Wenn Ihre Muttermilch nicht ausreicht, können Sie auch Säuglingsmilchnahrung zufüttern. Selbst wenn Sie nur sechs Wochen oder sechs Tage stillen können, tun Sie damit Ihrem Baby schon etwas Gutes. Und wenn es überhaupt nicht klappen sollte, können Sie ja jederzeit mit ruhigem Gewissen auf Säuglingsmilchnahrung zurückgreifen; Ihr Baby wird nicht verhungern. Also, machen Sie noch einen Versuch.

Es wäre von Vorteil, wenn Sie das Füttern vor Ihrer Entlassung aus dem Krankenhaus in den Griff bekommen und nicht erst später zu Hause. Wenn es Ihnen hilft, fragen Sie eine andere junge Mutter, ob Sie ihr beim Stillen zusehen dürfen. Ziemlich häufig werden Sie von den Schwestern und Hebammen im Krankenhaus widersprüchliche Informationen und Ratschläge bekommen, wie man das Baby halten soll oder welche Position Sie selber beim Stillen einnehmen sollen. Wenn all diese Ratschläge nur Verwirrung in Ihrem Kopf stiften (der permanente Schlafmangel macht alles noch schlimmer), suchen Sie sich EINE Schwester aus, etwa die Stillberaterin des Krankenhauses, richten Sie sich nach deren Anweisungen und lassen Sie sich, wenn es funktioniert, nicht wieder von anderen davon abbringen. Wählen Sie eine Person, der Sie deutlich anmerken, dass sie Babys liebt, die einfühlsam ist, Ihnen Zuspruch und Ermutigung gibt und sich die Zeit nimmt, sich beispielsweise neben Sie zu setzen, Ihre Technik zu beobachten und mit Ihnen verschiedene Möglichkeiten auszuprobieren. (Wählen Sie nicht eine, die mit der einen Hand Ihre Brust, mit der anderen den Kopf des Babys packt und dann beides zusammenbringt, als würde sie in einem Orchester die Becken aneinanderschlagen.)

Es gibt eine Reihe von Organisationen, die Ihnen bei Stillproblemen in Form von Broschüren, Büchern, Videos und dergleichen weiterhelfen können, beispielsweise die La Leche Liga.

Bedenken Sie, dass sich einige dieser Organisationen sehr leidenschaftlich für das Stillen einsetzen und bei diesem Thema die Betonung eher auf das Warum legen und weniger auf das Wie. Suchen Sie praktische Ratschläge, die sich nicht auf die Ermunterung beschränken, »es einfach immer wieder zu versuchen«.

Wenn Sie das Gefühl haben, dass das Stillen Ihnen zu viel abverlangt, so haben Sie damit wahrscheinlich recht – geben Sie sich nicht mit der Antwort zufrieden, dies sei »Unsinn« oder unvermeidlich oder andere Frauen würden es ja auch schaffen: Suchen Sie ganz konkrete, praktische Ratschläge, die Ihnen helfen, nicht mit dem Stillen aufhören zu müssen, beispielsweise, wie man sich als Stillende richtig ernährt oder wie man Beruf und Stillen besser unter einen Hut bringen kann.

 Weitere Infos unter dem Stichwort »Stillen« im Kapitel »Hilfreiches«.

Wenn Sie nicht stillen

Wenn alle möglichen Faktoren zusammentreffen und Sie am Ende Ihr Baby doch nicht stillen können oder Stillen Ihre Sache nicht ist, geht deswegen die Welt nicht unter. Manche Leute reden über eine Frau, die ihr Baby nicht stillt, so despektierlich, als würde sie ihrem Kind Gin zu trinken geben oder es bei einem Schneesturm in einem Kriegsgebiet im Kinderwagen über eine Autobahn schieben. Viele Flaschenkinder erweisen sich später als überaus kräftige, robuste, gesunde Erwachsene. Sehen Sie sich die Erwachsenen in Ihrem Bekanntenkreis an. Können Sie unterscheiden, wer von ihnen mit der Flasche gefüttert wurde? Natürlich nicht. Viele andere Faktoren beeinflussen die Entwicklung und das Immunsystem eines Kindes, beispielsweise, wie stark seine unmittelbare Umgebung mit Schadstoffen belastet war, ob es mit frischer, gesunder Kost ernährt wurde, ob es mit Keimen in Kontakt geriet und Abwehrkräfte dagegen entwickeln konnte.

Natürlich wäre es schön, wenn Sie stillen könnten, aber Sie können es nun mal nicht. Stattdessen dürfen Sie das Gefühl genießen, Ihrem Baby ganz entspannt bei Augenkontakt das Fläschchen zu geben. Sie dürfen die Freiheit genießen, die Ihnen die Ernährung mit der Flasche schenkt, weil Sie jederzeit einen anderen mit dem Füttern Ihres Babys beauftragen können – etwa, wenn Sie gern mal ein Stündchen weg möchten. Also, machen Sie das Sterilisiergerät startklar, setzen Sie den Sauger auf die Flasche – und los geht's.

Die Hebamme, die Sie nach der Entbindung zu Hause besucht, wird Sie mit allem vertraut machen, was Sie im Zusammenhang mit Fläschchen, Saugern, Sterilisieren, Zubereitung der Milchnahrung und dergleichen wissen müssen.

Was Sie neugierigen Leuten erzählen können

- »Ich bin krank und muss Medikamente nehmen, die nicht über die Muttermilch in den Körper des Babys gelangen dürfen.«

- »Meine Brustwarzen hat der Sturm weggefegt.«

- »Ich habe eine Brustentzündung, die sich nicht mit Antibiotika behandeln lässt – meine Brüste könnten jederzeit explodieren.«

- »Es fällt mir leichter, den Gin in ein Fläschchen abzufüllen.«

- »Mir wurden schon vor Jahren beide Brüste amputiert.«

- »Ich kann nicht stillen, und ich möchte nicht darüber sprechen. Mensch, ist das eine schicke Bluse.«

- »Mittlerweile haben mir fünf verschiedene Stillberaterinnen bestätigt, dass ich eine jener Frauen bin, die schlicht nicht stillen können. Würde ich zu einer früheren Zeit leben, hätte ich eine Amme eingestellt.«

- »Ach, *hau doch einfach ab.*«

Ihre Aufzeichnungen

Wie denken Sie über das Stillen, wie sind Ihre Gefühle?

Haben Sie sich dafür entschieden? Wie lange würden Sie gerne stillen? Was ist, wenn Sie nicht stillen können?

Was passiert? Die magische Woche,

in der Ihr Baby zur Welt kommen soll, wird eingeläutet, es sei denn, jemand hat sich bei der Berechnung des Geburtstermins geirrt. Grundlage für diese Berechnungen sind Durchschnittswerte, erwarten Sie also nicht, dass Sie exakt am errechneten Termin entbinden. Falls Sie es dennoch tun, ist das reinste Angeberei.

Das Baby ist noch runder und molliger geworden und steht wahrscheinlich schon in den Startlöchern. Es ist nun zweihundert Mal schwerer als mit zwölf Wochen. Jungen sind oft größer und schwerer als Mädchen. **Gewicht:** etwa 3,5 Kilo.

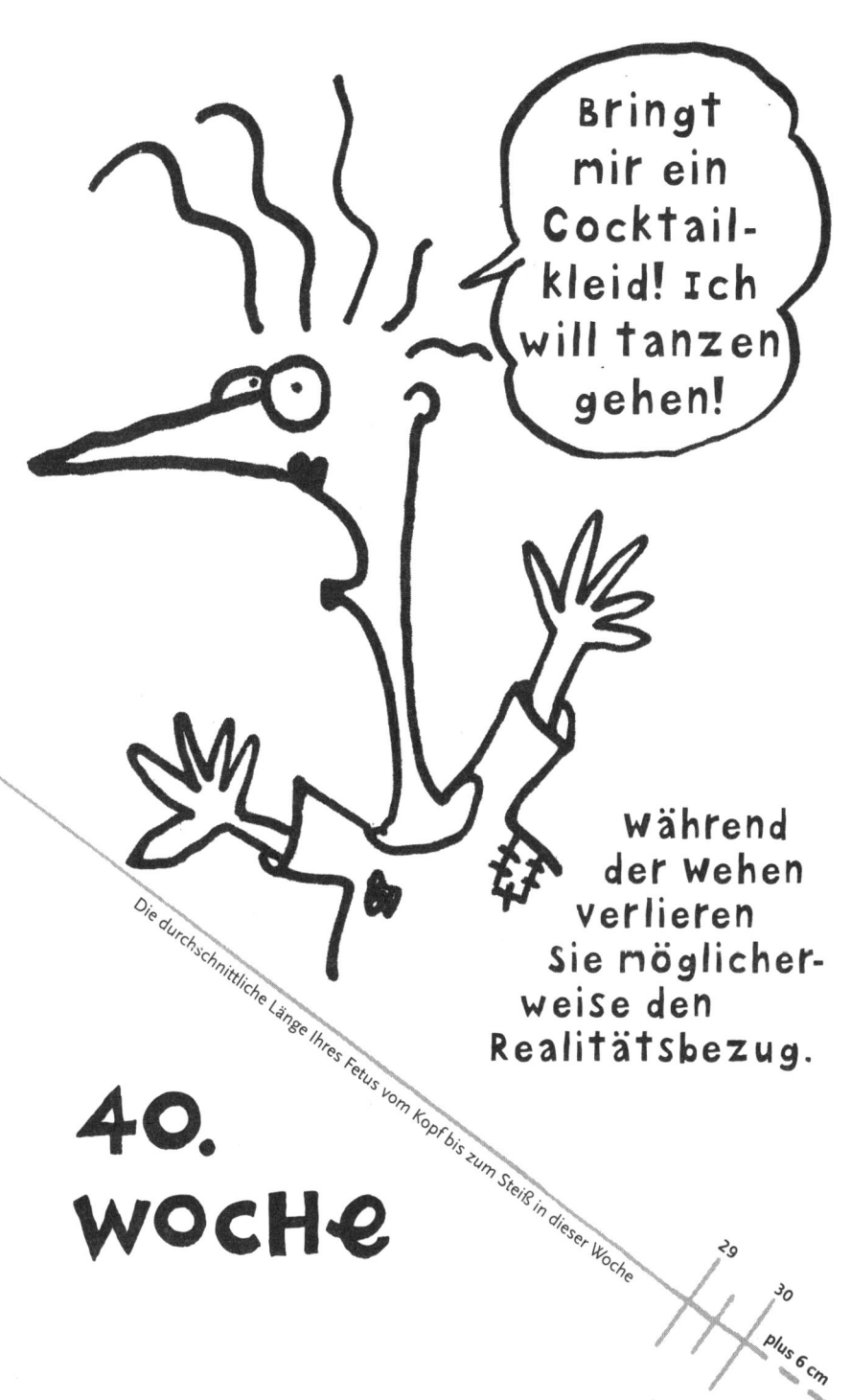

Der Klinikaufenthalt

In der Geburtsklinik lernen Sie die Säuglingsschwestern und Hebammen kennen. Ihre Aufgabe ist es, sich um Sie zu kümmern, wenn Sie sich von der Entbindung erholen. Außerdem werden sie Ihnen zeigen, wie Sie Ihr Baby füttern und versorgen sollen. Fragen Sie sie alles, was Sie wissen möchten, und profitieren Sie von deren Kenntnissen. Die meisten Frauen bleiben zwei bis fünf Tage im Krankenhaus beziehungsweise eine Woche nach einem Kaiserschnitt. Wenn Ihnen danach ist, können Sie auch schon früher nach Hause entlassen werden, vorausgesetzt, Sie und Ihr Baby bekommen von den Ärzten grünes Licht. Wenn Sie das Gefühl haben, dass Sie lieber noch ein wenig länger im Krankenhaus bleiben wollen – entweder, weil Sie sich noch nicht hundertprozentig fit fühlen oder weil Sie das Gefühl haben, noch nicht allein mit dem Baby zurechtzukommen –, sollten Sie mit Ihrem Arzt oder Ihrer Hebamme sprechen und Ihre Gründe darlegen.

Gymnastikübungen

Wenn in Ihrer Klinik Rückbildungsgymnastik angeboten wird, sollten Sie versuchen, daran teilzunehmen. Es ist eine gute Gelegenheit, sich mit den Übungen vertraut zu machen, die Sie hoffentlich in den folgenden Wochen auch zu Hause machen werden, weil sie Ihrem Körper helfen, sich von der Geburt zu erholen, und Ihnen das Gefühl nehmen können, steif und wund zu sein. (Ehrlich gesagt, werden Sie eine Weile weder die Zeit noch die Energie für richtige Gymnastik aufbringen. Wenn Sie

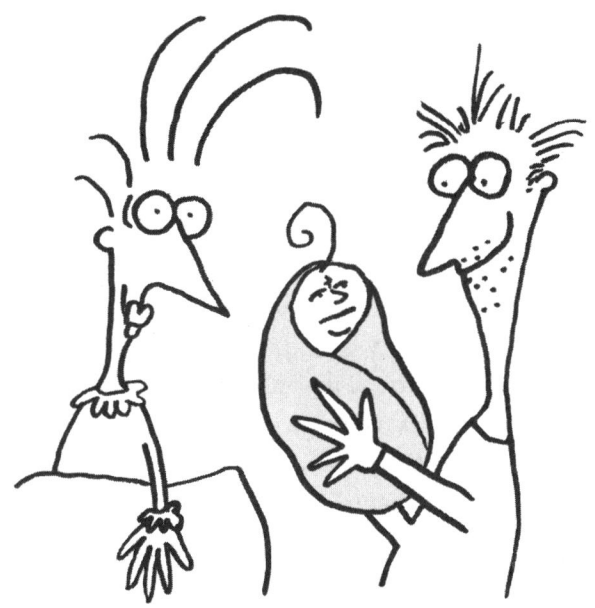

sich dazu aufraffen können, wäre das großartig. Wenn nicht, brauchen Sie sich deswegen nicht aufzuregen. Sie sollten jedoch in jedem Fall das Kursangebot im Krankenhaus nützen, damit Sie, wenn Sie einmal eine freie Minute haben, wissen, welche Übungen Sie machen können.)

Ernährung

○ Sich richtig und ausreichend zu ernähren ist für eine Stillende unabdingbar. Fragen Sie Ihre Stillberaterin, die Ernährungsberaterin Ihrer Geburtsklinik, Ihre Hebamme oder Ihren Heilpraktiker, welche Ernährung sie empfehlen.

○ Krankenhauskost mag zwar, was die Versorgung mit Nährstoffen angeht, zufriedenstellend sein, doch ist sie bisweilen entsetzlich fad und langweilig – im besten Fall. Bitten Sie Ihre Freunde, Ihnen etwas Gesundes und Schmackhaftes wie frisches Obst mitzubringen.

Besucher

○ Fühlen Sie sich während der Tage im Krankenhaus nicht verpflichtet, jeden zu empfangen, der sich das Baby ansehen will. Nützen Sie einen Großteil dieser Zeit, in der sich andere um Ihre persönlichen Bedürfnisse – wie etwa Ihr Essen – kümmern, dazu, sich von den Strapazen der Geburt zu erholen und sich auf die Zeit zu Hause vorzubereiten.

○ Wenn Ihnen danach zumute ist, können Sie in den ersten Tagen, von wirklich nahestehenden Freunden und engen Verwandten abgesehen, jeden Besuch verweigern, damit Sie ungestört so viel Zeit wie möglich mit Ihrem Baby verbringen können.

○ Besuchszeiten werden heutzutage längst nicht mehr so streng eingehalten wie früher, aber Sie können ja so tun, als ob dem noch so wäre. Wenn Sie nicht wollen, dass Leute außerhalb der Besuchszeiten bei Ihnen vorbeischauen, bitten Sie das Personal der Entbindungsstation um Unterstützung.

○ Wenn Sie ein Telefon im Zimmer haben, können Sie die Zentrale bitten, Nachrichten für Sie entgegenzunehmen, damit Sie zwar nach draußen telefonieren können, aber verhindern, dass das Telefon die ganze Zeit klingelt.

◗ Bitten Sie Ihre Bekannten, ihren Besuch unbedingt vorher anzukündigen. Wenn Sie zu müde sind oder sich deren Gesellschaft nicht gewachsen fühlen, können Sie das Treffen verschieben.

◗ Wenn Sie große Blumensträuße als störend empfinden oder diese gar Allergien bei Ihnen auslösen, bitten Sie Ihren Besuch, auf Blumen als Mitbringsel zu verzichten. Lassen Sie sich eventuell stattdessen von einer guten Freundin ein kleines Bouquet schenken, das Ihr Krankenzimmer ein wenig schmückt.

Wie man eine Windel faltet:

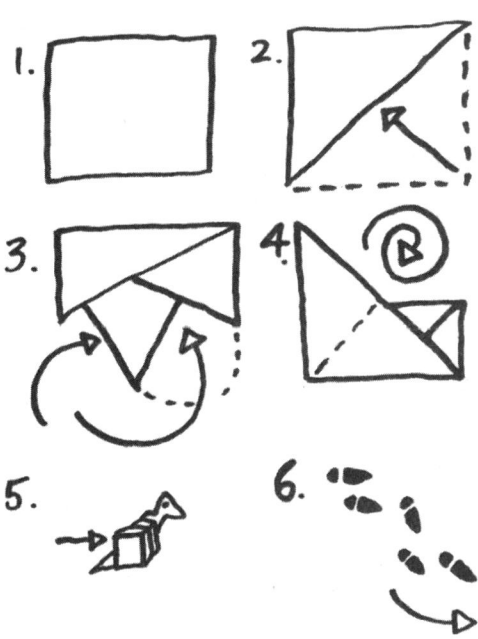

Formalitäten und andere wichtige Dinge

Geburtsanzeige Vielleicht wollen Sie eine Geburtsanzeige in die Zeitung setzen und die entsprechende Ausgabe als Erinnerung für Ihr Kind aufbewahren.

Die Geburt registrieren lassen Nach der Geburt muss Ihr Kind bei Ihrem zuständigen Standesamt angemeldet werden, und zwar innerhalb von fünf Wochentagen. Oft können Sie einen Großteil der Formalitäten bereits im Krankenhaus erledigen. Lassen Sie sich bei der Anmeldung am besten mehrere Geburtsurkunden ausstellen, die Sie für die entsprechenden Behörden brauchen, wenn Sie Kindergeld, Elterngeld und andere staatliche Hilfen beantragen.

Wenn Sie sich nicht sicher sind, in welchem Umfang der Vater involviert sein möchte, oder wenn der Vater nicht greifbar ist, wenden Sie sich an das zuständige Jugendamt oder einen privaten Anwalt, und lassen Sie sich juristisch beraten, ob Sie seinen Namen in die Geburtsurkunde eintragen lassen wollen. Man kann Ihnen nicht verbieten, die entsprechende Stelle des Formulars leer zu lassen, wenn es die Umstände erfordern. Lassen Sie nicht zu, dass jemand »unbekannt« oder etwas ähnlich Wertendes einträgt – denken Sie daran, dass Ihr Kind die Geburtsurkunde später zu lesen bekommt.

Staatliche Hilfen beantragen Erkundigen Sie sich, auf welche staatlichen Hilfen Sie Anspruch haben, und stellen Sie rechtzeitig die entsprechenden Anträge. Das Kindergeld etwa wird rückwirkend nur ein halbes Jahr bezahlt. Den Antrag müssen Sie bei der zuständigen Familienkasse des Arbeitsamtes stellen.

Oft ergibt sich erst durch die Geburt des Kindes ein Anspruch auf Sozialhilfe oder Wohngeld. (Genaue Informationen liefern die Broschüren des Bundesministeriums für Familie, Senioren, Frauen und Jugend – siehe »Elternhilfe« und »World Wide Web« im Kapitel »Hilfreiches«.) Nichteheliche Kinder haben Anspruch auf Unterhalt. Kommt der Vater dieser Verpflichtung nicht nach, kann die Mutter beim zuständigen Jugendamt Unterhaltsvorschuss beantragen.

Krankenversicherung Ihr Baby ist von der Geburt an krankenversichert. Sind beide Elternteile gesetzlich versichert und besteht eine Familienversicherung, wird das Kind kostenfrei aufgenommen. Ist ein Elternteil privat versichert und übersteigt sein Einkommen das des Partners, kann das Kind nicht kostenlos mitversichert werden. Sie können es entweder freiwillig, mit entsprechendem Beitrag, in die gesetzliche Krankenversicherung aufnehmen lassen oder aber bei Ihrer Privatversicherung gegen einen eigenen Beitrag versichern.

Was passiert?

Wenn Ihre Schwangerschaft von durchschnittlicher Dauer war, hat Ihr Baby bereits das Licht der Welt erblickt und schläft wahrscheinlich im Moment, um den Schock zu vergessen. Nach der Geburt des Babys setzt bei Ihnen ziemlich schnell eine ganze Reihe hormoneller Aktivitäten ein. Ihr Körper stößt die Plazenta aus, die während der Schwangerschaft riesige Hormonmengen ausgeschüttet hat. Man hat Ihnen abrupt die »Glücksgefühle« abgedreht, dafür bekommen Sie nun einen Schwung Hormone wie Prolaktin, das das Stillen fördert. Ihr Körper sieht weniger schwanger aus, aber Ihr Bauch ist nach wie vor sehr groß. Sie haben Blutungen aus der Scheide, da der Körper die Gebärmutterschleimhaut ausstößt, die nun nicht mehr gebraucht wird. Ihr Körper muss sich von dem massiven Schock der Geburt erholen – einerlei, ob Sie spontan oder durch Kaiserschnitt entbunden haben. Gönnen Sie sich eine Erholungspause. Tun Sie nichts anderes, als gut zu sich zu sein und möglichst viel Zeit mit Ihrem Baby zu verbringen.

Das Baby hat vielleicht ein paar der charakteristischen Male von Neugeborenen, wie etwa »Storchenbiss« (rote, an Ausschlag erinnernde Flecken auf Stirn, Augenlid und/oder Nacken) oder vorübergehende, bisweilen durch die Geburtszangen verursachte Druckstellen. Bei mehr als der Hälfte aller Neugeborenen kommt es zu einer gelblichen Verfärbung der Haut und Augäpfel, Neugeborenengelbsucht genannt, die aber in der Regel harmlos ist. Ihr Baby saugt an Ihrer Brust und trinkt Kolostrum, denn Ihre Milch wird wahrscheinlich erst am dritten oder vierten Tag einschießen. Der kleine Racker wird ein wenig von seinem Geburtsgewicht verlieren, bis er richtige Muttermilch zu trinken bekommt. Machen Sie sich deswegen keine Sorgen; zu häufiges Wiegen und Studieren der Gewichtstabellen macht einen leicht verrückt – ein Gewichtsverlust in diesen ersten Lebenstagen ist völlig normal, zumal er in der Regel in einigen Tagen wieder wettgemacht wird.

41. WOCHE

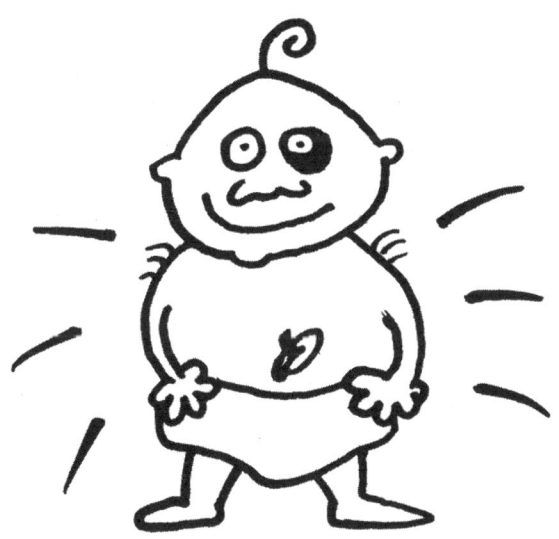

sehr erfreut, dich kennenzulernen

Wie Sie zu Hause gut zurechtkommen

Organisieren Sie Ihren Haushalt

- Damit nicht zu allen erdenklichen Zeiten Leute bei Ihnen hereinschneien, sollten Sie darauf bestehen, dass Freunde und Verwandte ihren Besuch telefonisch ankündigen; oder Sie setzen von vornherein bestimmte Besuchszeiten fest (etwa bestimmte Vormittage in der Woche).

- Wenn Freunde und Verwandte sich anbieten, Ihnen bei der Hausarbeit, beim Essenkochen oder Einkaufen zu helfen, nehmen Sie das Angebot sofort an!

- Es wird Zeiten geben, an denen es Ihnen unmöglich oder unerträglich ist, Essen zu kochen. Bereiten Sie sich auf solche Tage vor, indem Sie extra große Portionen von Speisen kochen, die sich gut einfrieren lassen, wie etwa Suppen oder Eintöpfe. Wenn Freunde oder Verwandte sich anbieten, Essen mitzubringen, nehmen Sie das Angebot sofort an! Lassen Sie sich von ordentlichen Restaurants in Ihrer Nähe, die Take-away-Gerichte anbieten, Speisen ins Haus liefern.

- Statt Blumen und teure Babyartikel zu schenken, bitten Sie Ihre Freunde, zur Finanzierung eines Windeldienstes für den ersten Monat beizusteuern – Sie haben genug zu tun, auch ohne dass Sie stundenlang schmutzige Windeln einweichen und waschen. Bitten Sie Ihre Freunde, statt allzu viel Babykleidung lieber Lätzchen zu schenken. Bald werden Sie wissen, warum: es ist viel praktischer, Lätzchen an- und auszuziehen, als nach jedem Essen Ihr vollgesabbertes Baby komplett neu einzukleiden.

- Wenn Sie es sich leisten können, engagieren Sie eine Putzhilfe, die alle acht oder vierzehn Tage für ein paar Stunden ins Haus kommt, damit immer Zeit bleibt für die notwendigsten Arbeiten, wie Bad und Küche putzen.

- Wenn Sie sich keine Putzhilfe leisten können, es aber nicht ertragen, in einem verdreckten Haushalt zu leben, halten Sie einfach nur ein Zimmer ordentlich und sauber. Dann haben Sie einen Platz, wo Sie entspannen und Besuch empfangen können.

- Wenn Sie allein leben, organisieren Sie, dass in den ersten Wochen täglich einer Ihrer Freunde bei Ihnen vorbeischaut, damit Sie eine halbe Stunde für sich haben, in der Sie duschen oder baden oder sich auch einmal ohne das Baby hinsetzen oder kurz aus dem Haus gehen können.

Geben Sie gut auf sich acht

- Bitten Sie eine Person, der Sie vertrauen, auf das Baby aufzupassen, während Sie sich etwas Entspannendes gönnen, etwa einen Spaziergang oder Besuch bei einer Freundin.

- Versuchen Sie zumindest einmal am Tag, kurz das Haus zu verlassen, damit Ihnen nicht die Decke auf den Kopf fällt. Wenn Sie planen, ein Einkaufszentrum oder dergleichen zu besuchen, sollten Sie sich vorher erkundigen, welche mütter- und kinderfreundlichen Einrichtungen es dort gibt. Wenn es keine geräumigen, für Kinderwagen geeigneten Aufzüge gibt, sind Sie vielleicht besser dran, wenn Sie Ihr Baby in einem Tragetuch am Körper tragen.

○ Versuchen Sie, jeden Tag ein paar Minuten für Ihre Rückbildungsgymnastik abzuzwacken (besonders die Beckenbodenübungen). Sie werden feststellen, dass Sie morgens mehr Energie dafür haben. Wenn Sie keine Lust haben, allein zu turnen, bekommen Sie bei einem Rückbildungsgymnastikkurs darüber hinaus Gelegenheit, andere junge Mütter kennenzulernen.

○ Wenn Sie einen Partner haben, nehmen Sie sich ab und zu Zeit, allein mit ihm auszugehen, und sei es nur auf eine Tasse Kaffee.

○ Sorgen Sie dafür, dass Ihr Partner begreift, dass die meisten Frauen, zumindest in der ersten Zeit, keine Lust auf ausgelassene Sexspiele haben. Es wäre nett, wenn Sie ihm diese Information möglichst behutsam beibringen würden – auf keinen Fall sollten Sie dazu ein Schild »Zutritt verboten« über Ihrer Muschi anbringen.

○ Nützen Sie die Zeit, in der Ihr Baby tagsüber schläft, für ein Schläfchen oder zum Entspannen. Stellen Sie Ihre eigenen Bedürfnisse über Besuch, Hausarbeit und andere Pflichten.

○ Tun Sie nicht so, als kämen Sie prima zurecht, wenn dies nicht der Fall ist: Reden Sie ehrlich mit Ihrem Partner oder Ihren Freunden.

○ Wenn Sie das Gefühl haben, mehr Hilfe zu brauchen, als Sie zu Hause bekommen können, wenden Sie sich an eine Einrichtung wie die Mütterberatung der staatlichen Gesundheitsämter oder ein Mütter- und Familienzentrum (entsprechende Adressen finden Sie unter dem Stichwort »Elternhilfe« im Kapitel »Hilfreiches«). Sie bekommen dort praktische Hilfe, etwa Tipps für erfolgreiches Stillen oder die Babypflege, aber auch die Gelegenheit, einmal auszuspannen und mit anderen Müttern ins Gespräch zu kommen.

Wenn Ihr Baby ständig schreit

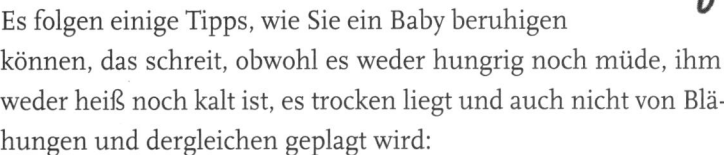

Sehr kleine Babys schreien oft aus unerfindlichen Gründen. Es folgen einige Tipps, wie Sie ein Baby beruhigen können, das schreit, obwohl es weder hungrig noch müde, ihm weder heiß noch kalt ist, es trocken liegt und auch nicht von Blähungen und dergleichen geplagt wird:

- Kuscheln Sie sich in einem warmen, dunklen, ruhigen Raum zusammen ins Bett, Bauch an Rücken für maximalen Körperkontakt.

- Baden Sie das Baby warm und geben Sie ihm eine Babymassage (manche Babys hassen in den ersten Lebenswochen beides wie die Pest). Bitten Sie eine Hebamme oder Säuglingsschwester der Mütterberatung, Ihnen zu zeigen, wie so eine Massage gemacht wird; das Wichtigste dabei ist, dass Sie ganz sachte vorgehen, ein Öl verwenden, das man auch essen könnte (etwa Mandelöl), und sofort aufhören, wenn das Baby quengelig wird.

- Setzen Sie sich mit Ihrem Baby in einen Schaukelstuhl.

- Spielen Sie ihm beruhigende Musik vor (oder singen Sie ihm etwas Beruhigendes vor, auch wenn Sie sich dabei albern vorkommen; erfinden Sie notfalls etwas – selbst wenn Sie singen wie ein Frosch, wird das Ihr Baby nicht stören).

○ Legen Sie sich das Baby über die Schulter und spazieren Sie etwa 5000 Mal den Korridor auf und ab.

○ Versuchen Sie Ihr Baby abzulenken, indem Sie es auf Höhe Ihres Gesichts halten und mehrmals mit dem Kopf nicken und dabei ein (angenehmes) Geräusch produzieren oder grinsen – wenn Sie Glück haben, ist das Baby so überrascht, dass es augenblicklich den Grund für sein Schreien vergisst.

○ Gehen Sie weiter Ihrer Tätigkeit nach, aber tragen Sie dazu das Baby in einem Tuch an Ihrem Körper.

○ Geben Sie dem Baby einen Schnuller für Neugeborene.

○ Sehen Sie ein, dass Sie mit Ihrem Latein am Ende sind, drücken Sie jemand anderem Ihr Baby in die Hand und laufen Sie um den Block (siehe auch »Schreiende Babys« und »Elternhilfe« im Kapitel »Hilfreiches«).

Wie Sie Ihr Baby zum Einschlafen bringen

○ Fragen Sie eine Hebamme oder Säuglingsschwester, woran Sie erkennen, dass es für Ihr Baby Zeit zum Schlafen ist und ob Sie einen festen Schlafrhythmus brauchen.

○ Versuchen Sie, ein Einschlafritual zu entwickeln, wenn sich die Schlafenszeit nähert, damit Ihr Baby anfängt, gewisse Dinge oder Tätigkeiten mit Entspannung und Einschlafen in Verbindung zu bringen. Sie können bestimmte Geräusche einsetzen (Singen, eine bestimmte CD oder sogar das rhythmische

Brummen der Waschmaschine), Bewegung, beispielsweise die wiegende Bewegung im Schaukelstuhl, in der Babyhängematte oder im Tragetuch. Sie können Ihr Baby streicheln und massieren, es im Kinderwagen schieben, kurz mit ihm Auto fahren oder es schön warm baden. (Das Baby ins Auto zu packen und mit ihm herumzufahren, kann auf die Dauer recht teuer werden – und nervig, wenn Sie müde sind.)

○ Schalten Sie zu den nächtlichen Fütterungszeiten einen Dimmer oder eine schwache Glühbirne ein und vermeiden Sie es, mit dem Baby zu sprechen oder es anderweitig wach zu machen – sonst kommt es leicht auf die Idee, es ist Spielstunde.

○ Übermüdung ist häufig die Ursache, wenn ein Baby zu schreien beginnt; paradoxerweise schläft es dann umso schwerer ein. Das Baby wirkt auf den ersten Blick hellwach und überdreht und ist im Grunde hundemüde. Zur Beruhigung gedachte Tätigkeiten wie Spazierengehen, Schaukeln oder Vorsingen können das Baby in diesem Zustand jedoch noch mehr anregen, sodass es noch schwerer einschläft. Versuchen Sie stattdessen, das Baby am Kopf oder Bauch zu streicheln, klopfen Sie ihm in einem bestimmten Rhythmus auf den Rücken, oder geben Sie beruhigende Geräusche von sich.

Und der Rest

Wegen all der anderen Wehwehchen, deretwegen Sie sich Sorgen machen, beispielsweise Blähungen, Erbrechen oder seltsam aussehender Stuhl, wenden Sie sich an Ihren Kinderarzt oder die Säuglingsschwestern der staatlichen Mütterberatung; Tipps finden Sie auch in einem Handbuch zur Säuglingspflege, das Sie immer im Haus haben sollten (Handbücher zur Säuglingspflege finden Sie im Kapitel »Hilfreiches« unter dem Stichwort »Säuglingspflege/Umgang mit dem Kleinkind«).

 Schlagen Sie auch die Abschnitte »Schlafen« und »Elternhilfe« im Kapitel »Hilfreiches« nach.

Die medizinische Betreuung Ihres Babys

Es ist vorteilhaft, wenn Sie sich möglichst frühzeitig nach einem passenden, sympathischen Kinderarzt umsehen. Im Idealfall kennt sich dieser Arzt auch in der Homöopathie und Naturheilkunde aus, außerdem sind Hausbesuche, wenn nötig, für ihn selbstverständlich. Nach der Entlassung aus der Klinik können Sie Ihr Kind gleich für die anstehende Vorsorgeuntersuchung (U3) anmelden, die in der vierten bis sechsten Lebenswoche ansteht. Die erste Untersuchung, U1, wird unmittelbar nach der Geburt meist im Krankenhaus vorgenommen, die zweite, U2, meist ebenfalls in der Klinik, bevor Mutter und Kind entlassen werden. Bei der Geburt Ihres Kindes erhalten Sie ein Vorsorgeheft, in das die Ergebnisse dieser und weiterer Vorsorgeuntersuchungen eingetragen werden. Sie haben Anspruch auf insgesamt acht Vorsorgeuntersuchungen, sechs davon sind im ersten Lebensjahr Ihres Babys fällig.

Sie können auch Ihr Baby den Säuglingsschwestern der öffentlichen Mütterberatung vorstellen, eine Einrichtung der staatlichen Gesundheitsämter, die Ihr Kind auf seine gesunde Entwicklung hin begutachten und kostenlosen Rat anbieten.

Ihre Aufzeichnungen

Notieren Sie hier alles, was während der Entbindung passiert ist. Ich weiß, Sie glauben mir nicht, aber ich garantiere es Ihnen: Sie werden es vergessen!

Was passiert?

Ihre Gebärmutter wird allmählich kleiner, bei jedem Stillen zieht sie sich zusätzlich weiter zusammen. Wenn Sie nicht stillen, wird dieser Vorgang durch Medikamente, die Kontraktionen der Gebärmutter auslösen, beschleunigt. Nach etwa sechs Wochen hat Ihr Uterus wieder seine normale Größe erreicht. Ihre Muskeln und Bänder bekommen kein Relaxin mehr und passen sich der veränderten Situation an. Wasseransammlungen können nach wie vor geschwollene Fußknöchel und schmerzende Gelenke verursachen, besonders im Knie – mit diesen Beschwerden müssen Sie möglicherweise auch in den kommenden Wochen noch rechnen.

Ihr Baby wächst nun sehr schnell. Manchmal wird es Ihnen vorkommen, als würden Sie von einem Tag auf den anderen einen Unterschied merken. Die Sehkraft Ihres Babys ist noch eingeschränkt, denn seine Augen können Objekte nur scharf sehen, wenn sie höchstens 30 Zentimeter entfernt sind. Ihr Baby wird wohl auch noch nicht lächeln. Dies alles kann Ihr Baby sehr passiv erscheinen lassen und erzeugt vielleicht bei Ihnen das Gefühl, man könne überhaupt noch nichts mit ihm anfangen. Doch bald schon wird es Sie mit großen Augen anschauen, und in ungefähr fünf Wochen wird es Sie mit einem strahlenden zahnlosen Grinsen beglücken.

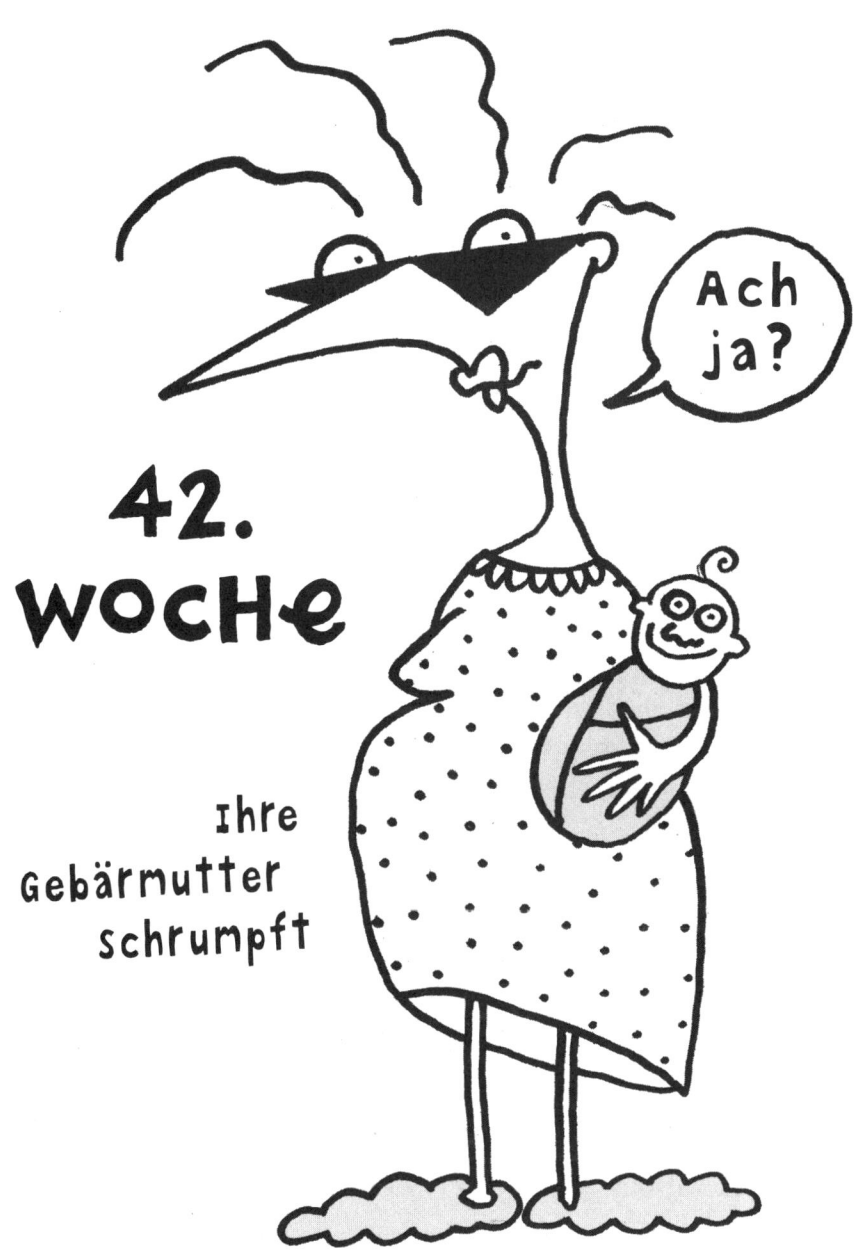

Wochenbettdepression

Was ist das?

Die große Mehrheit aller Frauen leidet nach der Geburt an Niedergeschlagenheit, dem sogenannten Baby-Blues, der meist um den vierten Tag herum einsetzt, wenn die Glückshormone versiegen und stattdessen Prolaktin für die Milchproduktion ausgeschüttet wird. Bei den meisten Frauen hält diese leichte Depression nicht lange an, aber einige erleben, dass sie fortdauert oder wiederkehrt oder sich verschlimmert. Es ist schwierig zu entscheiden, wann der Baby-Blues aufhört und eine echte Wochenbettdepression beginnt, deshalb variieren auch die Prozentzahlen über die betroffenen Frauen erheblich, von zehn Prozent bis über fünfzig Prozent. Neuere Forschungen liefern überdies Hinweise, dass auch Männer in ähnlicher Weise davon betroffen sein können.

Was sind die Ursachen?

Niemand weiß, warum einige Frauen stärker unter der Wochenbettdepression leiden als andere. Ausschlaggebend scheinen die Umstellungen im Hormonhaushalt zu sein. Nach der Geburt fallen der Östrogen- und der Progesteronspiegel rapide ab. Das ist eine Veränderung, die als Auslöser für eine Depression in Frage kommt, ähnlich, wie verändernde Hormonwerte das prämenstruelle Syndrom auslösen können. Es liegen zudem Hinweise vor, dass Frauen eine erbliche Veranlagung dafür haben können.

Es folgt eine Aufzählung verschiedener Faktoren, die nachweislich zu einer Wochenbettdepression beitragen und Ihnen eine logische Erklärung für Ihre Niedergeschlagenheit liefern.

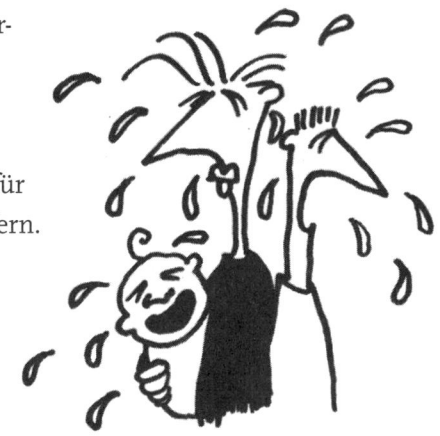

● Erschöpfung: Eine Geburt ist eine ziemliche Strapaze. Besucher können ebenfalls ziemlich strapaziös sein, ebenso Ihre Bemühungen, sich einem veränderten Tagesablauf anzupassen, bei dem sich alles um das Baby dreht. Einer der Gründe für Ihre

wähwäh wähwähwähwä
hwähwähwähwähwähw
ähwähwähwähwähwäh
wähwähwähwähwähwä
hwähwähwähwä wäwäh

Erschöpfung ist die Tatsache, dass Ihre Blutmenge plötzlich um dreißig Prozent zurückgegangen ist und folglich Ihre Muskeln, die nun mit weniger Blut versorgt werden, als sie es inzwischen gewohnt sind, leichter ermüden und Ihnen das Gefühl von Schwäche vermitteln. Es dauert einige Wochen, bis sich Ihr Körper diesen Veränderungen angepasst hat. Schlaf ist eines der ersten Dinge, die zu kurz kommen, sobald das Baby geboren ist, und wenn Sie deprimiert sind, leiden Sie womöglich an Schlaflosigkeit, sodass Sie selbst die wenige Zeit, die Ihnen zum Schlafen zur Verfügung steht, nicht zu Ihrer Erholung nutzen können.

● Ein traumatisches Geburtserlebnis. Es kann einen Schock und tiefe Enttäuschung auslösen.

● Frustrierende oder wirklich schlimme Krankenhauserfahrungen. Vielleicht würden Sie am liebsten einfach davonlaufen: vor den permanenten Untersuchungen, der Enge, der stickigen Luft im Krankenhaus.

● Besorgnis, wie Sie als Mutter zurechtkommen werden. Die Aussicht, nach Hause entlassen zu werden, die Vorstellung, wie Sie das alles bewältigen sollen, erschreckt Sie möglicherweise, vor allem, wenn zu Hause Ihre anderen kleinen Kinder auf Sie warten, die ebenfalls versorgt werden müssen.

● Das Gefühl, als Frau versagt zu haben. Oft geboren aus dem Gefühl, dass Sie das alles gar nicht leisten können, was Ihrer Ansicht nach zu einer »guten Mutter« gehört. Tritt oft als Folge einer Enttäuschung auf, wenn die Geburt nicht nach Plan verlaufen ist oder Sie Probleme haben, das Kind zu stillen oder zu beruhigen. In Wirklichkeit hat jede Frau mit irgendetwas Probleme.

● Probleme mit der Gesundheit. Nach der Geburt leiden die meisten Mütter an mindestens einer der folgenden Beschwerden: Rückenschmerzen, Mattigkeit, Mastitis (Brustdrüsenentzündung), Schmerzen am Scheidendamm, Schlafdefizit. Körperliches Unwohlsein fördert eine Depression.

● Frust und Verdruss: Nachdem Sie neun Monate lang mit hohen Erwartungen dem Moment entgegengefiebert haben, in dem Sie Ihr Baby zum ersten Mal zu Gesicht bekommen, verspüren Sie jetzt vielleicht insgeheim eine gewisse Enttäuschung. Es ist nicht so ungewöhnlich, wenn eine junge Mutter anfangs das Gefühl hat, ihr Baby sei gar nicht so großartig oder aufregend oder interessant wie erwartet. Manchmal dauert es eine Zeit, bis eine Mutter gefühlsmäßig eine Beziehung zum Kind aufbaut. Winzige, sehr junge Babys sind sehr passiv. Wir müssen einige Wochen oder Monate warten, bis sie krähen und glucksen, uns mit großen Augen anschauen und ihre Köpfchen aus Blumentöpfen recken, wie wir das von Babys (oder Anne-Geddes-Grußkarten) erwarten. Das schlechte Gewissen, das Sie plagt, wenn Ihr Baby sie nur langweilt oder Sie sich ihm innerlich nicht nah fühlen, verstärkt die Depression nur noch.

○ Der Verlust der eigenen Identität: Vor der Geburt dreht sich alles um das Befinden und die Gefühle der Schwangeren. Danach empfinden viele Frauen, dass sie nun für ihre Familie und Freunde weniger wichtig geworden sind und alle Aufmerksamkeit nur mehr dem Baby gilt. Vielleicht haben Sie das Gefühl, die anderen haben aufgehört, Sie als Individuum zu betrachten, und sehen nur noch die »Mutter« in Ihnen.

○ Perfektionismus und allzu sorgenvolle Sicht der Dinge: Die Wochenbettdepression tritt vermehrt bei Frauen auf, die sich generell ständig um alles Mögliche Sorgen machen oder zu Perfektionismus neigen. Viele Frauen, die sich in ihrem Berufs- und Privatleben immer sehr hohe Maßstäbe setzen, sind plötzlich von sich enttäuscht, wenn sie erleben, dass sie in ihrer Rolle als Mutter dieses hohe Maß an Perfektion nicht erreichen.

○ Folgeschwangerschaft: Die Wochenbettdepression ist verbreiteter bei Frauen, die bereits Kinder haben. Ältere Kinder versorgen und sich zusätzlich um ein Neugeborenes kümmern zu müssen, schränkt die ohnehin knappe Zeit drastisch ein, die Sie für sich und Ihre Erholung zur Verfügung haben. Kein

Wunder, dass Sie der Gedanke, wie Sie das alles schaffen sollen, beunruhigt.

○ Einsamkeit: Wenn Sie erleben, dass jeder, den Sie kennen, sich voll und ausschließlich auf seine eigenen Bedürfnisse konzentrieren kann, während sich in Ihrem Tagesablauf alles um das Baby dreht, überkommt Sie vielleicht das Gefühl, dass das Leben an Ihnen vorbeigeht.

○ Das beklemmende Gefühl, dass Ihr gewohnter Lebensstil nun ein für alle Mal vorbei ist: »Warum nur habe ich mir ein Baby zugelegt?«

Anzeichen und Symptome für eine Wochenbettdepression

○ Die Niedergeschlagenheit und die oben beschriebenen Gefühle halten länger als ein paar Wochen an.

○ Schlaflosigkeit und/oder Appetitmangel.

○ Geringes Selbstwertgefühl.

○ Verwirrung und/oder Panikattacken.

○ Traurigkeit.

○ Müdigkeit und innere Leere.

○ Zorn oder Aggressionen sich selbst oder Ihrem Baby gegenüber.

○ Das Gefühl, den Boden unter den Füßen verloren zu haben.

Strategien

- ◗ Bauen Sie ein Netzwerk auf aus Familie, Freunden und professioneller Hilfe. Lassen Sie sich von anderen helfen, haben Sie nicht das Gefühl, Sie müssten beweisen, dass Sie das alles alleine schaffen können. Denken Sie daran, dass in vernünftigen Kulturen die Babys vom ersten Tag an von einer Großfamilie oder sogar von einem ganzen Stamm versorgt werden. Es ist nicht so gedacht, dass wir es alleine schaffen sollen.

- ◗ Seien Sie gut zu sich selbst. Nützen Sie die Zeit, in der Ihr Baby schläft, zu Ihrer eigenen Erholung, statt all das aufzuarbeiten, was Ihrer Meinung nach dringend erledigt werden müsste, wie etwa die Hausarbeit. Gönnen Sie sich etwas Schönes, beispielsweise eine Massage oder einen Friseurbesuch – diese Dinge helfen Ihnen, sich zu entspannen und sich wohler zu fühlen.

- ◗ Gehen Sie so oft wie möglich an die frische Luft. Leichte körperliche Betätigung wie Walking oder Yoga, mit oder ohne Baby, wirkt entspannend und setzt neue Energien frei. Versuchen Sie, täglich wenigstens für ein paar Minuten den Tag bewusst wahrzunehmen, statt Ihre ganze Zeit in der Wohnung, in einem abgedunkelten Zimmer, mit Schlafen, Essen und der Versorgung des Babys zu verbringen.

- ◗ Suchen Sie Kontakt zu anderen jungen Müttern. Vielleicht kennen Sie noch Frauen aus dem Geburtsvorbereitungskurs oder lernen neue in einem Rückbildungsgymnastikkurs kennen. Erkundigen Sie sich nach einer Mutter-Kind-Gruppe: Sie bekommen die Gelegenheit, mit Frauen zu reden, die sich in der gleichen Situation befinden, und werden das Gefühl haben, Teil von etwas zu sein, und nicht, ausgeschlossen zu sein.

○ Wenn Sie glauben, an einer starken Depression zu leiden und Sie Ihren Alltag nicht mehr bewältigen können, sollten Sie sich an Ihren Arzt wenden oder das Krankenhaus, in dem Sie entbunden haben. Möglicherweise kann man Ihnen eine psychotherapeutische Behandlung oder Antidepressiva empfehlen.

○ Rechnen Sie damit, dass auch Ihr Partner, falls vorhanden, den Baby-Blues haben kann. Auch für ihn kann eine psychologische Beratung hilfreich sein. Dieser Schritt kommt letztendlich auch Ihrem Baby zugute.

○ Manche Frauen empfinden eine Behandlung mit Progesteron als hilfreich.

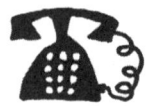 Weiteres finden Sie im Abschnitt »Wochenbettdepression« im Kapitel »Hilfreiches«.

Ihre Aufzeichnungen

Schreiben Sie Ihre ersten Eindrücke beim Anblick Ihres Babys auf: Wem sieht das Baby ähnlich, Haar- und Augenfarbe, besondere Kennzeichen, Temperament, was auch immer.

Wie fühlen Sie sich jetzt, ... Wochen nach der Geburt?

Was passiert? Sie sind müde und immer noch damit beschäftigt, den Dreh zu finden, wie das Stillen für Sie und Ihr Baby möglichst reibungslos abläuft. In Ihrem Körper hat der Heilungsprozess eingesetzt. Sie versuchen, Ihrem Besuch und gleichzeitig Ihrem Baby gerecht zu werden. Machen Sie sich nichts vor. *Vergessen Sie die verdammte Hausarbeit.*

Sie werden feststellen, dass die winzigen Hemdchen und Jäckchen, die in der ersten Woche im Krankenhaus gepasst haben, allmählich knapper sitzen (die vom Baby, nicht die Ihren). Möglich, dass sich bei Ihrem Baby die Augenfarbe verändert. Die Babyhaare fallen aus, neue wachsen jedoch allmählich nach. Nach fünf bis zehn Tagen wird der verschrumpelte Rest der Nabelschnur abfallen, und Sie können sehen, wie der Nabel Ihres Babys aussieht. Seine Hände werden noch ein paar Wochen zu Fäustchen geballt sein. Größe und Gewicht? Ach, was spielt das für eine Rolle. Vergessen Sie mal für eine Weile diese ganzen Tabellen. Mit jedem Tag wird Ihr Baby nun einem geselligen Wesen ähnlicher, das länger schläft und weniger schreit (auch wenn das Schreien einen Höhepunkt erreicht, wenn das Baby etwa sechs Wochen alt ist). Mit jedem Tag also rückt die Zeit ein kleines Stückchen näher, in der Sie wieder mehr Schlaf bekommen. Leben Sie im Hier und Jetzt, genau wie Ihr Baby. Vergessen Sie, was Sie morgen oder nächste Woche alles erledigen sollen. Lebe von heute auf morgen, ja, von einer Stunde zur nächsten, Schwester.

43.
WOCHe

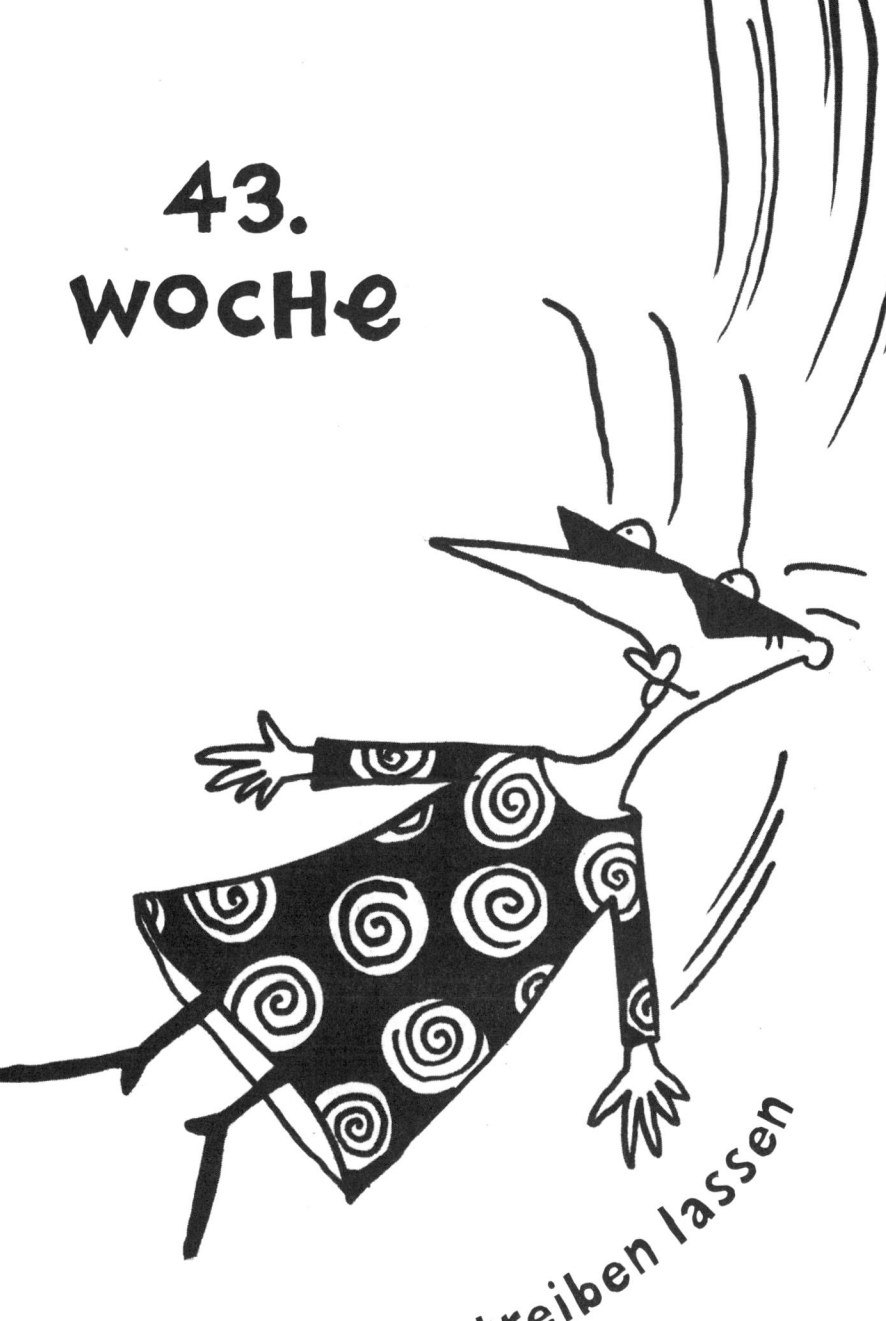

Sich einfach treiben lassen

Die ersten Ausflüge

Ausflüge mit dem Baby können in den ersten Wochen in der Tat recht strapaziös sein, deshalb sollten Sie sich von dem Gefühl freimachen, Sie wären verpflichtet, da und dort hinzugehen. Es reicht, wenn Sie in dieser ersten Zeit, von kurzen Spazierfahrten an der frischen Luft oder einem kleinen Aufenthalt im Park abgesehen, zu Hause bleiben und einfach nur in aller Ruhe Ihr Baby kennenlernen.

Mit am schlimmsten bei diesen ersten Vorstößen in die Welt jenseits der Haustür ist die Tatsache, dass Sie sich zum ersten Mal der Öffentlichkeit als junge Mutter präsentieren müssen. Allüberall brechen frisch gebackene Mütter frustriert in Tränen aus, wenn sie zum ersten Mal versuchen, diesen verdammten neuen Kinderwagen für den Kofferraum zusammenzuklappen oder aus dem Linienbus zu steigen, beladen mit dem Baby *und* den Einkaufstüten. Nach ein paar Tagen schon ist beides zu einem Kinderspiel für Sie geworden. Es ist alles nur eine Frage der Übung.

Wenn Sie immer noch dabei sind, beim Wickeln und Stillen den Dreh zu finden, und nachgrübeln, aus welchem unerfindlichen Grund Ihr Baby diesmal schreit, ist ein Ausflug möglicherweise ein wenig anstrengend. Außerdem muss die Rund-um-die-Uhr-Versorgung Ihres Babys weitergehen, auch wenn Sie sich außer Haus befinden. Ihr Baby muss weiterhin gefüttert werden, es muss sein Bäuerchen machen können, es muss gewickelt und eventuell frisch angezogen, zum Einschlafen gebracht, wieder gefüttert und dann wieder schlafen gelegt werden – kurzum, Sie müssen Ihr Baby genauso versorgen wie zu Hause und gleichzeitig versuchen, eine Tasse Tee zu trinken oder wach zu bleiben

oder einen vernünftigen Satz von sich zu
geben oder vor Einbruch der Dunkel-
heit heimzufahren.

Atmen Sie tief durch: Es wird von
Mal zu Mal leichter.

Also, was gehört in die Babytasche?

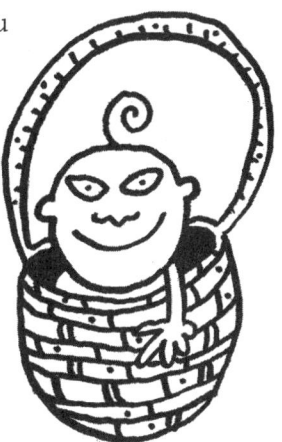

Die große Tasche, die alle Eltern mit
sich herumschleppen, enthält alles, was
Sie brauchen, um das Baby unterwegs
zu füttern und zu wickeln. Der Inhalt

Die Babytasche

verändert sich mit dem Alter des Babys und erreicht den Höhepunkt seiner Aufnahmekapazität, wenn Ihr Baby das Kleinkind-
alter erreicht hat, sprich, Wickelausrüstung mitgenommen werden muss plus Snacks, Getränke, Decke, Lieblingsschlafkissen
und die Spielsachen, ohne die Ihr Kind auf keinen Fall das Haus
verlassen kann. In die Tasche für das Neugeborene gehören:

- Windeln (bei Stoffwindeln ohne Klettverschluss oder Bindebändern brauchen Sie zusätzlich Sicherheitsnadeln) – gewöhnlich drei bis vier – je nachdem, wie lange der Ausflug
  geplant ist.

- Kleidung für ein- bis zweimaliges Umziehen, für den Fall,
  dass die Kleidung beim Wickeln mit Stuhl verschmutzt wird,
  was häufiger passiert, wenn Sie Stoffwindeln verwenden.

- Eine Wickelunterlage. Manche Wickeltaschen lassen sich zu
  einer Wickelunterlage aufklappen, oder Sie legen einfach ein

auf der Rückseite plastifiziertes Wickeltuch oder eine Flanellwindel auf den Boden und darauf eine Stoffwindel, das geht
zur Not auch.

○ Die üblichen Produkte, die Sie beim Wickeln brauchen, um
den Babypopo zu reinigen: einen kleinen Behälter mit Wasser
oder eine kleine Flasche Reinigungslotion, Watte oder eine
Packung Reinigungstücher für Babys.

○ Wundschutzcreme, die die Haut vor dem Urin schützt.

○ Ein paar leere Plastiktüten für schmutzige Windeln oder Kleidung. Wenn Sie Einkaufstüten aus dem Supermarkt nehmen,
prüfen Sie vorher, ob sie dicht sind. Für den Fall, dass ein anderes Baby oder ein Kleinkind die Tüte in die Finger kriegt,
sollten Sie sicherheitshalber bis zum Gebrauch einen Knoten
oder zwei hineinmachen (knoten Sie sie anschließend wieder
fest zu).

○ Je nach Wetterlage eine Moltonwindel oder leichte Baumwoll-
decke, in die Sie das Baby einwickeln können.

○ Sonnenhütchen, wenn es heiß, Mützchen, wenn es kalt ist.

○ Ein paar saubere Stoffwindeln, als Spucktuch, um die Schulter desjenigen zu schützen, der das Baby hält, oder zum Kinn-
abwischen.

○ Ein paar Spielsachen, die für Babys geeignet sind. Da Neugeborene eher Umrisse als Farben erkennen, sind für die ersten sechs Wochen schwarze oder weiße Spielsachen empfeh-
lenswert, desgleichen Plastikringe an einer Kette, die man am
Kinderwagen anbringt.

○ Lätzchen, falls Sie bereits welche verwenden.

◗ Wenn Sie nicht stillen: Sterilisierte Fläschchen mit frisch zubereiteter, aber kalter Säuglingsmilchnahrung mit sterilisierten Verschlusskappen, die Sie in einem Isolierbehälter oder -fach aufbewahren, plus die dazugehörigen Sauger. Besser: Nehmen Sie die abgemessene Menge abgekühlten, abgekochten Wassers in einem sterilisierten Fläschchen mit Verschlusskappe und dazugehörigem Sauger mit, fügen Sie erst bei Bedarf das abgemessene Milchpulver hinzu und erhitzen Sie das Fläschchen. Dadurch verhindern Sie, dass sich Keime bilden. Nehmen Sie niemals Fläschchen mit warmer Säuglingsmilchnahrung mit und versuchen Sie niemals, diese warm zu halten. Milchnahrung sollte innerhalb einer Stunde nach dem Erwärmen getrunken werden. Milchpulver in Portionspäckchen ist teurer als im Karton. Lesen Sie genau die Packungsanweisung, möglicherweise müssen Sie eine größere Menge zubereiten, als Ihr Baby normalerweise trinkt.

Tipp: Selbst wenn Sie Stoffwindeln bevorzugen und Ihr Baby zu Hause mit Wasser säubern, werden Sie merken, dass für unterwegs Wegwerfwindeln und Babyreinigungstücher aus der Drogerie praktischer sind.

Das Wichtigste bei der großen Wickeltasche ist: Sie muss stets griffbereit und einsatzbereit sein. Die normalen Schlafens-, Essens- und Wickelzeiten Ihres Baby zu beachten und dann auch noch rechtzeitig das Haus zu verlassen, erfordert einen fein aufeinander abgestimmten Zeitplan, bei dem Disziplin angesagt ist. Es geht nicht an, dass Sie Ihrem Zeitplan hinterherhinken, weil Sie noch alle möglichen wichtigen Utensilien für die Babytasche zusammenkramen müssen. Natürlich gibt es eine Einschränkung dieser Regel, wenn Sie Ihr Kind mit dem Fläschchen füttern: In diesem Fall müssen Sie vor dem Verlassen der Wohnung frisch vorbereitete Fläschchen, die Sie in einem isolierten Behälter aufbewahren, zusätzlich in die Wickeltasche packen.

Damit die Tasche einsatzbereit ist, müssen Sie alles, was Sie sonst zum Wickeln brauchen, auch für unterwegs besorgen – am besten in kleineren Packungen, als Sie für zu Hause kaufen würden. Sie dürfen auch nicht vergessen, den Inhalt der Tasche nach jedem Ausflug wieder aufzufüllen. Gewöhnen Sie sich an, die Tasche nach jeder Fahrt aus dem Auto zurück ins Haus zu holen. Wenn in der Zwischenzeit jemand anderer mit dem Wagen fährt, können Sie die Tasche nicht rechtzeitig auffüllen beziehungsweise erst kurz vor Ihrem nächsten Ausflug, was Ihren Zeitplan möglicherweise gehörig durcheinanderbringen würde.

Neben der Wickeltasche brauchen Sie etwas Tragbares, worin Ihr Baby bei Besuchen schlafen kann. Vielleicht lässt sich bei Ihrem Kinderwagen das Oberteil abnehmen und als Tragetasche verwenden, oder Sie nehmen eine spezielle Babytragetasche oder einen gepolsterten Babykorb. Wenn Sie das Baby die ganze Zeit im Auge behalten können, dürfen Sie es auch im Kinderwagen schlafen lassen. Wenn Sie die Tragetasche mit dem Baby auf den Boden stellen, vergessen Sie nicht, alle anderen Personen im Raum darauf hinzuweisen, dass sich darin ein Baby befindet, damit nicht jemand versehentlich darauf tritt oder sich darauf setzt. Wenn es sich nur um einen kurzen Besuch handelt, können Neugeborene genauso bequem im Arm der Eltern schlafen. Bedenken Sie, dass die Kleinkinder oder Haustiere anderer Leute eine potentielle Gefahrenquelle darstellen: Möglicherweise sind sie an Babys nicht gewöhnt oder nehmen Warnhinweise nicht ernst.

Sie können Ihr Baby in einem Tuch am Körper tragen, als

reizendes modisches Accessoire mit wahlweise abnehmbarem Spucklätzchen, solange das Baby sich nicht in einem Raum aufhalten muss, in dem geraucht wird, und jemand dabei ist, der Ihnen das Baby abnimmt, wenn es zu schwer wird.

Die Ausflüge werden einfacher, sobald sich allmählich feste Fütterungs- und Schlafzeiten abzeichnen. Also etwa, wenn die Kleinen zum ersten Mal Taschengeld verlangen, vielleicht.

Schutzimpfungen

Impfen ist ein Thema, das immer wieder kontrovers diskutiert wird. Früher erschien es selbstverständlich, das Kind durch Immunisieren vor allen möglichen Infektionskrankheiten schützen zu wollen. Heutzutage haben viele Eltern und auch Ärzte eine kritischere Einstellung gegenüber der Schulmedizin und führen eine Reihe von Argumenten gegen das Impfen an. Impfungen sind in Deutschland freiwillig. Lassen Sie sich von Ihrem Kinderarzt ausführlich beraten, welche Impfungen oder Impfkombinationen er vorschlägt beziehungsweise welche Risiken die allgemein empfohlenen Impfungen speziell für Ihr Kind darstellen. Zu den bei uns empfohlenen Impfungen zählen Diphtherie, Keuchhusten, Polio, Masern, Mumps, Röteln, Tetanus, Hib (Haemophilus influenzae b), Hepatitis B und Meningitis C.

Häufige Nebenwirkungen nach einer Impfung sind: leichtes Fieber, leichte Rötung und Schmerzen an der Impfstelle, Übelkeit und Unruhe. Im Allgemeinen sind diese Begleiterscheinungen nicht weiter dramatisch und verschwinden auch bald wieder. Viele neuere Impfstoffe haben eine deutlich reduzierte Zahl von Nebenwirkungen. In einigen sehr seltenen Fällen können Impfungen zu Krämpfen, einer Schädigung des Gehirns oder sogar zum Tod führen – die Argumente der Impfgegner, die die Impfungen als nicht zu akzeptierende Risiken betrachten. Angehörige der älteren Generation weisen dagegen gern auf die Zeit hin, in der Impfungen nicht üblich waren und Tausende von Kindern an Keuchhusten oder Masern starben, oder sie erinnern sich an die an Polio erkrankten Kinder ihrer eigenen Kinderzeit, die ihr Leben lang Beinschienen tragen mussten. Die meisten Eltern entscheiden sich nach Abwägen der möglichen Risiken und Nebenwirkungen dennoch für die Schutzimpfungen.

Wann wird geimpft?

Gewöhnlich wird die Immunisierung, zu der auch die notwendigen Auffrischungen gehören, durch Injektionen oder oral verabreicht. Sie beginnt bereits beim Neugeborenen bis zur sechsten Lebenswoche, setzt sich im dritten, vierten, fünften, dreizehnten und fünfzehnten Monat fort, setzt wieder ein ab dem sechsten Lebensjahr und endet mit Auffrischungen im fünfzehnten Lebensjahr.

Helfen Sie Ihrem Baby

Machen Sie sich keine Sorgen – auch die Injektion ist für ein Baby nicht dramatisch. Ihr Baby mag zwar im ersten Moment erschrocken und vorwurfsvoll dreinschauen und auch weinen, doch wenn es dann abgelenkt wird, vielleicht durch Stillen oder das Fläschchen, beruhigt es sich meist sehr schnell wieder.

Siehe »Schutzimpfungen« im Kapitel »Hilfreiches«.

Und übrigens ...

- Sagen Sie es laut und stehen Sie dazu: Wenn ich vor der Wahl stehe zwischen Schlafen und Hausarbeit, schlafe ich.

- Wenn ein bestimmtes Buch oder eine bestimmte Person bei Ihnen Schuldgefühle auslöst, meiden Sie beides. (Ich habe einmal ein Buch im Garten verbrannt, in dem stand, eine »intelligente Mutter« müsse nicht mehr als einmal pro Nacht aufstehen, denn sie brauche nur die nächtlichen Fütterungszeiten gut einteilen und könne so dem Schreien ihres Babys zuvorkommen. Sie denken vielleicht, es sei fies und gemein, ein Buch zu verbrennen. Glauben Sie mir – es war fantastisch.)

- Nach ein paar Wochen werden Ihre Brüste vor dem Stillen nicht mehr so hart und prall sein und auch schlaffer bleiben, dennoch produzieren sie immer mehr Milch für Ihr wachsendes Baby. Denken Sie nicht, dass Ihre Milch weniger wird, weil Ihre Brüste jetzt zwischen den Stillzeiten weicher sind: Ihr Körper kommt nur besser mit dem Stillen zurecht. Normal ist auch, dass eine Brust mehr Milch produziert als die andere – oder williger vom Baby angenommen wird.

- Wenn Sie wieder arbeiten und merken, dass die Versorgung Ihres Kindes schwieriger zu bewerkstelligen ist, als Sie dachten, versuchen Sie, Ihre Arbeit so weit wie möglich einzuschränken, ohne sich dabei Ihre berufliche Zukunft zu verbauen. Überlegen Sie, welche Projekte Sie am ehesten opfern könnten. Suchen Sie nach Möglichkeiten, wie Sie bei der Versorgung Ihres Babys mehr Unterstützung bekommen könnten.

- Zeigen Sie Freunden und Verwandten, auf welche Weise sie Ihnen helfen können. Viele Menschen, beileibe nicht nur Männer, fühlen sich unerfahren und gehemmt und haben Angst, sie könnten einem kleinen Baby irgendwie wehtun. Geben Sie ruhig Anweisungen, damit ist allen Beteiligten geholfen.

- Wenn Ihr Baby Zeter und Mordio schreit, sobald es ans Baden geht, seien Sie flexibel. Vielleicht ist es für beide einfacher, wenn Sie sich mit dem Baby in die große Badewanne legen und mit ihm spielen, während Sie es baden oder Ihr Baby nur an den nötigen Stellen mit warmem Wasser und einem Waschlappen waschen. Und das muss auch nicht jeden Tag geschehen.

Plötzlicher Kindstod (SIDS)

Noch immer sind die Ursachen für den plötzlichen Kindstod nicht bekannt. Im Grunde kommt es dabei zu einem Atemstillstand im Schlaf. Achtzig Prozent aller Fälle ereignen sich in den ersten sechs Lebensmonaten. Die Zahl der Todesfälle ist im Vergleich zu früher erheblich zurückgegangen. Intensive Forschungen laufen. Es besteht jedoch allgemeine Übereinstimmung, wie das Risiko gesenkt werden kann.

1 Legen Sie Ihr Baby zum Schlafen auf den Rücken, niemals auf den Bauch. Neugeborenen, die zum Erbrechen neigen, kann man zur Sicherheit auf einer Körperseite ein zusammengerolltes Handtuch unterschieben, damit sie auf der Seite liegen, und sie mit einer Moltonwindel zudecken, die

man fest zwischen Matratze und Bettrand steckt. Lassen Sie sich von Ihrer Hebamme die Schlafposition zeigen, wenn Sie unsicher sind. Den Kopf des Babys können Sie auf die Seite drehen, wenn das für das Baby bequem ist.

2 Rauchen Sie nicht in der Schwangerschaft oder im ersten Lebensjahr des Babys und gestatten Sie auch anderen nicht, in Ihrer Wohnung oder dem Fahrzeug, in dem sich das Baby aufhält, zu rauchen.

3 Legen Sie zum Schlafen keine Decke über oder nahe an den Kopf des Babys. Vermeiden Sie im Kinderbett oder der Tragetasche weiche Spielsachen, Bettnestchen, Daunendecken oder Kopfkissen. Das Baby könnte sich mit dem Kopf darunter schieben.

Etwa ab dem Alter von sechs Monaten bleibt Ihr Baby beim Schlafen nicht mehr in der Position, in der Sie es hingelegt haben, und nimmt selbstständig alle möglichen Stellungen ein (besonders amüsant ist es, wenn es dabei den Po in die Luft reckt). Einige ältere Babys rollen sich im Schlaf auf den Bauch, doch in diesem Alter sollten sie eigentlich fähig sein, sich selbst wieder in eine andere Körperlage zu bringen, wenn sie Probleme beim Atmen bekommen.

Wenn man sehr junge Babys immer wieder in der gleichen Position schlafen lässt, entwickeln sie oft einen flachen oder ungewöhnlich geformten Hinterkopf. In den meisten Fällen führt dies nicht zu Beeinträchtigungen, sondern »verwächst sich«, bevor sie zur Schule gehen. Auch neuere Forschungen bestätigen, dass Babys auf dem Rücken schlafen sollen. Sie können die Schlafposition dennoch leicht variieren, indem Sie jedes Mal den

Kopf des Babys in eine andere Richtung drehen, sodass sein Gesicht abwechselnd nach rechts, links und oben schaut. (Wenn Ihr Baby dennoch den Kopf immer in eine bestimmte Richtung dreht, können Sie das Baby abwechselnd verkehrt herum ins Bett legen.) Falls Ihnen die Kopfform Ihres Babys tatsächlich seltsam vorkommt, können Sie es zu Ihrer Beruhigung von einem Kinderarzt untersuchen lassen.

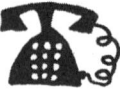 Schlagen Sie auch im Kapitel »Hilfreiches« unter dem Stichwort »Verlust und Trauer« nach.

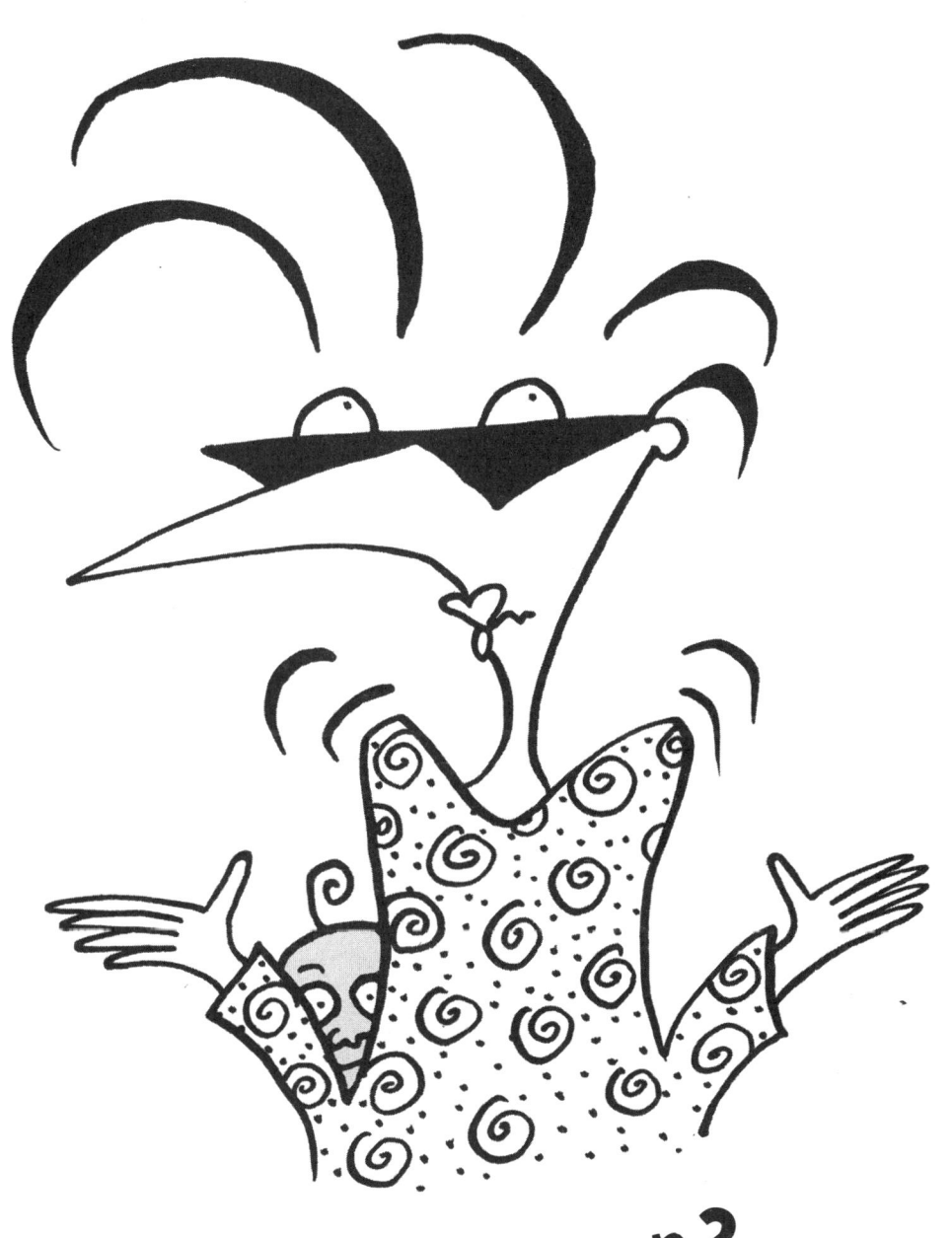

was nun?

Hilfreiches

Alleinerziehende/berufstätige Mütter

☎ VAMV Verband allein erziehender Mütter und Väter
Beethovenallee 7, 53173 Bonn
Tel. 0228/352995, Fax 0228/358350
www.vamv-bundesverband.de
Auf der Website finden Sie nicht nur nützliche Informationen
und Adressen, Sie können auch einschlägige Artikel und Broschüren herunterladen, die Ihnen weiterhelfen.

☎ Verband berufstätiger Mütter e.V.
Postfach 290426, 50525 Köln, Tel. 02103/94289 (Do. 9–11)
www.berufstaetige-muetter.de

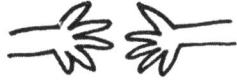

Behinderte und kranke Babys

Viele Babys kommen mit gesundheitlichen Problemen auf die
Welt, angefangen mit häufig vorkommenden, vorübergehenden
Beeinträchtigungen bis hin zu ernsten und gefährlichen Leiden,
die intensive medizinische Betreuung und sehr harte Entschei-
dungen verlangen.

Wenn bei Ihrem Kind ein ernstes gesundheitliches Problem
auftritt, machen Sie sich während des Gesprächs mit dem Arzt
Notizen oder nehmen Sie jemanden zur Begleitung mit, der für
Sie mitschreibt. Der Schock ist womöglich so groß, dass Sie am
Anfang gar nicht begreifen, was Sache ist.

Vielleicht ist es für Sie ein gewisser Trost, zu wissen, dass
in unserem Gesundheitssystem bestmöglich für die betroffenen

Kinder gesorgt werden kann. Drängen Sie darauf, dass Ihr Kind jede Hilfe bekommt, die nötig und möglich ist.

Es gibt Selbsthilfegruppen für besondere Leiden wie Down Syndrom oder Spina bifida. Vielleicht kann Ihr Arzt Ihnen einen ersten Anhaltspunkt geben.

☎ Kindernetzwerk e.v. für kranke und behinderte Kinder und Jugendliche in der Gesellschaft
Hanauer Straße 15, 63739 Aschaffenburg
Tel. 06021/12030 und 0180/5213739, Fax 06021/12446

☎ Arbeitsgemeinschaft Spinabifiden und Hydrocephalus e.V.
Bundesverband, Münsterstraße 13, 44145 Dortmund
Tel. 0231/8610500, Fax 0231/86105050
www.paritaet.org/asbh

☎ Bundesarbeitsgemeinschaft »Hilfe für Behinderte« e.V.
Kirchfeldstraße 149, 40215 Düsseldorf
Tel. 0211/310060, Fax 0211/3100648
www.bag-selbsthilfe.de

☎ Bundeszentrale für gesundheitliche Aufklärung
Postfach 910152, 51071 Köln, Tel. 0221/89920

☎ Arbeitskreis Down-Syndrom e.V.
Am Schäferhof 27, 27308 Kirchlinteln
Tel. 04236/94101, Fax 04236/94102
www.down-syndrom.de

☎ Bundesverband für Körper- und Mehrfachbehinderte e.V.
Brehmstraße 5–7, 40239 Düsseldorf
Tel. 0211/64004-0, Fax 0211/64004-20
www.bvkm.de

☎ Bundesverband herzkranke Kinder e.V.
Kasinostraße 84, 52066 Aachen
Tel. 0241/912332, Fax 0241/912333
www.herzkranke-kinder-bvhk.de

Elternhilfe

☎ Bundesministerium für Familie, Senioren,
Frauen und Jugend
11018 Berlin, Tel. 03018/5550, Fax 03018/5554400

☎ Bundeskonferenz für Erziehungsberatung e.V.
Herrnstraße 53, 90763 Fürth
Tel. 0911/977140, Fax 0911/745497
www.bke.de
Die Website bietet eine kostenlose Online-Elternberatung.

☎ Mütterzentren-Bundesverband e.V.
Müggenkampstraße 30a, 20257 Hamburg
Tel. 040/40170606, Fax 040/4903826

Ernährung des Babys (feste Kost)

Ich weiß, es kommt Ihnen so vor, als würde Ihr Baby nie groß
genug sein, um feste Kost zu sich zu nehmen, doch schon in
etwa vier bis sechs Monaten werden Sie für Ihren kleinen Racker
alle möglichen Sachen pürieren und sie ihm in den Mund/die
Ohren/die Nase stopfen (streichen Sie die herkömmlichste Methode).

Wenn Sie mit Säuglingsschwestern reden und Bücher über die Ernährung von Babys lesen, werden Sie feststellen, dass zu dieser Thematik die unterschiedlichsten Meinungen vertreten werden, etwa, von welcher Art die erste feste Kost sein soll, wann bestimmte Speisen zum ersten Mal gegeben werden oder ob Sie feste Kost vor, während oder nach der Flaschenfütterung bzw. der Stillmahlzeit geben sollen.

Vielleicht ist es am einfachsten, wenn Sie sich ein Buch oder eine Richtung aussuchen und dann dabei bleiben, vorausgesetzt, Sie haben Erfolg damit; falls nicht, sollten Sie flexibel sein (etwas völlig anderes ausprobieren und hoffen, dass es klappt). Machen Sie sich keine Sorgen – Ihr Baby wird nicht verhungern, auch wenn es sich ein paar feste Mahlzeiten entgehen lässt. Milch ist zu diesem Zeitpunkt immer noch die wichtigste Nahrungsquelle.

Marion Jetter: *Gesunde Baby-Ernährung.* Knaur 2006

Karen Meyer-Rebentisch, Karen Friedrichsen: *Einmaleins der Baby-Ernährung.* Haug, 2. Aufl. 2005

Bei den Verbraucherzentralen können Sie eine sehr informative Broschüre, die sogar zahlreiche Rezepte für Babybreie enthält, kostengünstig beziehen: Karin Riemann-Lorenz, Silke Schwartau: *Gesunde Ernährung von Anfang an.* Verbraucher Zentrale, 15. Aufl. 2005

Auch die Deutsche Gesellschaft für Ernährung bietet für ein kleines Entgelt eine Broschüre an. Sie können sie über das Internet unter »Medienservice« beziehen.

Mathilde Kersting, Ute Alexy: *Empfehlungen für die Ernährung von Säuglingen.* AID, 5. Aufl. 2006

Ernährung in der Schwangerschaft und Stillzeit

📖 Amanda Grant: *Gesund essen während der Schwangerschaft. Das tut Ihnen und dem Baby gut.* Urania 2004

📖 Sara Lewis: *Dein Baby isst mit. Das Kochbuch für Schwangerschaft und Stillzeit* (Taschenbuch). Umschau Buchverlag 2002

📖 Christiane Binkhoff, Angelika Ullmann: *Gesunde Ernährung für Mutter und Kind. Schwangerschaft, Stillzeit, 1. Lebensjahr.* Stiftung Warentest 2007

📖 Dr. Renate Zeltner: *Was Babys und Kleinkindern schmeckt.* Mosaik bei Goldmann 2005

Frauengesundheitszentren

☎ Bundesverband der Frauengesundheitszentren e.V.
Angerweg 1, 37176 Nörten-Hardenberg
Tel. 0551/487025, Fax 0551/5217836
www.frauengesundheitszentren.de
Auf der Website finden Sie die Adressen der regionalen Frauengesundheitszentren.

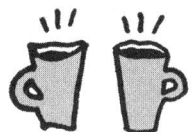

Frühgeburt

Bitten Sie Ihren Arzt, Ihre Hebamme oder das Krankenhaus, in dem Sie entbunden haben, um Adressen von Selbsthilfegruppen.

☎ Bundesverband »Das frühgeborene Kind« e.V.
Kurhessenstraße 5, 60431 Frankfurt/Main
Tel. 01805/875877, Fax 069/5870099599

☎ Elterninitiative intensiv behandelter Frühgeborener
Familie Tappermann, Flurgasse 17, 41569 Rommerskirchen
Tel. 02183/5100

Bücher zum Thema:

📖 Kornelia Strobel: *Frühgeborene brauchen Liebe. Was Eltern für ihr »Frühchen« tun können.* Kösel 4. Aufl. 2004

📖 Gerhard Jorch: *Frühgeborene. Rat und Hilfe für betroffene Eltern.* Urania 2006

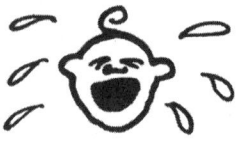

Geburtskliniken

☎ Einen Klinikführer Ihrer Region können Sie bestellen bei:
G & J Eltern Klinikführer
Weihenstephaner Straße 7, 81673 München
Tel. 089/4152607

Geburtsvorbereitung/
Schwangerschaftsratgeber

🕮 Beratungsstelle für Natürliche Geburt und Elternsein e.V.
Häberlstraße 17, 80337 München
Tel. 089/5506780, Fax 089/55067878
www.natuerliche-geburt.de

🕮 Bund Deutscher Hebammen e.V.
Postfach 1724, 76006 Karlsruhe
Tel. 0721/981890, Fax 0721/9818920
www.bdh.de

🕮 Gesellschaft für Geburtsvorbereitung – Familienbildung
und Frauengesundheit – Bundesverband e.V.
Ebersstraße 68 (Seiteneingang), 10827 Berlin
Tel. 030/45026920, Fax 030/45026921
www.gfg-bv.de

Hier ein kritischer Überblick über die gängigen Schwangerschaftsratgeber:

📖 Janet Balaskas: *Aktive Geburt*. Kösel 2000
Janet Balaskas setzt sich seit langer Zeit für das Konzept der
aktiven Geburt ein, in der die Mutter während der Wehenphase die Kontrolle behält, sich frei bewegen kann, in aufrechter Position (beispielsweise in Hockstellung oder kniend)

gebiert und sich darauf während der Schwangerschaft mit Hilfe von Yoga und anderen natürlichen Methoden vorbereitet. Das Buch ist ein Basiswerk zum Thema. Es legt dar, warum die aktive Geburt so viel besser für Körper und Psyche der Gebärenden ist. (Früher zwangen die Geburtshelfer in den Krankenhäusern die Frauen dazu, ihr Kind im Liegen, mit hochgereckten Beinen zu gebären – eine Position, die gegen die Schwerkraft wirkt.) Das Buch enthält sehr viele Yogaübungen, anschaulich dargestellt von Frauen, die in ihren quer gestreiften Gymnastikanzügen wie ruhige und gelassene Riesenbienen wirken. Es enthält zahlreiche Illustrationen, Fotos und Informationen, die das Konzept der aktiven Geburt erklären, Kapitel über die Haus- und Klinikgeburt, Wassergeburt und die Zeit nach der Geburt, einschließlich Vorschläge zur Rückbildungsgymnastik. (Achtung: Falls Sie vorhaben, Ihr Kind nach den Vorstellungen der aktiven Geburt auf die Welt zu bringen, vergewissern Sie sich rechtzeitig, dass Ihr Gynäkologe dieses Konzept ebenfalls befürwortet. Das Buch behandelt keinerlei medizinische Interventionen, die eventuell am Ende doch zum Einsatz kommen müssen, beispielsweise eine Kaiserschnittentbindung. Wenn Sie Ihr Kind nicht aktiv gebären können, bedeutet das nicht zwangsläufig, dass Sie sich falsch auf die Geburt vorbereitet haben! Sie haben einfach nur Pech gehabt.)

Janet Balaskas, Gayle Petersen: *Der große Trias-Ratgeber Schwangerschaft & Geburt.* Trias 2004
Das Buch betrachtet die Schwangerschaft aus ganzheitlicher Sicht und legt den Schwerpunkt auf die werdende Mutter, ihre Gefühle, die richtige Ernährung, Yogaübungen und

Schwangerschaftsgymnastik, Massage, natürliche Methoden und ganzheitliche Sicht der medizinischen Behandlung. Zahlreiche Illustrationen veranschaulichen die Gymnastikübungen und Massagetechniken; außerdem enthält das Buch eine Reihe natürlicher Behandlungsvorschläge für die gängigsten Schwangerschaftsbeschwerden.

Sheila Kitzinger: *Schwangerschaft und Geburt. Das umfassende Handbuch für werdende Eltern.* Dorling Kindersley 2005
Sheila, der Schwangerschaftsguru, Sheila, die Pionierin für natürliche Geburt, Sheila, die psychosexuelle Befürworterin der Wassergeburt. Ihr Buch ist eine der »Schwangerschafts-Bibeln«, die von Frau zu Frau weitergereicht werden. Zahlreiche Zeichnungen und Fotos illustrieren das Baby im Mutterleib, Yogaübungen und Stellungen beim Sex in der Schwangerschaft (ach du meine Güte!). Das Buch ist sehr umfassend und behandelt unter anderem die emotionale Seite von Schwangerschaft und Geburt, die Erfahrungen der Väter und die ersten Tage des Neugeborenen. Es enthält Fotos von Geburten.

Miriam Stoppard: *Empfängnis, Schwangerschaft und Geburt.* Urania 2006
Ein großformatiges Buch mit sehr guten Fotos des Babys im Mutterleib, vom Text jedoch halte ich weniger. Der Schwerpunkt liegt auf Themen, die den Körper und das Aussehen betreffen und auf den üblichen Fragen bei Schwangerschaft und Geburt. Der Vorläufer dieses Buchs enthält Illustrationen, die die schwangere Frau aussehen lassen wie einen dümmlichen Roboter kurz vor dem überfälligen Friseurbesuch.

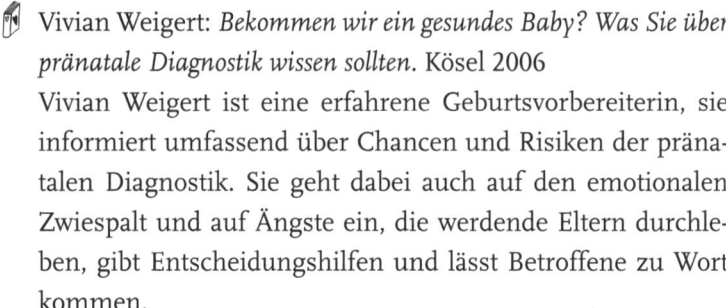 Ingeborg Stadelmann: *Die Hebammensprechstunde*. Stadelmann 2005

Dieses Buch einer freiberuflichen Hebamme und Mutter dreier Kinder bietet zwar keine Fotos, dafür aber unzählige praktische naturkundliche Tipps für eine natürliche Schwangerschaft, die Geburt, das Wochenbett und die Stillzeit. Eine sehr einfühlsame Begleitung mit Hinweisen zu Heilkräutern, homöopathischen Arzneien und ätherischen Ölen.

Genetische Beratung/Pränataldiagnostik

Bücher zum Thema:

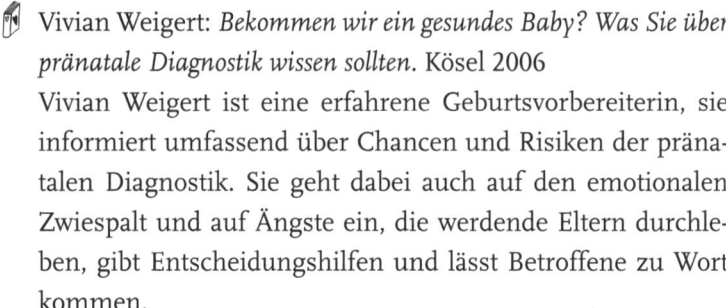 Vivian Weigert: *Bekommen wir ein gesundes Baby? Was Sie über pränatale Diagnostik wissen sollten.* Kösel 2006

Vivian Weigert ist eine erfahrene Geburtsvorbereiterin, sie informiert umfassend über Chancen und Risiken der pränatalen Diagnostik. Sie geht dabei auch auf den emotionalen Zwiespalt und auf Ängste ein, die werdende Eltern durchleben, gibt Entscheidungshilfen und lässt Betroffene zu Wort kommen.

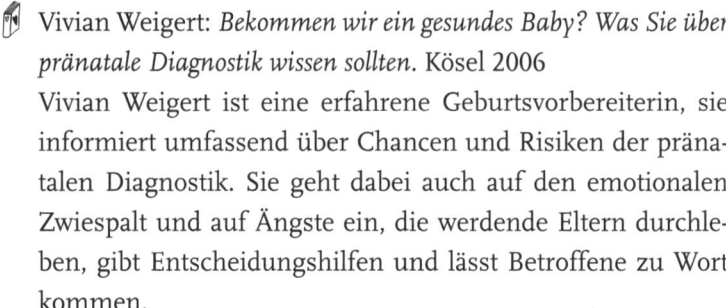 Julia Berryman, Karen Lee-Thorpe, Kate Windridge: *Mut zur späten Schwangerschaft. Mutter werden ab 35.* Kösel 2005

Hebammen

Hebammen finden Sie über die Landesverbände der Hebammen im Internet, die Krankenkassen, Ihr zuständiges Gesundheitsamt, GynäkologInnen und AllgemeinärztInnen, Familienbildungsstätten oder in den Gelben Seiten.

☎ Bund Deutscher Hebammen e.V.
Postfach 1724, 76006 Karlsruhe
Tel. 0721/981890, Fax 0721/9818920
www.bdh.de

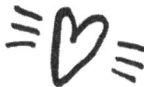

Kinderwunsch

Wenn Sie über ein Jahr erfolglos versucht haben, schwanger zu werden, ist es sinnvoll, Ihren Gynäkologen aufzusuchen und gemeinsam mit ihm eine Strategie zu entwickeln, die Ihnen zu einer Schwangerschaft verhelfen kann. Ihr Gynäkologe kann Ihnen sicher auch die besten Kinderwunschpraxen oder -kliniken in Ihrer Nähe nennen und Sie dorthin überweisen. Hier noch einige Bücher zum Thema:

📖 Jutta Fiegl: *Unerfüllter Kinderwunsch. Das Wechselspiel von Körper und Seele.* Walter 2004

📖 Tewes Wischmann, Heike Stammer: *Der Traum vom eigenen Kind. Psychologische Hilfen bei unerfülltem Kinderwunsch.* Kohlhammer, 3. Aufl. 2006

Uta König: *Wir wollen ein Baby. Von Mönchspfeffer bis In-vitro. Alternativ- und Schulmedizin auf einen Blick.* Rowohlt, 3. Aufl. 2003

Birgit Zart: *Gelassen durch die Kinderwunschzeit. Loslassen lernen und empfangen.* Ariston 2006.
Ein Buch, das eher den alternativen Weg zeigt.

Günter Freundl, Christian Gnoth, Petra Frank-Hermann: *Kinderwunsch. Neue Wege zum Wunschkind.* Gräfe und Unzer, 5. Aufl. 2005

Mehrlingsgeburt

Elizabeth Bryan: *Zwillinge, Drillinge und noch mehr ... Praktische Hilfen für den Alltag.* Huber 1994
Die Autorin arbeitet seit Jahren in einem Zentrum für Zwillingsforschung. Ein wirklich interessantes Buch zum Thema »Zwillinge« und ihre Beziehung zueinander. Leider ist der Titel irreführend: Praktische Tipps sucht man eher vergeblich.

Brigitte Stauber: *Elternglück im Doppelpack. Eine Zwillingsmutter erzählt.* Piper 2005
Ein sehr lesenswertes Buch zum Thema. Die positive Haltung der Autorin zu Zwillingen trotz der immensen Doppelbelastung, die sie wahrlich nicht verschweigt, überträgt sich aufs angenehmste auf den Leser.

Minderjährige Schwangere

Eine Schwangerschaft im Teenageralter ist mit besonderen Problemen, aber auch gewissen Vorteilen verbunden. Ein Baby zu bekommen ist eine große Herausforderung, wenn man selbst noch nicht richtig erwachsen ist, doch wie jede andere Schwangere auch sollten Sie wissen, dass Ihnen Beratung und Hilfe zur Verfügung stehen.

Jedes schwangere minderjährige Mädchen kann allein oder mit dem Vater des Kindes oder seinen Eltern oder einer Freundin eine staatlich anerkannte Beratungsstelle für Schwangerschaftsfragen aufsuchen (Näheres im jeweils zuständigen Gesundheitsamt, Rathaus oder Landratsamt) oder sich an das Jugendamt wenden. Die Mitarbeiter sind an ihre Schweigepflicht gebunden. Ohne die Einwilligung der Minderjährigen dürfen die Eltern weder über die Beratung informiert noch zur Beratung hinzugezogen werden. Schwangere Teenager in Not haben Anspruch auf finanzielle und wirtschaftliche Hilfen, beispielsweise Zuschuss zur Kinderbetreuung. Im Einzelfall werden die Kosten für eine sozialpädagogische Familienhilfe übernommen oder die Wohnmöglichkeit in einer Mutter-Kind-Einrichtung vermittelt.

Es ist wirklich wichtig für Sie und Ihr Baby, in der Schwangerschaft *mehr* als sonst zu essen. Versuchen Sie nicht abzunehmen in dem Bemühen, Ihre Schwangerschaft zu vertuschen! Eine Schlankheitsdiät in der Schwangerschaft kann wirklich ernste Folgen haben. Sie brauchen mehr Nährstoffe und Kalorien (kein Junk Food) als eine Schwangere, die älter ist, denn nicht nur Ihr Baby muss wachsen, auch Sie befinden sich noch in der Wachstumsphase.

Vergessen Sie nicht, dass auch der Arzt an seine Schweigepflicht gebunden ist – wenn Sie Angst vor der Reaktion Ihrer Eltern haben, vertrauen Sie sich Ihrem Arzt an, der Sie an eine Beratungsstelle weitervermitteln wird (siehe oben). Es ist wichtig, dass Sie eine gute medizinische Betreuung bekommen, selbst ohne Wissen Ihrer Familie.

Mutterschutz

☎ Hilfreiche Broschüren über arbeitsrechtliche Bestimmungen und Mutterschutz erhalten Sie beim
Bundesministerium für Familie, Senioren,
Frauen und Jugend
Glinkastraße 18–24, 10117 Berlin

☎ Verband berufstätiger Mütter e.V.
Postfach 29042, 50525 Köln
Tel. 02103/942829 (Do. 9–11)
www.berufstaetige-muetter.de

Namensgebung

📖 Rosa Kohlheim, Volker Kohlheim: *Duden. Lexikon der Vornamen. Herkunft, Bedeutung und Gebrauch von über 6000 Vornamen.* Bibliographisches Institut 2004

@ Cornelia Nitsch: *Vornamen – von beliebt bis ausgefallen.* Gräfe und Unzer, 8. Aufl. 2003

@ Claudia Krader: *Knaurs Taschenlexikon Vornamen für Mädchen.* Droemer Knaur 2002

@ Claudia Krader: *Knaurs Taschenlexikon Vornamen für Jungen.* Droemer Knaur 2002

@ Dietrich Voorgang: *Die schönsten Vornamen.* Mosaik bei Goldmann 2005

Natürliche/alternative Behandlungsmethoden

Hilfreiche Bücher:

@ Ingeborg Stadelmann: *Aromatherapie von der Schwangerschaft bis zur Stillzeit.* Stadelmann 2005
Wenn Sie nicht eigens 251 Seiten dazu brauchen, finden Sie auch zahlreiche Tipps zu natürlichen Behandlungsmethoden von Schwangerschaftsbeschwerden im Schwangerschaftsratgeber von Ingeborg Stadelmann »Die Hebammensprechstunde«.

@ Vistara H. Haiduk: *Schüßlersalze in der Schwangerschaft.* Lüchow 2005

@ Karen Meyer-Rebentisch, Antje Krüger: *Die besten Hausmittel in der Schwangerschaft.* Stuttgart 1999

@ Sven Sommer: *Homöopathie in der Schwangerschaft.* Gräfe und Unzer 2005

📖 Prashant Naik: *Homöopathie-Ratgeber für Schwangerschaft, Geburt und Stillzeit.* Humboldt 2004

Vielleicht helfen Ihnen auch folgende Adressen weiter:

☎ Deutscher Zentralverein Homöopathischer Ärzte
Am Hofgarten 5, 53113 Bonn, Tel. 0228/2425330
www.dzvhae.com

☎ Dr. Edward Bach Centre
German Office, Himmelstraße 9, 22299 Hamburg

☎ Deutscher Berufsverband für TCM (DBVTCM) e.V. i. Gr.
Badallee 2, 25832 Tönning, Tel. und Fax: 01212/517561857

Rückbildung/Körpergefühl

Die Schwangerschaft verändert den Körper. Diese Veränderungen empfinden Sie vielleicht als störend oder beunruhigend, wenn Sie etwa nach der Geburt nicht gleich wieder Ihr normales Gewicht erreichen. Wenn Ihr Aussehen Sie deprimiert oder Ihnen in anderer Weise zu schaffen macht, können Ihnen folgende Bücher zu einem besseren Umgang mit dieser Thematik verhelfen und praktische Ratschläge liefern:

📖 Heike Höfler: *Rückbildungsgymnastik. Fit und schön nach der Geburt.* Mit über 200 Übungen. Goldmann 2005

📖 Pat Zapletal: *Fit & schlank mit Baby. Sanftes Training nach der Geburt.* Orac 2006

📖 Irene Lang-Reeves, Thomas Villinger: *Beckenboden. Dynamik und Kraft für jeden Tag.* Gräfe und Unzer 2007

Marion Stüwe: *Wochenbett- und Rückbildungsgymnastik.* Hippokrates, 2. Aufl. 2004

Rückkehr an den Arbeitsplatz

Erkundigen Sie sich, ob Ihr Arbeitgeber die Möglichkeit zu Teilzeitarbeit oder Job-Sharing bietet.

Viele Mütter entscheiden sich, ihr Kind von einer Tagesmutter betreuen zu lassen, die im Idealfall eine vom Jugendamt ausgestellte Pflegeerlaubnis haben sollte. Die entsprechenden Adressen bekommen Sie durch Zeitungsannoncen, Empfehlungen aus dem Bekanntenkreis, beim Jugendamt oder bei

Tagesmütter Bundesverband für Kinderbetreuung in Tagespflege e.V.
Moerserstraße 25, 47798 Krefeld, Tel. 02151/1541590

Eine weitere Möglichkeit ist, Ihr Kind in einem Hort unterzubringen, der oft einer Kindertagesstätte angegliedert ist. Träger sind meist staatliche Stellen, die Kirchen oder Wohlfahrtsverbände. Wenn Sie Glück haben, gibt es an Ihrem Arbeitsplatz einen betriebseigenen Kinderhort. In manchen Regionen müssen Sie Ihr Kind allerdings sofort nach der Geburt anmelden (wenn nicht schon vorher), um überhaupt eine Chance auf einen Betreuungsplatz zu haben.

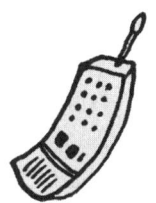

Säuglingspflege/Umgang mit dem Kleinkind

Hier ein kritischer Überblick über gängige Bücher:

Miriam Stoppard: *Das große Buch der Schwangerschaft. Alles Wissenswerte für werdende Mütter und Väter.* Urania 2005
Das ansprechend gestaltete Buch, das jeweils eine Doppelseite einem Thema widmet, informiert über zahlreiche Aspekte der Schwangerschaft und geht über zur Geburt des Babys, zu Babys erstem Lebenstag, dem Körper der Mutter nach der Entbindung und der Versorgung des Babys in seinen ersten Lebenswochen. Die Erläuterungen zum Thema Stillen und Flaschenfütterung und wie man den kleinen Racker wickelt, badet und anzieht, sind anschaulich illustriert, prägnant geschrieben und einfach nachzuvollziehen. Dieses Buch nützt Ihnen jedoch kaum etwas, wenn irgendetwas nicht nach Plan geht. Hilfreich dagegen ist das Kapitel, das über die Stadien in der durchschnittlichen Entwicklung des Babys informiert.

Penelope Leach: *Die ersten Jahre deines Kindes.* dtv 2001
Die englische Autorin ist eine Art neuer Dr. Spock. Penelope Leach, Entwicklungspsychologin und selbst Mutter von zwei Kindern, liefert eine sehr detaillierte Aufstellung, wie die einzelnen Entwicklungsschritte des Kindes verlaufen sollen und welche Rolle die Eltern dabei spielen. Was ihre Leser manchmal ärgert, ist die Tatsache, dass Leachs Idealbild von glücklichen Müttern und Vätern, die zusammen mit ihrem Kind kochen und anscheinend ständig gut gelaunt irgendwelche nützlichen und lustigen Spiele spielen, von viel beschäftigten Eltern nicht erreicht werden kann, vor allem, wenn sie noch

weitere Kinder haben. Doch wie ein Vater, der zu Hause bleibt und das Kind versorgt, unlängst sagte, ist es wohl gut, zu wissen, was aus der Sicht des Kindes am besten für es wäre, auch wenn man diesem Ideal nicht gerecht werden kann. Sie werden feststellen, dass sich Leachs Leserschaft in zwei Lager spaltet: Entweder man liebt sie, oder man hasst sie.

Bernard Valman: *Kinderkrankheiten. Erkennen, behandeln, heilen*. Dorling Kindersley 2002

Der Autor ist ein Londoner Kinderarzt und informiert aus medizinischer Sicht, wie man Krankheitssymptome erkennt, welche notwendigen Schritte zu ergreifen sind (ab ins Bett oder sofort ins Krankenhaus?) und welche Behandlungsmöglichkeiten es gibt. Ablaufdiagramme helfen beim Erkennen von Krankheiten und nennen Ursachen und notwendige Maßnahmen. Das Buch informiert umfassend über eine Vielzahl von typischen gesundheitlichen Problemen des Kindes, von Warzen und Bronchiolitis bis hin zu Kopfverletzungen. Viele von ihnen werden, genau wie der Abschnitt Erste Hilfe, durch Illustrationen veranschaulicht.

Schlafen

Wenn Sie als Mutter nicht genügend Schlaf bekommen, wird alles, was ohnehin schwierig zu meistern ist, noch problematischer. Vielleicht schläft Ihr Baby tagsüber nicht oder wacht nachts immer wieder auf oder will auch mit ein paar Monaten immer noch alle zwei Stunden gefüttert werden. Hilfreiche Tipps finden Sie vielleicht bei folgender Lektüre:

📖 Dr. Harvey Karp: *Das glücklichste Baby der Welt*. Mosaik bei Goldmann 2003
So beruhigt sich Ihr schreiendes Kind – so schläft es besser.

📖 Petra Kunze, Helmut Keudel: *Schlafen lernen. Sanfte Wege für Ihr Kind*. Gräfe und Unzer 2004
Das Buch empfiehlt eine deutlich sanftere Methode als der umstrittene Klassiker »Jedes Kind kann schlafen lernen«.

Schreiende Babys

Wenn das permanente Schreien Ihres Babys Sie in den Wahnsinn treibt, müssen Sie nicht unbedingt resignieren. Wenden Sie sich an Ihren Kinderarzt. Vielleicht schlägt er Ihnen die Möglichkeit einer Cranio-Sacral-Behandlung vor. Bei dieser sanften Behandlung von Schädel und Halswirbelsäule des Babys können störende Assymetrien ausgeglichen werden, die das Baby möglicherweise während des Geburtsvorgangs im Nackenbereich erfahren hat.

Wenn Sie mit den Nerven völlig am Ende sind, haben Sie keine Hemmungen, sich Freunden und Verwandten anzuvertrauen – vielleicht bieten sie sich an, Sie bei der Betreuung des Babys zu entlasten. Die meisten Universitätskliniken, aber auch andere Krankenhäuser und Kliniken bieten eine sogenannte Schreisprechstunde. Nehmen Sie solche Angebote unbedingt wahr!

📖 Christine Rankl: *So beruhige ich mein Baby. Tipps aus der Schreiambulanz*. Walter 2005

📖 William Sears: *Das 24-Stunden-Baby. Kinder mit starken Bedürfnissen verstehen*. LLLCH Verlag 1998

Schutzimpfungen

Das Impfbuch, das Ihnen Ihr Kinderarzt bei der Vorsorgeuntersuchung aushändigt, enthält den Impfkalender für Kinder nach den Impfempfehlungen der Ständigen Impfkommission des Bundesgesundheitsamtes (STIKO).

📖 Martin Hirte: *Impfen – pro & contra.* Knaur 2005
   Eine objektive Darstellung zu Vor- und Nachteilen des Impfens – die Entscheidung dafür oder dagegen bleibt Ihnen überlassen.

Schwangerschaftsberatung

Eine umfassende Beratung in allen Schwangerschaftsfragen bieten die staatlich anerkannten Beratungsstellen der örtlichen Gesundheitsämter und Gemeinden oder Einrichtungen wie Caritasverband, Diakonisches Werk der Evangelischen Kirchen in Deutschland oder pro familia.

Schwangerschaftsverhütung und -abbruch

Der Schwangerschaftsabbruch ist derzeit in Deutschland nach § 218 StGB rechtswidrig. Er bleibt jedoch straffrei, wenn er innerhalb von zwölf Wochen nach der Befruchtung von einem Arzt durchgeführt wird und wenn mindestens drei Tage vor dem Eingriff eine Schwangerschaftskonfliktberatung durch eine staatlich anerkannte Beratungsstelle (beispielsweise pro familia) stattgefunden hat.

Handlungen, deren Wirkung vor der Einnistung der befruchteten Eizelle einsetzt, gelten nicht als Schwangerschaftsabbruch. Deshalb haben Sie die Möglichkeit, im Notfall die sogenannte »Pille danach« zu nehmen. Diese Pille verhindert die Einnistung der befruchteten Eizelle und kann so eine ungewollte Schwangerschaft innerhalb von 72 Stunden nach einem ungeschützten Geschlechtsverkehr verhindern. Sie brauchen dafür ein ärztliches Rezept und sollten daher unverzüglich zum Arzt gehen. Je früher mit der Einnahme begonnen wird, desto zuverlässiger ist die Wirkung. Allerdings müssen Sie mit Nebenwirkungen wie Kopfschmerzen, Unwohlsein oder Erbrechen rechnen.

Sicherheit

In den meisten Büchern über Babys erste Lebensjahre sowie in den entsprechenden Fachgeschäften finden Sie Listen mit nützlichen Dingen wie Steckdosensicherungen oder Treppengitter, die eine Wohnung kindersicher machen.

Studieren Sie vor dem Kauf der Babyausstattung die Veröffentlichungen von Testergebnissen von Stiftung Warentest, Ökotest, ADAC oder ähnlichen Einrichtungen.

Achten Sie beim Kauf der Babyausstattung auf das TÜV-Prüfsiegel, das Siegel »Geprüfte Sicherheit« und dergleichen.

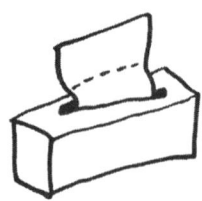

Stillen

🛇 Arbeitsgemeinschaft Freier Stillgruppen
Sandstraße 25, 97199 Ochsenfurt, Tel. 09331/3394
www.afs-stillen.de

🛇 La Leche Liga – Stillgruppen Deutschland e.V.
Postfach 650096, 81214 München
www.lalecheliga.de
Diese Organisation bietet auch eine Beratung per E-Mail und
vermittelt Kontaktadressen für Stillgruppen oder Telefonnummern von persönlichen Beraterinnen.

📖 Marta Guoth-Gumberger, Elizabeth Hormann: *Stillen. So versorgen Sie Ihr Baby rundum gut.* Gräfe und Unzer, 3. Aufl. 2004

📖 Hannah Lothrop: *Das Stillbuch.* Kösel 2006

Väter

📖 Lothar Beyer: *Das Baby-Buch für neue Väter. Was Ihr Kind jetzt
von Ihnen braucht.* Mosaik bei Goldmann 2005

📖 Ralf Ruhl: *Kinder machen Männer stark. Vater werden – Vater
sein.* Rowohlt Taschenbuch 2000
Vorsicht: Die Kapitel zum Thema Erziehungszeiten und Er-
ziehungsgeld sind durch die neue Gesetzgebung überholt.

📖 Jens Oenicke: *Der werdende Vater – Anleitung zur perfekten
Vaterschaft. Anregungen einer Hebamme sowie Tipps von Vätern
und Müttern.* Zeitgeistfactory 2005

Verlust und Trauer

Es ist selten, aber es kommt vor: Das Baby stirbt in den letzten Schwangerschaftswochen im Mutterleib, die Geburt muss künstlich eingeleitet und das tote Baby herausgeholt werden. Manchmal sterben Babys auch kurz nach der Geburt oder in den ersten Wochen danach. Oft können die üblichen Babybücher den betroffenen Eltern keine Hilfe bieten, und häufig können sich die Eltern vor lauter Schock und Trauer nicht mehr daran erinnern, wie das Gespräch mit dem Arzt im Einzelnen ablief. Auch in dieser schrecklichen Zeit stehen Sie nicht allein da. Hilfe können geben

- ⊙ Hebammen und Ärzte,

- ⊙ Mitarbeiter des psychologischen Dienstes des Krankenhauses,

- ⊙ Psychologen.

- ⊙ Ein Freund oder Verwandter, der bei den Gesprächen mit diesen Fachkräften anwesend ist und sich Notizen über Ihre Optionen macht, kann überaus wertvoll für Sie sein.

Es gibt Selbsthilfegruppen für Eltern und Geschwister von verstorbenen Babys oder Babys, die besonderer Pflege und Aufmerksamkeit bedürfen. Fragen Sie Ihr Krankenhaus nach den entsprechenden Kontaktadressen.

Die Menschen reagieren unterschiedlich auf Verlust – einige ziehen es vor, nicht darüber zu reden, sodass bei anderen Menschen, die ihre Trauer offen zeigen, leicht der Eindruck von Gleichgültigkeit entstehen kann. Dies ist jedoch nicht der Fall. Eine psychologische Betreuung kann einem Elternpaar oder auch einer ganzen Familie helfen, das Geschehene besser zu verstehen und zu verarbeiten. Weiterhelfen kann

🗂 Initiative Regenbogen
Glücklose Schwangerschaft e.V.
Tel. 07181/21275 oder 05242/35297
www.initiative-regenbogen.de

Bücher zum Thema:

📖 Hannah Lothrop: *Gute Hoffnung – jähes Ende.* Kösel, 12. Aufl. 2005

📖 Fritz Helmut Hemmerich: *In den Tod geboren.* Hygias 2000

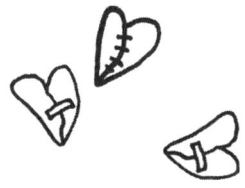

Wochenbettdepression

Wenden Sie sich an Ihren Gynäkologen oder Ihre Hebamme. Suchen Sie über eine Stillgruppe, einen Rückbildungsgymnastikkurs, ein Familien- oder Mütterzentrum Kontakt zu anderen jungen Müttern.

Bücher zum Thema:

📖 Anke Rohde: *Rund um die Geburt eines Kindes: Depressionen, Ängste und andere psychische Probleme. Ein Ratgeber für Betroffene, Angehörige und ihr soziales Umfeld.* Kohlhammer 2004

📖 Friederun Gröhe: *Nehmt es weg von mir. Depressionen nach der Geburt eines Kindes.* Vandenhoek und Ruprecht 2003

World Wide Web

Wenn Sie Internetzugang haben, finden Sie dort jede Menge Websites zu allen Fragen bezüglich Schwangerschaft, Geburt und Elternschaft. Da Websites sehr schnelllebig sein können, wird bewusst auf eine Auflistung von Internetadressen verzichtet und stattdessen empfohlen, eine Suchmaschine zu benützen. (Wappnen Sie sich gegen diese widerlichen Porno-Sites, die auf Ihrem Bildschirm erscheinen, sobald Sie Informationen zu Schwangerschaft suchen; ferner gegen diese Sites, die nur die Produkte von bestimmten Sponsoren verkaufen oder Ihre Internetadresse herausbekommen wollen, um sie auf ihre Mailing-Liste zu setzen.) Es gibt sehr unterschiedliche Websites, sie reichen von großen, viel besuchten Sites mit Chatrooms zu Sites von einzelnen Ärzten oder Einzelpersonen, die Artikel über Schwangerschaft ins Internet gestellt haben.

Ein möglicher Ausgangspunkt wäre:

@ Bund Deutscher Hebammen: www.bdh.de

@ pro familia: www.profamilia.de

@ Bundesministerium für Familie, Senioren, Frauen und Jugend: www.bmfsfj.de

Danksagung

Dank schulde ich vielen Personen, die sich wirklich sehr viel Mühe gegeben und alles Mögliche auf sich genommen haben, um mir bei diesem Buch zu helfen.

Die unglaublich fantastische Dr. Maria Dziardek, Entwicklungsbiologin am Department of Anatomy and Cell Biology der Universität Melbourne, erstickte fast unter einem Berg von Faxen und las und korrigierte die ersten Entwürfe der »Was-passiert«-Abschnitte in der Einführung der jeweiligen Schwangerschaftswoche.

Zu denjenigen, die die Manuskripte lasen und die Fakten überprüften, gehören Ruth Trickey vom Clifton Hill Natural Health Centre, die mich in medizinischen Fragen und Fragen der Pflanzenheilkunde beriet; Melanie Pitts, Hebamme und Kursleiterin für Geburtsvorbereitung am Masada Hospital, Melbourne, und Dr. Ann Olsson, Fachärztin für Geburtshilfe und Frauenheilkunde, Adelaide, die mir zahlreiche wertvolle Anregungen gab. Letzteres gilt auch für Annie Sprague, freiberufliche Hebamme, die geduldig meine schier endlose Fragenliste beantwortete.

Tiefe Dankbarkeit empfinde ich gegenüber Dr. Len Kliman, Facharzt für Geburtshilfe und Frauenheilkunde, dem ich mein und das Leben meines Babys anvertraute und auch den ersten Entwurf des Manuskripts. Alle drei befanden sich in guten Händen.

Die Recherchearbeiten für die einzelnen Themen wurden von Fiona Wood überaus gewissenhaft und sorgfältig durchgeführt. Gelegentlich wurde sie dabei unterstützt von Aimee Said.

Danksagung

Dank schulde ich ausnahmslos allen Mitgliedern des medizinischen Personals des Royal Women's Hospital in Melbourne, die mich auf meine Anfragen hin prompt und großzügig unterstützten, indem sie Teile des Manuskripts lasen, Fakten überprüften und mich mit Informationen versorgten. Elizabeth Gasparini, Ernährungsberaterin am Department of Nutrition and Dietetics leistete einen wertvollen Beitrag und überprüfte wesentliche Teile des Manuskripts, desgleichen Sue Fawcett, genetische Beraterin und Mitarbeiterin des Genetic Counselling Service. Mein Dank geht ferner an Kay Oke, Beraterin für Sterilitätsbehandlung am Reproduktive Biology Unit, und Kym Davey von der Young Mothers' Clinic.

Dank schulde ich überdies: Dr. Mike Paech, Facharzt für Anästhesie am King Edward Memorial Hospital for Women in Perth für seine Informationen zu Schmerzlinderung und Schmerzbehandlung während der Wehen und bei der Entbindung, Deb Withers and Jo Durst von der SIDS Research Foundation, Michelle Mason vom Masada Hospital Day Stay Program for Mothers and Babies in Melbourne, Professor David de Kretzer am Monash Medical Centre und Leiter des Programms für In-vitro-Befruchtung, der mich beriet, wie lange Paare »es versuchen« sollten, ehe sie medizinischen Beistand suchen, Dr. Tony Holmes, Direktor der Craniofacial Unit am Royal Children's Hospital in Melbourne, und Dr. David David, Leiter der Australian Craniofacial Unit in Adelaide, die mir wertvolle Hinweise bezüglich Schädelformen beim Baby und Schlafpositionen gaben, und Dr. Henrietta Williams von der Family Planning Association. Margaret Callaghan, unabhängige Stillberaterin, korrigierte die Beiträge zum Thema Stillen.

Für ihre Hilfe bei der Bibliographie und großzügige Unterstützung in Form von Buchspenden zum Thema Schwangerschaft und Babypflege an die Young Mothers' Clinic des Royal Women's Hospital danke ich J. G., Imogen Cook und Gab Connellan von Penguin Books, der Werbeabteilung von Random House, Catherine Proctor von Pan Macmillan, Roberta Marcroft von HarperCollins, Michelle Hurley von Allen and Unwin, Stephanie van den Broek und Nicki Robilliard von Dorling Kindersley, Dimity Barber von Oxford University Press, Fiona Robinson von Simon and Schuster und Rosey Cummings vom Tweddle Child and Family Health Service.

Früher war es mir immer ein Rätsel, warum sich manche Autoren darüber auslassen, welch wertvolle Hilfe ihr Lektor leistete und dass er sie vor schlimmen Fehlern bewahrte. Ähm. Inzwischen verstehe ich das. Danke Lesley Dunt.

Dank schulde ich ferner Sandy Cull und Leonie Stott für ihre Kooperation und harte Arbeit bei der grafischen Gestaltung. Und ein ganz dickes Lob geht an Julie Gibbs, Verlagsleiterin bei Penguin Books – jeder Autor sollte jemanden wie sie haben.

Ich möchte auch allen Lorraines danken, besonders Jane Drury und Katie Purvis für Korrekturlesen und redaktionelle Hilfe, desgleichen Sandra Jackson.

Ich persönlich verstehe nun viel besser, was meine eigene Mutter, Linda Cooke, alles durchgemacht haben muss, und dafür bin ich ihr zu großem Dank verpflichtet. Anna Daffy hat im Ringkampf mit Oofty Goofty ihre Sache wirklich gut gemacht. Dafür, dass sie den Boden geebnet haben, danke ich besonders Philippa Hawker, Gina Riley und Jen Saunders. Für ihre unerschütterliche Freundschaft danke ich Judith Lucy und Libbi Herries. Und Lily Brett danke ich für ihre freundliche Art.

Größten Dank schulde ich dem großartigen Geoffrey Leonard.

Ehe wir es vergessen: Wir sollten in erster Linie diejenigen Politiker unterstützen, die sich aktiv dafür einsetzen, dass die Einrichtungen, Forschungsarbeit und öffentlichen Programme unserer Frauen- und Kinderkliniken und allgemein die Einrichtungen zur Kinderbetreuung verbessert werden, statt jene Politiker zu fördern, die immer nur vage über die Bedeutung der Familie in unserer Gesellschaft reden.

Das Konzept dieses Buches bringt es mit sich, dass es subjektiv ist und dass es zig mal zig Millionen Fakten enthält. Jene Personen, denen ich hier meinen Dank ausspreche, tragen nicht die Verantwortung für Irrtümer oder für Ratschläge, die momentan gerade in Mode sind, oder für derzeit geltende Statistiken, die sich morgen schon wieder ändern können, noch kann man sie zur Verantwortung ziehen für irgendwelche subjektiven Meinungen der Autorin, die letztere bisweilen verdammt schnell wieder ändert.

Noch ein Wort zum Schluss: Jene Autoren, die das Schreiben eines Buches mit Kinderkriegen vergleichen, verdienen es, dass man ihnen tüchtig den Hintern versohlt.

Literatur

Balaskas, Janet: *Aktive Geburt*. Kösel 2000

Balaskas, Janet; Petersen, Gayle: *Der große Trias-Ratgeber Schwangerschaft & Geburt*. Trias 2004

Berryman, Julia; Lee-Thorpe, Karen; Windridge, Kate: *Mut zur späten Schwangerschaft. Mutter werden ab 35*. Kösel 2005

Beyer, Lothar: *Das Baby-Buch für neue Väter. Was Ihr Kind jetzt von Ihnen braucht*. Goldmann 2005

Binkhoff, Christiane; Ullmann, Angelika: *Gesunde Ernährung für Mutter und Kind. Schwangerschaft, Stillzeit, 1. Lebensjahr*. Stiftung Warentest 2007

Bryan, Elizabeth: *Zwillinge, Drillinge und noch mehr ... Praktische Hilfen für den Alltag*. Huber 1994

Fiegl, Jutta: *Unerfüllter Kinderwunsch. Das Wechselspiel von Körper und Seele*. Walter 2004

Freundl, Günter; Gnoth, Christian; Frank-Hermann, Petra: *Kinderwunsch. Neue Wege zum Wunschkind*. Gräfe und Unzer, 5. Aufl. 2005

Grant, Amanda: *Gesund essen während der Schwangerschaft. Das tut Ihnen und dem Baby gut*. Urania 2004

Gröhe, Friederun: *Nehmt es weg von mir. Depressionen nach der Geburt eines Kindes*. Vandenhoek und Ruprecht 2003

Guoth-Gumberger, Marta; Hormann, Elizabeth: *Stillen. So versorgen Sie Ihr Baby rundum gut*. Gräfe und Unzer, 3. Aufl. 2004

Haiduk, Vistara H.: *Schüßlersalze in der Schwangerschaft*. Lüchow 2005

Hemmerich, Fritz Helmut: *In den Tod geboren*. Hygias 2000

Hirte, Martin: *Impfen – pro & contra*. Knaur 2005

Höfler, Heike: *Rückbildungsgymnastik. Fit und schön nach der Geburt*. Mit über 200 Übungen. Goldmann 2005

Jetter, Marion: *Gesunde Baby-Ernährung*. Knaur 2006

Jorch, Gerhard: *Frühgeborene. Rat und Hilfe für betroffene Eltern*. Urania 2006

Karp, Dr. Harvey: *Das glücklichste Baby der Welt*. Mosaik bei Goldmann 2003

Kersting, Mathilde; Alexy, Ute: *Empfehlungen für die Ernährung von Säuglingen*. AID, 5. Aufl. 2006

Literatur

Kitzinger, Sheila: *Schwangerschaft und Geburt. Das umfassende Handbuch für werdende Eltern.* Dorling Kindersley 2005

Kohlheim, Rosa; Kohlheim, Volker: *Duden. Lexikon der Vornamen. Herkunft, Bedeutung und Gebrauch von über 6000 Vornamen.* Bibliographisches Institut 2004

König, Uta: *Wir wollen ein Baby. Von Mönchspfeffer bis In-vitro. Alternativ- und Schulmedizin auf einen Blick.* Rowohlt, 3. Aufl. 2003

Krader, Claudia: *Knaurs Taschenlexikon Vornamen für Jungen.* Droemer Knaur 2002

Krader, Claudia: *Knaurs Taschenlexikon Vornamen für Mädchen.* Droemer Knaur 2002

Kunze, Petra; Keudel, Helmut: *Schlafen lernen. Sanfte Wege für Ihr Kind.* Gräfe und Unzer 2004

Lang-Reeves, Irene; Villinger, Thomas: *Beckenboden. Dynamik und Kraft für jeden Tag.* Gräfe und Unzer 2007

Leach, Penelope: *Die ersten Jahre deines Kindes.* dtv 2001

Lewis, Sara: *Dein Baby isst mit. Das Kochbuch für Schwangerschaft und Stillzeit.* Umschau Buchverlag 2002

Lothrop, Hannah: *Das Stillbuch.* Kösel 2006

Lothrop, Hannah: *Gute Hoffnung – jähes Ende.* Kösel, 12. Aufl. 2005

Meyer-Rebentisch, Karen; Friedrichsen, Karen: *Einmaleins der Baby-Ernährung.* Haug, 2. Aufl. 2005

Meyer-Rebentisch, Karen; Krüger, Antje: *Die besten Hausmittel in der Schwangerschaft.* Stuttgart 1999

Naik, Prashant: *Homöopathie-Ratgeber für Schwangerschaft, Geburt und Stillzeit.* Humboldt 2004

Nitsch, Cornelia: *Vornamen – von beliebt bis ausgefallen.* Gräfe und Unzer, 8. Aufl. 2003

Oenicke, Jens: *Der werdende Vater – Anleitung zur perfekten Vaterschaft. Anregung einer Hebamme sowie Tipps von Vätern und Müttern.* Zeitgeistfactory 2005

Rankl, Christine: *So beruhige ich mein Baby. Tipps aus der Schreiambulanz.* Walter 2005

Riemann-Lorenz, Karin; Schwartau, Silke: *Gesunde Ernährung von Anfang an.* Verbraucher Zentrale, 15. Aufl. 2005

Rohde, Anke: *Rund um die Geburt eines Kindes: Depressionen, Ängste und andere psychische Probleme.* Kohlhammer 2004

Ruhl, Ralf: *Kinder machen Männer stark. Vater werden – Vater sein.* Rowohlt Taschenbuch 2000

Sears, William: *Das 24-Stunden-Baby. Kinder mit starken Bedürfnissen verstehen.* LLLCH Verlag 1998

Sommer, Sven: *Homöopathie in der Schwangerschaft.* Gräfe und Unzer 2005

Stadelmann, Ingeborg: *Aromatherapie von der Schwangerschaft bis zur Stillzeit.* Stadelmann 2005

Stadelmann, Ingeborg: *Die Hebammensprechstunde.* Stadelmann 2005

Stauber, Brigitte: *Elternglück im Doppelpack. Eine Zwillingsmutter erzählt.* Piper 2005

Stoppard, Miriam: *Das große Buch der Schwangerschaft. Alles Wissenswerte für werdende Mütter und Väter.* Urania 2005

Stoppard, Miriam: *Empfängnis, Schwangerschaft und Geburt.* Urania 2006

Strobel, Kornelia: *Frühgeborene brauchen Liebe. Was Eltern für ihr »Frühchen« tun können.* Kösel, 4. Aufl. 2004

Stüwe, Marion: *Wochenbett- und Rückbildungsgymnastik.* Hippokrates, 2. Aufl. 2004

Valman, Bernard: *Kinderkrankheiten. Erkennen, behandeln, heilen.* Dorling Kindersley 2002

Voorgang, Dietrich: *Die schönsten Vornamen.* Mosaik bei Goldmann 2005.

Weigert, Vivian: *Bekommen wir ein gesundes Baby? Was Sie über pränatale Diagnostik wissen sollten.* Kösel 2006

Wischmann, Tewes; Stammer, Heike: *Der Traum vom eigenen Kind. Psychologische Hilfen bei unerfülltem Kinderwunsch.* Kohlhammer, 3. Aufl. 2006

Zapletal, Pat: *Fit & schlank mit Baby. Sanftes Training nach der Geburt.* Orac 2006

Zart, Birgit: *Gelassen durch die Kinderwunschzeit. Loslassen lernen und empfangen.* Ariston 2006

Zeltner, Dr. Renate: *Was Babys und Kindern schmeckt.* Mosaik bei Goldmann 2005

Register

Register